高职高专护理类教材

Pediatric Nursing

儿科护理

黄玉霞 等 主编

河南大学出版社
·郑州·

图书在版编目(CIP)数据

儿科护理 / 黄玉霞等主编. -- 郑州：河南大学出版社, 2023.11
ISBN 978-7-5649-5706-3

Ⅰ.①儿… Ⅱ.①黄… Ⅲ.①儿科学—护理学—高等职业教育—教材 Ⅳ.①R473.72

中国国家版本馆CIP数据核字(2023)第237693号

ERKE HULI
儿科护理

责任编辑　张雪彩
责任校对　林方丽
封面设计　郭　灿

出　　版	河南大学出版社
	地址：郑州市郑东新区商务外环中华大厦2401号
	邮编：450046
	电话：0371-86059701（营销部）
	网址：hupress.henu.edu.cn
排　　版	河南树青文化传播有限公司
印　　刷	广东虎彩云印刷有限公司
版　　次	2023年11月第1版　印　次　2023年11月第1次印刷
开　　本	787 mm×1092 mm　1/16　印　张　22.5
字　　数	440千字　定　价　68.00元

（本书如有印装质量问题，请与河南大学出版社营销部联系调换。）

编委会

主 编

黄玉霞　南方医科大学第十附属医院(东莞市人民医院)

何素健　广州市花都区人民医院

陈　琴　资阳市第一人民医院

刘立杰　长春中医药大学附属第三临床医院

刘志勇　河南中医药大学

副主编

曹　静　新疆医科大学第一附属医院

胡晓霞　湖北省第三人民医院

闫桂秀　长春中医药大学

刘　珊　荆州市第一人民医院

魏华学　中国人民解放军联勤保障部队第九八〇医院

前　言

为适应现代社会对医护人员岗位能力和职业素质的需要，迎合新的职业资格考试大纲的修订，我们力邀知名专家学者和骨干教师一起编写了《儿科护理》教材。

本书作为高等职业教育护理专业教材之一，编写宗旨在于以就业为导向，适应学历证书和职业资格证书"双证"制度的要求，努力提高学生的实践能力、创新能力、就业能力和创业能力，将"三基"（基本知识、基本理论、基本技能）、"五性"（思想性、科学性、先进性、启发性、适用性）和"三特定"（特定的对象、特定的要求、特定的限制）贯穿于教材的编写过程，充分体现了当代医学高等专科教育的理论、学术体系。

儿科护理是研究小儿生长发育规律、保健、疾病预防和临床护理的一门专科护理学。

本书的主要特色：①在编写体例上，突出以小儿及其家庭为中心，以护理程序为框架，采用典型案例导入，引导学生建立临床思维，提高临床观察、分析、判断和解决问题的能力，适应现代小儿护理的需要。②在编写结构上，在各项目前根据课程标准要求列出了学生学习的知识目标和技能目标，并在各项目后列出项目小结和目标检测题，便于学生进行自我检测，提高自主学习能力。③在教材内容上，力求反映儿科护理的基础理论、基本知识和基本技能，以"必需、够用"为度，将书分为两大模块：模块一健康小儿护理，包括小儿生长发育评估、小儿营养与喂养、小儿日常护理与保健；模块二患病小儿护理，包括住院患儿的护理、儿科常用护理技术、新生儿和患病新生儿的护理及各系统常见疾病患儿的护理等。本书注重对小儿心理、情感发育问题的干预和认知行为问题的护理，将小儿护理的内涵从单纯的疾病护理延伸到个体小儿健康的各个方面，体现小儿护理的整体性；强调人文知识向专业知识的渗透，体现人文关怀与整体护理观；并与国家执业护士资格考试内容相衔接，便于学生取得相应执业资格。

由于编写水平、时间有限，书中可能存在缺点和不当之处，真诚希望广大同人和读者批评、指正。

编　者

目 录

绪论 ·· 1

模块一 健康小儿护理

项目一 小儿生长发育评估 ··· 11
 任务一 生长发育规律及影响因素 ································ 12
 任务二 体格生长 ··· 14
 任务三 神经心理发育 ·· 19
 任务四 生长发育中的特殊问题 ···································· 24

项目二 小儿营养与喂养 ·· 29
 任务一 能量与营养素的需要 ······································· 30
 任务二 婴儿喂养 ··· 32
 任务三 小儿膳食安排 ·· 38

项目三 小儿日常护理与保健 ··· 41
 任务一 各年龄期小儿的保健 ······································· 42
 任务二 体格锻炼 ··· 47
 任务三 意外伤害的预防 ··· 50
 任务四 计划免疫 ··· 51

模块二　患病小儿护理

项目四　住院患儿的护理 59
  任务一　小儿医疗机构的设置及护理管理 60
  任务二　入院、住院与出院护理常规 63
  任务三　住院患儿及其家庭的心理护理 66

项目五　儿科常用护理技术 71
  任务一　约束保护法 72
  任务二　口服给药法 74
  任务三　头皮静脉输液法 75
  任务四　静脉穿刺法 77
  任务五　心肺复苏术 79

项目六　新生儿和患病新生儿的护理 84
  任务一　正常新生儿的特点及护理 85
  任务二　早产儿的特点及护理 90
  任务三　患病新生儿的护理 94

项目七　营养性疾病患儿的护理 114
  任务一　蛋白质-能量营养不良患儿的护理 115
  任务二　单纯性肥胖症患儿的护理 120
  任务三　营养性维生素 D 缺乏性佝偻病患儿的护理 123
  任务四　维生素 D 缺乏性手足搐搦症患儿的护理 130

项目八　消化系统疾病患儿的护理 138
  任务一　小儿消化系统解剖生理特点 139
  任务二　口炎患儿的护理 140
  任务三　腹泻患儿的护理 144
  任务四　液体疗法 154

项目九 呼吸系统疾病患儿的护理 ... 165
任务一 小儿呼吸系统解剖生理特点 ... 166
任务二 急性上呼吸道感染患儿的护理 ... 168
任务三 急性支气管炎患儿的护理 ... 172
任务四 肺炎患儿的护理 ... 176

项目十 循环系统疾病患儿的护理 ... 188
任务一 小儿循环系统解剖生理特点 ... 189
任务二 先天性心脏病患儿的护理 ... 191
任务三 病毒性心肌炎患儿的护理 ... 199

项目十一 泌尿系统疾病患儿的护理 ... 205
任务一 小儿泌尿系统解剖生理特点 ... 206
任务二 急性肾小球肾炎患儿的护理 ... 207
任务三 肾病综合征患儿的护理 ... 212
任务四 尿路感染患儿的护理 ... 218

项目十二 造血系统疾病患儿的护理 ... 225
任务一 小儿造血和血液特点 ... 226
任务二 贫血患儿的护理 ... 228
任务三 急性白血病患儿的护理 ... 237

项目十三 神经系统疾病患儿的护理 ... 245
任务一 小儿神经系统解剖生理特点 ... 246
任务二 化脓性脑膜炎患儿的护理 ... 247
任务三 病毒性脑膜炎、脑炎患儿的护理 ... 251

项目十四 内分泌系统疾病患儿的护理 ... 257
任务一 先天性甲状腺功能减退症患儿的护理 ... 258
任务二 生长激素缺乏症患儿的护理 ... 262

项目十五 免疫性疾病患儿的护理 ... 268
任务一 风湿热患儿的护理 ... 269
任务二 过敏性紫癜患儿的护理 ... 273
任务三 川崎病患儿的护理 ... 277

项目十六 遗传性疾病患儿的护理 ... 284
  任务一 唐氏综合征患儿的护理 ... 285
  任务二 苯丙酮尿症患儿的护理 ... 289

项目十七 传染性疾病患儿的护理 ... 294
  任务一 麻疹患儿的护理 ... 295
  任务二 水痘患儿的护理 ... 300
  任务三 流行性腮腺炎患儿的护理 ... 303
  任务四 手足口病患儿的护理 ... 307
  任务五 中毒型细菌性痢疾患儿的护理 ... 310
  任务六 结核病患儿的护理 ... 314

项目十八 急症患儿的护理 ... 328
  任务一 小儿惊厥的护理 ... 329
  任务二 急性呼吸衰竭患儿的护理 ... 332
  任务三 充血性心力衰竭患儿的护理 ... 336
  任务四 急性颅内压增高患儿的护理 ... 340

目标检测参考答案 ... 346

参考文献 ... 348

绪 论

学习目标

知识目标

掌握小儿年龄分期及各期特点。熟悉儿科护理学的任务和范围、儿科护理的特点和护理理念。了解儿科护士的角色及素质要求。

技能目标

能运用所学知识对不同年龄期小儿及其家庭进行健康指导。能初步具备作为一名合格的小儿护理人员应有的素质。

儿科护理是一门研究小儿生长发育规律及其影响因素、生命发展保健、疾病预防和护理，以促进小儿身心健康的护理科学。儿科护理的服务对象为身心处于不断发展中的小儿，他们具有不同于成人的特征和需要。

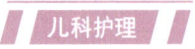

一、儿科护理的任务与范围

(一) 儿科护理的任务

儿科护理的任务是通过研究小儿的生长发育特点、小儿疾病防治与保健,为小儿提供综合性、广泛性的护理,以增强小儿体质,降低小儿发病率和死亡率,保障和促进小儿健康,提高人类的整体健康素质。

(二) 儿科护理的范围

1. 年龄范围

从精卵细胞结合至青春期结束,都是儿科护理研究的年龄范围。根据我国卫健委的规定,临床服务对象是从出生至满14周岁的小儿。

2. 内容范围

随着医学模式的转变,儿科护理已从单纯的疾病护理发展为以小儿及其家庭为中心的身心整体护理;从单纯的患儿的护理扩展为包括对所有小儿的生长发育、疾病预防与护理及促进小儿身心健康的研究;从单纯的医疗保健机构承担其任务逐渐发展为全社会都来承担小儿疾病的预防、保健和护理工作。因此,多学科的协作是儿科护理发展的必然趋势。

二、儿科护理的特点

儿科护理的研究和服务对象是处在不断生长发育过程中的小儿,其在生理、心理和临床各方面均与成人不同,且各年龄期小儿之间也存在差异。所以,儿科护理工作内容多、难度大、要求高,有其独特之处。

(一) 小儿机体结构与功能特点

1. 解剖特点

从出生到长大成人,小儿在外观上不断发生变化,且具有一定的规律,如体重、身高、头围、胸围等的增长,囟门的闭合,乳牙的萌出与更换及身体各部分比例的改变。熟悉小儿的正常发育规律,才能更好地做好保健和护理工作。如婴儿头相对大,而颈部肌肉和颈椎发育相对滞后,故抱婴儿时应注意保护其头部;小儿骨骼比较柔软并富有弹性,长期受外力影响容易变形,故应避免肢体长期负重和受压;小儿关节附近的韧带较松弛,某些关节的臼窝较浅,易脱臼及损伤,护理小儿时动作应轻柔,避免过度牵拉。

2. 生理特点

小儿生长发育快,代谢旺盛,而各系统器官发育尚未完善,因此,不同年龄小儿有不同的生理、生化正常值，如呼吸、心率、血压、外周血象、体液成分等。熟悉小儿这些生理、生化特点才能做出正确的判断和护理。

3. 免疫特点

小儿非特异性和特异性免疫功能均不成熟，如小儿皮肤黏膜柔嫩，屏障功能差，白细胞的吞噬能力低；出生时虽可从母体获得免疫球蛋白G（IgG），但出生5～6个月后逐渐消失，而自行合成的IgG一般要到6～7岁才能达到成人水平；母体免疫球蛋白M（IgM）不能通过胎盘，故出生时IgM含量低，易受革兰阴性菌感染；婴幼儿期分泌型免疫球蛋白A（SIgA）也缺乏，易患呼吸道和消化道感染性疾病。因此，在护理过程中，应特别注意消毒隔离以预防感染。

4. 心理特点

小儿心理发育未成熟，对心理压力的应对能力差，因此，对待小儿要多给予良性刺激，特别是在住院期间，要多给予心理关怀和照顾。此外小儿在心理发育过程中易受家庭、环境和教育的影响，因此，在护理中应根据不同年龄阶段小儿的心理发育特征和心理需求，与小儿父母、幼教工作者、学校教师共同配合，采取相应的教育方法和护理措施，并给小儿创造良好的生活环境，以促进其心理健康发展。

（二）小儿患病特点

1. 病理特点

由于小儿发育不成熟，相同致病因素因年龄的不同而引起不同的病理改变。如维生素D缺乏时，婴儿患佝偻病，而成人则易患骨软化症；肺炎链球菌所致的肺部感染，在婴儿常发生支气管肺炎，而成人则发生大叶性肺炎。

2. 疾病特点

小儿疾病的种类及临床表现与成人有很大不同，如婴幼儿患感染性、先天性和遗传性疾病较成人多见。患感染性疾病时，往往起病急、变化快，表现不典型，病灶局限能力差，易并发败血症，常伴有呼吸、循环衰竭和水、电解质紊乱等严重表现。

3. 预后特点

小儿患病有"三快"即"病得快、好得快、死得快"。虽然起病急、来势猛、变化多，但若诊治及时合理，护理恰当，则好转较快，后遗症少，预后大多较好；若患儿年幼、体弱或治疗不及时，则病情恶化快，死亡率较高。

4. 预防特点

小儿绝大多数疾病都是可以预防的。如通过开展计划免疫和加强传染病的管理，可使小儿传染病的发病率和病死率明显降低；做好小儿保健工作可使佝偻病、贫血、腹泻、肺炎等小儿常见病及多发病的发病率和病死率大大降低；及早筛查和发现先天性、遗传性疾病及感觉和智力障碍等，并及时加以矫正和干预，可防止发展为严重残障；加强科学喂养和体格锻炼，可防止小儿肥胖症，对成人后出现的冠心病等起到预防作用。

（三）小儿护理特点

1. 评估难度大

婴幼儿不会或不能准确描述病情，影响健康史的采集；年长儿可因害怕打针、吃药而隐瞒病情，使健康史的可靠性受到影响；患儿常不会或不愿意配合，导致体格检查、标本采集及其他辅助检查较为困难。

2. 观察任务重

小儿在健康出现问题时往往不能及时、准确地表达自己的病痛，而且病情变化快，处理不及时易恶化甚至危及生命。因此，护理人员要有高度的责任心和敏锐的观察力，进行细致的观察。

3. 护理项目多

小儿生活自理能力不足，在护理过程中有大量的生活护理（配奶、喂奶、喂药、更换尿布等）和教养工作；同时，小儿好奇、好动但缺乏经验，容易发生意外伤害。因此，必须加强安全管理，防止意外事故发生。

4. 操作要求高

由于小儿认知水平有限，护理操作时不能配合，加之小儿的解剖特点与成人不同，增加了操作难度，因而对护理人员的操作技术提出了更高的要求。

三、小儿年龄分期及各期特点

不同年龄时期的小儿在解剖、生理、心理和社会行为等方面各具特点，为了更好地做好小儿保健工作，根据不同年龄时期小儿的特点，将小儿年龄划分为七个时期，各期之间既有区别又有联系见下表。

小儿年龄分期及各期特点

年龄分期	界限	主要特点	保健要点
胎儿期	从精、卵细胞结合至胎儿出生。此期约40周（280天）	生长发育迅速，完全依赖母体，孕母状况对胎儿发育影响极大	加强孕期保健
新生儿期	从脐带结扎至生后满28天	胎儿离开母体开始独立生存，生理调节及适应能力差，免疫力低，患儿易发生窒息、感染等疾病，发病率和死亡率高	加强保暖、合理喂养、预防感染

续表

年龄分期	界限	主要特点	保健要点
婴儿期	从出生至满1周岁	生长发育迅速,易发生腹泻;被动免疫渐消失,主动免疫不足,易感染;运动功能和感知发育快,条件反射渐形成	科学喂养,完成基础免疫程序,预防感染,加强锻炼,培养良好习惯及早期智能开发
幼儿期	从1周岁至满3周岁	体格发育减慢;活动范围渐广,智能发育快,言语发育快;易发生意外伤害;饮食已从乳类逐步过渡到普食	加强护理;促进言语和智能发育;合理喂养,加强预防接种;早期教育,培养习惯和人格
学龄前期	从3周岁至6~7岁入小学	体格发育稳步增长,智力发育趋完善,好问,个性开始形成;共济运动发育较好,模仿力强;开始出现免疫性疾病	促进智力发育,满足求知欲;培养良好道德品质、习惯和个性;预防免疫性疾病及意外伤害
学龄期	从入小学至青春期	体格发育稳步增长,除生殖系统外其他器官发育已接近成人,智力发育逐步成熟,是接受科学文化教育的重要时期	保证足够营养和睡眠;保护视力和牙齿;注意坐、立、行的正确姿势;防止心理和行为问题
青春期	从第二性征出现至生殖功能基本发育成熟。女孩从11~12岁到17~18岁,男孩从13~14岁到18~20岁	体格发育明显加速,生殖系统发育日趋成熟;生理上成熟而心理上不成熟,情绪、情感及日常行为等易出现问题	保证营养,加强体格锻炼,加强生理、心理卫生和性知识及法律教育,建立健康的生活方式

四、小儿护理人员的角色及素质要求

(一)角色要求

小儿正处在长身体、长知识的时期,他们是通过与成人的交往,经过学习,逐渐掌握知识、技能和积累社会经验的。因此,小儿护理人员不仅担负促进小儿健康的重任,还肩负教育小儿的使命,被赋予多元化角色。

1. 护理活动执行者

小儿护理人员最重要的角色是在帮助小儿促进、保持或恢复健康的过程中,为小儿及其家庭提供直接的照顾,如营养的摄取、药物的给予、感染的预防、心理的支持、健康的指导等,以满足小儿身心方面的需要。

2. 护理计划者

为了促进小儿身心健康发展,护士必须运用专业知识和技能,收集小儿生理、心理、社会等方面的资料,全面评估小儿的健康状况及家庭在面临疾病时的反应,找出健康问题,制订全面的、切实可行的护理计划,采取有效的护理措施,减轻小儿的痛苦,帮助小儿适应医院、社区、家庭的生活。

3. 健康教育者

在护理小儿的过程中,护士应根据各年龄阶段小儿智力发展的水平,以其能接受的方式,介绍有关健康知识,帮助小儿建立自我保健意识,培养良好的生活和卫生习惯,纠正不良的行为。同时向家长宣传科学育儿知识,以达到预防疾病、促进健康的目的。

4. 健康协调者

为了促进健康,护士需与有关人员和机构进行联系和协调。例如,与医生联络讨论有关治疗和护理方案;与营养师联络讨论有关膳食安排;与家长联络让其共同参与儿童护理过程等。通过协调配合,保证小儿得到最适宜的整体性医护照顾。

5. 健康咨询者

当小儿及其家长对疾病和与健康有关的问题出现疑惑时,护士应认真倾听他们的询问,解答他们的问题,提供相关的医疗信息,给予健康指导,解除他们的疑惑。

6. 小儿及家庭代言者

小儿护理人员要维护小儿及其家庭的权益,在其不会表达或表达不清自己的要求及意愿时,护士有责任维护小儿的权益不受侵犯。护士还需评估有碍小儿健康的问题,向相关的行政部门提出改进的意见和建议。

7. 护理研究者

小儿护理人员应积极进行护理研究工作,来验证、扩展护理理论和知识,发展护理新技术,指导并改进护理工作,提高小儿护理质量,促进专业发展。

(二)素质要求

1. 思想道德素质

(1)热爱护理事业,热爱小儿,具有奉献精神。

(2)有高度的责任感和同情心,有诚实的品格、高尚的道德情操,以理解、友善、平等的心态为小儿及其家庭提供帮助。

(3)有正视现实、面向未来的目光,追求崇高的理想,忠于职守,救死扶伤,廉洁奉公,实行人道主义。

2. 科学文化素质

(1)具备一定的文化素养和自然科学、社会科学、人文科学等多学科知识。

(2)掌握一门外语及现代科学发展的新理论、新技术。

3. 专业素质

（1）具有比较系统的专业理论知识和较强的临床实践技能，操作准确、技术精湛，动作轻柔、敏捷。

（2）具有敏锐的观察力和综合分析判断能力，树立整体护理理念，能用护理程序解决小儿的健康问题。

（3）具有科学的思维能力，有较强的组织管理能力，具有开展护理教育和护理科研的能力，勇于创新进取。

4. 身体心理素质

（1）具有健康的身体素质，有较强的适应能力、自我控制能力。

（2）具有良好的心理素质、宽容豁达的胸怀，互相尊重、团结协作。

（3）有强烈的进取心，不断获取知识，丰富和完善自己。

（4）善于与小儿及其家长沟通，具有与小儿成为好朋友、与家长建立良好人际关系的能力。

项目小结

儿科护理是一门通过研究小儿生长发育规律及其影响因素、健康保健、疾病防治和临床护理，以促进小儿身心健康的专门护理学科。它涉及小儿时期所有的卫生保健问题，在学习工作中必须充分认识到小儿绝不是成人的缩影。由于小儿处在不断生长发育的过程中，所以在护理工作中必须了解其解剖生理特点、年龄分期及护理特点，根据各期的特点，提出相应的重点保健措施，促进小儿身心健康成长。

（曹　静）

 目标检测

1. 幼儿期是指（　　）。

A. 从出生到1岁　　　　　　B. 从出生到2岁

C. 1~3岁　　　　　　　　　D. 3~5岁

E. 4~6岁

2. 小儿的自我概念开始形成的时期是（   ）。

   A. 婴儿期   B. 幼儿期

   C. 学龄前期   D. 学龄期

   E. 青春期

3. 小儿时期发育最晚的系统是（   ）。

   A. 生殖系统   B. 淋巴系统

   C. 神经系统   D. 呼吸系统

   E. 消化系统

4. 小儿患病特点主要为（   ）。

   A. 感染性疾病较多   B. 起病较慢

   C. 表现典型   D. 预后多数较差

   E. 预防效果差

5. 小儿出生后生长发育最迅速的时期是（   ）。

   A. 新生儿期   B. 婴儿期

   C. 幼儿期   D. 学龄期

   E. 青春期

6. 婴儿期护理最重要的是（   ）。

   A. 预防窒息   B. 合理喂养

   C. 早期教育   D. 体格锻炼

   E. 防止摔伤

7. 小儿护理的特点是（   ）。

   A. 健康史易收集   B. 护理项目繁多

   C. 心理护理简单   D. 护理操作容易

   E. 采集标本容易

8. 小儿从母体获得的抗体日渐消失的时间是（   ）。

   A. 生后1～2个月   B. 生后3～4个月

   C. 生后5～6个月   D. 生后7～8个月

   E. 生后10～12个月

9. 小儿最易发生意外伤害的时期是（   ）。

   A. 新生儿期   B. 婴儿期

   C. 幼儿期   D. 学龄期

   E. 青春期

模块一

健康小儿护理

项目一 小儿生长发育评估

学习目标

知识目标

熟悉小儿生长发育规律和影响因素;掌握小儿体格生长常用指标;熟悉小儿神经心理发育评价。

技能目标

能规范熟练地进行小儿体格测量操作;能评价小儿生长发育状况并进行健康指导。

案例导入

一男孩,2岁,体重12 kg,身高85 cm,头围48 cm,胸围49 cm,乳牙20颗,会跑、跳,能用2~3个字构成的句子与父母进行交流。该小儿生长发育正常吗?

生长发育是小儿不同于成人的重要特点。生长是指小儿身体各器官、系统的长大，是量的变化，可用器械进行测量。发育是指细胞、组织、器官的分化和功能的成熟，是质的改变。生长和发育两者密切相关，随量的增长，质不断完善。生长发育包括体格生长和情感、认知、道德水平等心理、社会方面的发展。监测和促进小儿生长发育是小儿护理人员的重要任务之一。

任务一　生长发育规律及影响因素

一、生长发育规律

生长发育在总的速度上和在各器官、系统的发育顺序上，都遵循一定的规律，掌握总的规律性有助于对小儿生长发育状况进行正确的评价和指导。

1. 连续性和阶段性

在整个小儿时期生长发育是一个连续不断的过程，但各年龄阶段生长发育的速度不同，具有阶段性。如体重和身高在生后第1年增长迅速，为出生后的第1个生长高峰，第2年以后生长速度逐渐减慢，到青春期再次加速，出现第2个生长高峰。

2. 不平衡性

小儿机体各系统、器官的发育在不同年龄阶段各有先后（图1-1）。

如神经系统发育较早，生殖系统发育较晚，淋巴系统发育先快而后回缩，皮下脂肪在年幼时较发达，肌肉组织到学龄期才加速发育，其他如心、肝、肾等的发育基本与体格生长平行。

3. 顺序性

生长发育遵循由上到下、由近到远、由粗到细、由简单到复杂、由低级到高级的顺序规律。如出生后运动发育是自上到下：先抬头，后挺胸，再会坐、立、行；由近到远：从臂到手，从腿到脚的活动；由粗到细：先会用全掌抓握物品，后发展到能用手指捏取物品；由简单到复杂：先画直线，后会画圆、画人；由低级到高级：先会靠感官感知事物，再发展到记忆、思维、分析、判断事物。

4. 个体差异性

小儿生长发育虽按一定的规律发展，但在一定范围内受遗传、环境的影响，存在较大的个体差异，每个人的生长"轨迹"不完全相同。因此，生长发育的正常值不是绝对的，有一定的正常范围。评价时必须考虑到个体的不同影响因素，并应做连续动态的观察，才能做出正确的判断。

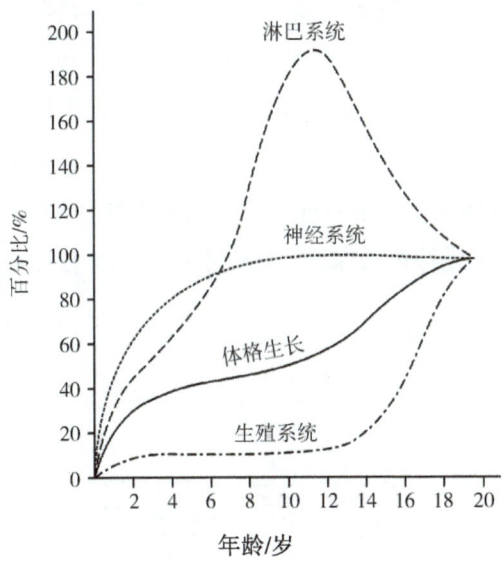

图1-1　各系统发育不平衡

二、影响生长发育的因素

遗传和环境是影响小儿生长发育的两个最基本因素。遗传决定了生长发育的潜力，环境决定了发育的速度和程度。两方面相互作用，决定了每个小儿生长发育的水平。

1. 遗传

小儿生长发育的特征、潜力及趋向等都受父母双方遗传因素的影响。如皮肤和头发的颜色、相貌、身材、性成熟的早晚、对疾病的易感性，以及性格气质等都与遗传有关。

2. 性别

性别可造成生长发育的差异。如女孩的青春期开始比男孩约早2年，此时身高、体重可超过同龄男孩，但男孩由于青春期延续时间较长，体格生长最终还是超越女孩。因此，男孩、女孩的生长发育应分别评价。

3. 营养

营养是小儿生长发育的物质基础，而且年龄越小受营养的影响越大。生后长期营养不良可导致体重下降，并使机体的免疫、内分泌和神经系统等功能低下，影响身高、智力、心理的发育；能量摄入过多导致的肥胖也会对生长发育造成影响。

4. 疾病

疾病对生长发育的影响十分明显，尤其对体重的影响较为敏锐，而对身高的影响较滞后。内分泌疾病及先天性疾病都显著影响小儿的生长发育。

5. 孕母情况

胎儿在宫内的发育受孕母生活环境、营养、情绪、疾病等因素的影响。孕母在妊娠早期病毒感染可导致胎儿畸形；孕母严重营养不良可引起早产和胎儿体格生长及脑的发育迟缓；孕母服用某些药物、放射线辐射及精神创伤等均可引起胎儿发育受阻。

6. 生活环境

生活环境对小儿的健康起到重要的作用。良好的居住环境、生活习惯，正确的教养，体格锻炼及父母的关爱等都是保证、促进小儿生长发育达到最佳状态的重要因素。

（黄玉霞）

任务二　体格生长

一、体格生长常用指标

1. 体重

体重是机体各器官、组织及体液的总重量，是反映小儿体格生长与营养状况的主要指标，也是儿科临床中计算给药量、输液量等的重要依据。

小儿年龄越小，体重增长越快。正常新生儿出生时平均体重为3 kg，生后第1个月体重可增长1~1.5 kg，3个月时体重约等于出生时的2倍（6 kg），1岁时体重约为出生时的3倍（9 kg），2岁时体重约为出生时的4倍（12 kg）。2岁后至青春前期体重增长平稳，每年增长约2 kg。

临床上计算给药量和输液量时应以小儿的实际体重为依据，当无条件测量体重时，为便于操作，可用公式估算体重：

$$1~6个月，体重（kg）=出生体重+月龄\times0.7（kg）$$

$$7~12个月，体重（kg）=6（kg）+月龄\times0.25（kg）$$

$$2~12岁，体重（kg）=年龄\times2（kg）+8（kg）$$

因存在个体差异，所谓的平均值只能作为参考，进行评价时应以小儿自己体重增长的变化为依据。通常以均值加减2个标准差的范围或用均值上下波动10%为正常范围的方法进行评价。体重测量应在晨起空腹排尿后进行，平时可在餐前或餐后2小时、排尿后称重。每次测量应在同一秤、同一时间进行,以便对比。

2. 身高(长)

身高(长)是指从头顶到足底的全身长度,是反映骨骼生长的重要指标。3岁以下采用仰卧位测量,称为身长;3岁以上采用立位测量,称为身高。立位的测量值比仰卧位少1~2 cm。身高(长)的增长规律与体重相似,年龄越小增长越快。正常新生儿出生时身长平均为50 cm,生后前3个月身长增长11~12 cm,约等于后9个月的增长值,1岁时约75 cm,2岁时约85 cm。2岁后平均每年增长5~7 cm,2~12岁小儿身高可按公式估算。

$$身高(cm)=年龄 \times 7(cm)+70(cm) 或 +75(cm)$$

身高(长)受遗传、内分泌、营养、运动及疾病等因素的影响。身高(长)的个体差异较大,可用均值上下波动30%为正常范围的方法进行评价。低于均值30%以上,见于甲状腺功能减退症、生长激素缺乏、严重的营养不良或佝偻病等。短期的疾病与营养波动不会影响身高(长)的生长。身高(长)是头、脊柱和下肢长度的总和,这三部分的增长速度并非一致。生后第1年头增长最快,脊柱其次,学龄期下肢增长加快。因此,临床常分别测量上部量(自头顶到耻骨联合上缘)和下部量(耻骨联合上缘到脚底)以检查其比例关系。正常新生儿上部量大于下部量,上部量占身长的60%,身长中点在脐上;2岁时中点在脐下;6岁时中点在脐与耻骨联合上缘之间的中点处;12岁时中点位于耻骨联合上缘,上、下部量相等。如下部量过短提示长骨发育障碍,见于甲状腺功能减退症及软骨营养障碍。

测量身长时,婴幼儿应脱去鞋帽,仰卧在测量板上,头顶贴测量板头端,测量者一只手按压婴幼儿双膝使下肢伸直,另一只手移动滑板贴至足底,读身长厘米数。立位测量时,脱去鞋帽,站在身高测量器上,取立正姿势使足跟、臀部、枕后结节同时紧贴测量杆,测量者向下移动顶板与头顶接触,读身高厘米数(图1-2)。

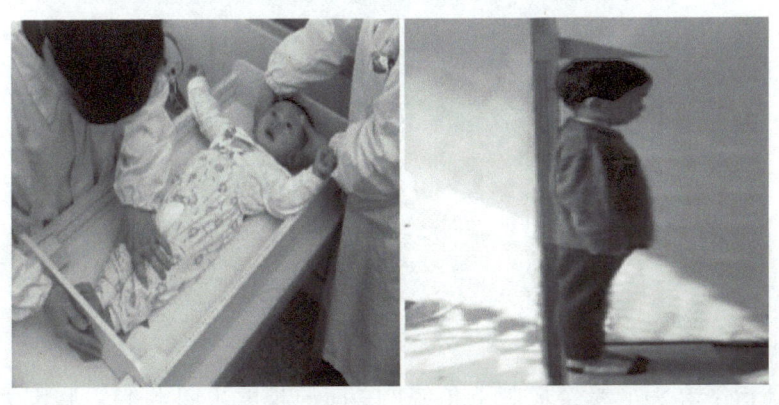

图1-2 身高(长)的测量方法

3. 坐高（顶臀长）

坐高（顶臀长）是头顶至坐骨结节的长度，3岁以下仰卧位测量称顶臀长。坐高代表头颅和脊柱的生长。出生时坐高占身长约67%，随着下肢增长速度逐渐增快，坐高占身高的百分比逐渐下降，6个月时64%，1岁时62%，2岁时60%，6岁时55%，14岁时53%。此百分比显示上、下身比例的改变，比坐高绝对值更有临床意义。任何影响下肢生长的疾病，如甲状腺功能减退症、软骨营养不良等均可使坐高与身高的比例停留在幼年状态。

测量时婴幼儿仰卧在测量板上，测量者一只手握住小儿小腿使其膝关节屈曲，大腿与底板垂直而臀部紧贴底板，另一只手移行滑板至臀部，读刻度。3岁以上小儿坐在坐高计凳上，骶部紧贴量板，挺身坐直，两腿并拢紧贴凳面与躯干成直角，膝关节屈曲成直角，两脚平放在地面，测量者向下移动顶板与头顶接触，读坐高厘米数。

4. 头围

头围是指自眉弓上方经枕后结节绕头1周的长度，头围反映脑和颅骨的发育。头围增长规律是：年龄越小增长越快，正常新生儿出生时平均头围34 cm；生后前3个月和后9个月均增长约6 cm；1岁时46 cm；2岁时48 cm；5岁时50 cm；15岁时54~58 cm，与成人相仿。头围测量在2岁内最有价值，连续追踪测量比一次测量更重要。头围过小常提示脑发育不全；头围过大则提示可能脑积水。

测量头围时将软尺0点固定于一侧眉弓上方，软尺紧贴头皮经枕后结节及另一侧眉弓上方回至0点，读头围厘米数（图1-3）。

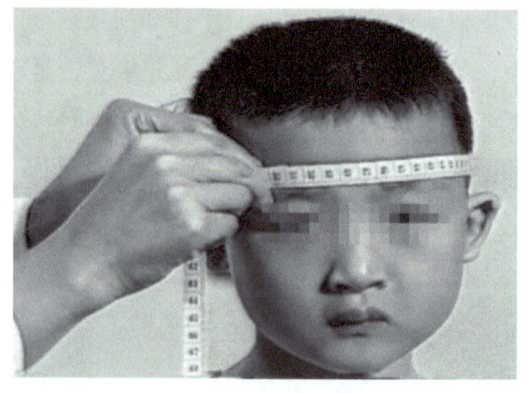

图1-3 头围的测量方法

5. 胸围

胸围是指平乳头下缘经肩胛下角绕胸1周的长度（图1-4）。胸围大小与营养及胸廓的发育相关。正常新生儿出生时胸围比头围小1~2 cm，平均32 cm；1岁时 46 cm，与头围相等；1 岁后到青春期前胸围超过头围的厘米数约等于岁数减 1。头、胸围增长曲线的交叉时间与小儿营养及胸廓发育有关，肥胖儿由于胸部皮下脂肪厚，胸围可于生后 3～4 个月超过头围；营养不良儿胸围超过头围的时间可推迟到 1 岁半以后。

测量胸围时小儿两手自然下垂，将软尺 0 点固定于一侧乳头下缘，软尺紧贴皮肤经两侧肩胛下角及另一侧乳头下缘回到 0 点，应取平静吸气与呼气时的平均值的厘米数。

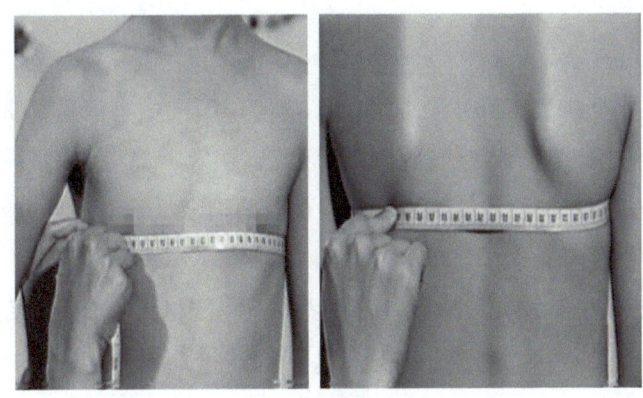

图 1-4　胸围的测量方法

6. 腹围

腹围指平脐（小婴儿以剑突和脐之间的中点）水平绕腹 1 周的长度，2 岁前腹围与胸围大约相等，2 岁后腹围较胸围小。腹围异常增大提示腹水及消化道畸形如先天性巨结肠。

7. 上臂围

上臂围指在肩峰与尺骨鹰嘴连线的中点水平绕上臂 1 周的长度，代表上臂骨骼、肌肉及皮下脂肪的发育水平，反映小儿的营养状况。1 岁内上臂围增长迅速，1～5 岁增长缓慢。当无条件测体重、身高时，可测量左上臂围筛查 5 岁以下小儿营养状况：>13.5 cm 为营养良好，12.5～13.5 cm 为营养中等，<12.5 cm 为营养不良。

8. 囟门

前囟为额骨和顶骨交界处形成的菱形间隙，出生时为 1.5～2.0 cm（对边中点连线的距离，见图 1-5），以后随颅骨生长而略增大，6 个月后逐渐骨化而变小；12～18 个月时闭合。后囟为顶骨与枕骨交界处形成的三角形间隙，出生时很小或已闭合，最迟生后 6～8 周闭合。

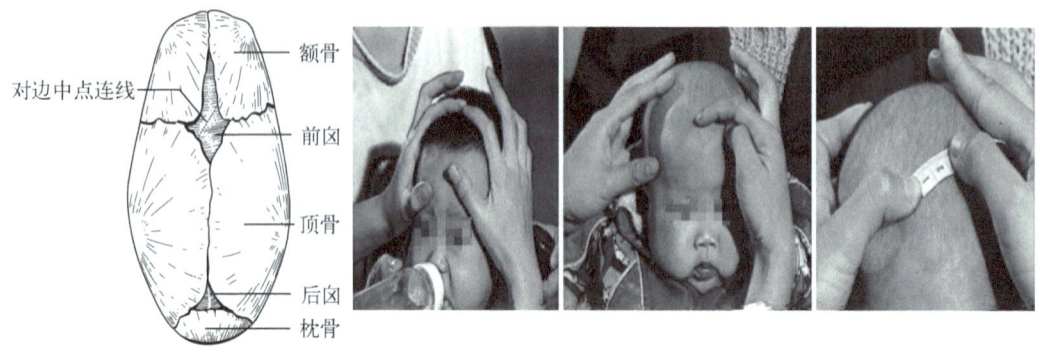

图1-5 前囟的测量方法

前囟检查在小儿护理工作中非常重要,前囟早闭或过小多见于头小畸形;前囟迟闭或过大多见于佝偻病、甲状腺功能减退症或脑积水;前囟饱满常提示颅内压增高,多见于脑膜炎、脑炎、脑积水、脑水肿等;前囟凹陷多见于脱水或极度消瘦患儿。

9. 牙齿

牙齿的生长(出牙早晚、牙质好坏)与骨骼发育有一定的关系。人的一生有乳牙(20颗)和恒牙(28~32颗)两副。乳牙约于生后6个月(4~10个月)开始萌出,若12个月尚未出牙可视为异常,2~2.5岁出齐,2岁内乳牙数目等于月龄数减4~6。乳牙萌出顺序如图1-6所示。约6岁开始出第1颗恒牙即第1磨牙;6~12岁乳牙按萌出顺序逐个脱落被恒牙取代;12岁出第2磨牙;18岁以后出第3磨牙(智齿),也有人终生不出此牙。恒牙一般在20~30岁出齐。出牙为生理现象,一般无特殊反应,少数小儿可出现低热、流涎、烦躁、睡眠不安等症状。佝偻病、营养不良、甲状腺功能减退症及唐氏综合征等患儿可有出牙延迟、牙质欠佳。食物的咀嚼有利于牙齿的生长。

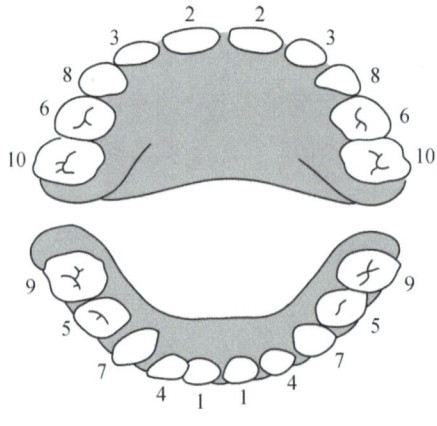

图1-6 乳牙萌出顺序

二、体格生长评价

小儿处于快速生长发育阶段,正确评价其生长发育状况,及早发现问题,给予适当的指导和干预,对促进小儿的健康生长十分重要。常用方法如下。

1. 均值离差法

适用于正态分布状况,以均值加减标准差来表示。通常以均值加减2个标准差(含95%的总体)范围内的被检小儿为正常。

2. 中位数百分位数法

适用于正态或非正态分布状况,以第50百分位数(P50)为中位数,常用P3、P25、P50、P75、P97为离散距。通常以P3~P97(含94%的总体)范围内的被检小儿为正常。当测量值呈非正态分布时,百分位数法能更准确地反映所测数值的分布情况。

3. 生长曲线图评价法

将某项体格生长指标(如体重、身高等)按性别和年龄标成正常曲线(百分位数法或离差法),制成生长曲线图。对个体小儿从出生至青春期进行全程监测,把连续测量的数据按每月或每年标记在曲线图上做比较,可了解小儿目前的发育水平,以及生长的趋势和生长速度,以便及时发现偏差、分析原因予以干预。此种连续动态测量比一次性测量更能说明问题。

(黄玉霞)

任务三　神经心理发育

小儿神经心理发育的基础是神经系统的发育,神经心理发育包括感知、运动、语言及对周围人的情感反应等。

一、神经系统的发育

在胎儿期,神经系统发育领先于其他系统,出生时脑重约为成人脑重的1/4,神经细胞数已和成人相同,但其树突和轴突少而短。生后脑重的增加主要是神经细胞体积增大和树突的增多、加长,以及神经髓鞘形成及发育。神经纤维髓鞘化约在4岁才完成,故婴幼儿时期各种刺激引起的神经冲动传导缓慢,且易泛化,不易形成明显的兴奋灶，容易疲劳而进入睡眠状态。出生时的活动主要由皮质下中枢调节，动作不自主且肌张力高，以后随脑实质的逐渐成熟，运动转为由大脑皮质中枢调节。

小儿生后2周已形成第1个条件反射，即抱起喂乳时出现吸吮动作，2个月起逐渐形成与视、听、味、嗅、触觉等相关的条件反射，3~4个月起出现兴奋性和抑制性条件反射，2~3岁时皮质抑制功能发育完善，7~14岁时皮质抑制调节功能达到一定强度。

二、感知觉的发育

1. 视感知发育

新生儿已有视觉感应功能，但只能看清15~20 cm内的物体；第2个月起能协调地注视物体；3~4个月头眼协调好，可追寻活动的玩具或人；4~5个月能认识母亲；6~7个月目光可随上下移动的物体垂直方向转动；8~9个月出现视深度感觉，能看见小物体；18个月已能区别各种形状；2岁可区别垂线和横线；5岁已能区别各种颜色；6岁视深度充分发育。

2. 听感知发育

出生时因鼓室无空气，听力差，生后3~7天听觉已较好；3~4个月有定向反应（头转向声源），听到悦耳声音会微笑；6个月能区别父母声音；7~9个月能确定声源，区别语气和语言的意义；1岁能听懂自己的名字；2岁可精确区别不同声音；4岁听觉发育完善。

3. 味觉发育

出生时味觉已发育较完善，新生儿对不同味道如甜、酸、苦等味道会产生不同的反应。4~5个月婴儿对食物味道的微小改变很敏感，此时应及时添加辅食，以适应多种不同味道的食物。

4. 嗅觉发育

出生时嗅觉发育已成熟，闻到乳香会寻找乳头；3~4个月能区别愉快和不愉快的气味；7~8个月开始对芳香气味有反应。

5. 皮肤感觉发育

皮肤感觉包括触觉、温度觉、痛觉、深感觉。新生儿的触觉在某些部位很灵敏，如唇、口周、手掌及足底等，触之即有张口、缩回手足等反应。新生儿温度觉灵敏，冷的刺激比热的刺激更能引起明显的反应。新生儿已有痛觉，但反应迟钝，1个月后才逐渐敏感。2~3岁小儿通过接触能区分物体的软硬、冷热等属性，5岁能分辨体积相同而重量不同的物体。

6. 知觉发育

知觉的发育与感觉的发育密切相关。5~6个月婴儿已有手眼协调动作，通过看、咬、摸、闻、敲击等逐步了解物体各方面属性，随后小儿的知觉在语言的调节下发展。空间知觉在1岁末已初步发展，3岁能辨别上下，4岁能辨前后，5岁能辨左右。时间知觉发展较晚，4~5岁有早上、晚上、今天、明天和昨天的时间概念，5~6岁能区别前天、后天、大后天，6~8岁对与自己的学习、生活相关的时间概念能较好掌握，10岁能掌握年、月、时、分、秒等概念。

三、运动的发育

小儿运动的发育遵循一定的规律，即由上到下、由近到远、由不协调到协调、先会正向动作后会反向动作。运动发育可分为大运动（包括平衡）和细运动两大类。

1. 平衡与大运动

大运动包括颈肌和腰肌的平衡性活动，小儿大运动发育的过程可归纳为"二抬四翻六会坐，七滚八爬周会走"。a. 抬头：新生儿俯卧时能抬头1~2秒，2个月竖抱时能抬头，3个月抬头较稳，4个月抬头很稳。b. 翻身：4个月能从仰卧位翻至俯卧位，7个月能从俯卧位翻至仰卧位。c. 坐：6个月能双手向前撑住独坐，8个月能坐稳。d. 爬：应从3~4个月开始训练，8~9个月可用双上肢向前爬。e. 站、走、跳：11个月能独自站立片刻，15个月可独自走稳，18个月能跑及倒退走，24个月能双足并跳，30个月会单足跳。

2. 细运动

细运动指手的精细捏弄动作。新生儿双手握拳很紧；3~4个月握持反射消失，开始有意识地用手取物；6~7个月出现换手及敲、捏等探索性动作；9~10个月可用拇、食指取物；12~15个月会用小勺、乱涂画；18个月能叠2~3块方积木；2岁能叠6~7块方积木、一页一页翻书；4岁能独自穿、脱简单的衣服。

四、语言的发育

语言是表达思维和意识的一种形式，小儿语言发育经过发音、理解和表达3个阶段。

1. 语言准备阶段

语言准备阶段是从出生到第1个真正意义上的词语产生之前。新生儿会用哭表达自己的需求，1~2个月开始发喉音；2个月发"a""i"等元音；6个月能发辅音；7~8个月能发"baba""mama"等音，但都没有词语的真正意义。

2. 语言理解阶段

理解语言在发音阶段已开始。婴儿通过视觉、触觉等与听觉的联系，逐渐理解一些简单的日常用语。9个月能听懂简单的词义，如"再见""欢迎"等，家长对婴儿自发的"baba""mama"等语言的及时应答，可促进婴儿逐渐理解这些音的特定含义。1岁左右对词语的理解和表达开始相互联系起来。

3. 语言表达阶段

这个阶段从能说出第1个有特定意义的词语开始。一般8~9个月能有意识地叫"爸爸""妈妈"等；1岁能说出简单物品的名称；2岁能说出身体各部分，能讲2~3个字的词组，用代词你、我等；3~4岁能说短的歌谣，会唱歌，能说出自己的姓或名；4~5岁能用完整的句子说出自己的愿望；5~6岁能讲完整的故事。

小儿语言发育除受语言中枢控制外，还需正常的听力及发音器官，同时，周围人群经常和小儿语言交流是促进小儿语言发育的重要条件。一般语言发育的重要时期是在出生后9个月至4岁，此时应有目的地对小儿进行语言训练，提供适于语言发育的环境，促进小儿语言发育。

五、心理活动的发展

人的心理活动包括感知觉、注意、记忆、思维、想象、情绪、意志、性格等方面。神经系统和环境是小儿心理发展的两个必要条件，脑发育的水平及其功能是小儿心理发展的生物基础，生活环境和教养则是对小儿心理发展起决定性作用的外界因素。了解不同年龄小儿的心理发展，对促进小儿心理活动的健康发展十分重要。

1. 注意的发展

注意是认知过程的开始，婴儿时期以无意注意为主，随年龄增长逐渐出现有意注意，但幼儿时期注意的稳定性差，5~6岁后小儿才能较好地控制自己的注意力。

2. 记忆的发展

记忆是将所获得的信息储存和"读出"的神经活动过程，包括识记、保持和回忆。回忆又分为再认和重现。5~6个月婴儿虽能再认母亲，但直到1岁后才有重现。婴幼儿时期记忆特点为时间短、内容少，易记忆带有欢乐、恐惧、愤怒等情绪的事情，且以机械记忆为主。随着年龄增长和理解、思维能力的加强，小儿有意识的逻辑记忆逐渐发展，记忆的内容也越来越广泛，记忆的时间也越来越长。

3. 思维的发展

思维是人应用理解、记忆和综合分析能力来认识事物的本质和掌握其发展规律的一种精神活动，是心理活动的高级形式。小儿1岁后开始产生思维，3岁前只有最初级的形象思维，3岁后具有初步的抽象思维，6~11岁后逐渐学会综合分析、分类比较等抽象思维方法，并具有独立思考能力。

4. 想象的发展

想象是利用已感知的客观事物创造出新事物形象的思维活动。1~2岁小儿仅有想象的萌芽，学龄前小儿仍以无意想象及再造想象为主，学龄小儿有意想象和创造性想象迅速发展。

5. 情绪、情感的发展

情绪是人们对事物、情景或观念所产生的主观体验和表达。情感是在情绪的基础上产生对人、物的关系的体验。新生儿因不适应宫外环境，常出现不安、哭闹等消极情绪，而哺乳、抚触等则可使其情绪愉快。幼儿期的情绪已和成人相似，但持续时间短、容易变化、反应强烈、外显而真实。随着年龄增长情绪反应逐渐趋向稳定，情感也日益完善，产生信任感、安全感、同情感、责任感、荣誉感等。有规律的生活、和谐的家庭气氛、适度的社交活动，以及避免精神紧张与创伤，能使小儿维持良好、稳定的情绪和情感，有益于其智能发展和良好品德的养成。

6. 意志的发展

意志是自觉的、有目的地调节自己的行为，克服困难以达到预期目的或完成任务的心理过程。新生儿无意志，婴幼儿开始形成意志的萌芽，随着语言思维的发展、人际交往，以及成人教育的影响，小儿的意志逐步形成和发展。

7. 性格的发展

性格是个体在客观现实中形成的稳定态度和习惯性的行为方式，是重要的个性心理特征。婴儿由于一切生理需求均依赖成人，因此逐渐建立对亲人的依赖性和依赖感。幼儿已能独立行走，能说出自己的需要，故有一定自主感，但又未脱离对亲人的依赖，常出现违拗言行和依赖行为相交替现象。学龄前小儿生活基本能自理，主动性增强，但主动行为失败时易产生失望和内疚心理。学龄小儿开始正规学习生活，重视自己勤奋学习的成就，如不能发现自己的学习潜力将产生自卑心理。青春期少年体格生长和性发育开始成熟，社交增多，心理适应力增强但容易波动，在感情、伙伴、职业选择、道德评价及人生观等问题上处理不当时容易发生性格改变。在小儿性格发展中，外界环境尤其是父母的教育方式，对小儿性格的形成有着很重要的影响（表1-1）。

表1-1　父母教育方式与小儿性格的关系

教育方式	小儿性格
民主	独立、大胆、机灵、善于交往、有分析思考能力
溺爱	任性、自私、依赖、缺乏独立性
过于严厉，常打骂	顽固、冷酷、缺乏自信和自尊
父母意见分歧	两面讨好、易说谎、投机取巧

六、神经心理发育评价

小儿神经心理发育的水平表现为感知、运动、语言和心理等过程中的各种能力，对这些能力的检查称为心理测验。目前国内外采用的心理测验方法主要包括筛查性测验和诊断性测验两大类。

1. 筛查性测验

筛查性测验方法简便、快速，可短时间内粗筛出正常或异常。对异常者需进一步做诊断性测验。

2. 诊断性测验

诊断性测验测试范围广，内容详细，所需时间较长，可得出发育商或智商。

（黄玉霞）

任务四　生长发育中的特殊问题

在良好的环境下大多数小儿按遗传所赋予的潜力，遵循一定的规律或轨迹正常生长发育，但受体内外各种因素的影响，有些小儿在发展过程中可能出现偏离正常规律或轨迹的现象，因此必须定期监测，及早发现问题，寻找原因加以干预。

一、体格生长偏离

1. 体重生长偏离

（1）低体重：指小儿体重低于同年龄、同性别小儿体重均值减2个标准差或第3百分位以下。常见原因为喂养不当、挑食偏食、神经心理压抑等所致的能量和蛋白质摄入不足，急慢性疾病所致的消化吸收障碍及代谢消耗增加。干预原则为补充营养物质、治疗原发病、去除心理因素、培养良好的饮食习惯。

（2）体重过重：指小儿体重超出同年龄、同性别小儿体重均值加2个标准差或第97百分位以上。常见原因为营养素摄入过多、活动量过少。干预原则为减少高能量食物的摄入和增加机体对能量的消耗。

2. 身高生长偏离

（1）矮身材：指小儿身高低于同年龄、同性别小儿身高均值减2个标准差或第3百分位以下。常见于重度营养不良、生长激素缺乏症、甲状腺功能减退症。

（2）高身材：指小儿身高高于同年龄、同性别身高均值加2个标准差或第97百分位以上。常见于正常的家族性高身材、真性性早熟、垂体性肢端肥大症。

二、心理行为异常

1. 小儿行为问题

行为问题在小儿生长发育过程中较为常见，对小儿身心健康影响很大。近年调查资料表明我国小儿的行为问题检出率为8.3%～12.9%。小儿行为问题表现在小儿日常生活中，容易被家长忽视或被过分严重估计。因此，区别正常和异常的小儿行为非常必需。

小儿行为问题可分为5个方面：a. 生物功能行为问题，如遗尿、睡眠不安、夜惊、食欲不佳、过分挑剔饮食等；b. 运动行为问题，如吮手指、咬指甲、小儿擦腿综合征、活动过度等；c. 社会行为问题，如破坏、攻击、说谎等；d. 性格行为问题，如忧郁、胆怯、社交退缩、过分依赖、发脾气、嫉妒等；e. 语言问题，如口吃等。男孩的行为问题常多于女孩，男孩多表现为运动与社会行为问题，女孩多为性格行为问题。小儿行为问题的发生与父母对子女的期望、教养方式、学习环境等显著相关。多数小儿的行为问题可在发育过程中自行消失。

（1）屏气发作：为呼吸运动暂停的一种异常性格行为问题。多见于6～18个月婴幼儿，5岁前会逐渐自然消失。发作常在情绪急剧变化如发怒、恐惧、剧痛、剧烈叫喊时出现，在过度换气后出现屏气、口唇发绀、四肢挺直甚至抽动，严重者可出现短暂的意识障碍，持续0.5～1分钟后呼吸恢复，症状缓解而清醒。这种婴幼儿多性格暴躁、任性、好发脾气。应加强家庭教养，避免粗暴打骂，尽量不让孩子有发脾气、哭闹的机会。

（2）吮拇指癖、咬指甲癖：3～4个月后的婴儿生理上有吮吸要求，常自吮手指尤其拇指以自慰，常发生在饥饿时和睡前，多随年龄增长而消失。但有时小儿因心理需要未得到满足而精神紧张,未获得父母充分的关爱,又缺少玩具、音乐等视听觉刺激,便吮吸拇指或咬指甲自娱,渐成习惯,直至年长尚不能戒除。长期吮手指可影响牙齿、下颌发育,致下颌前突、齿列不齐,妨碍咀嚼。对这类孩子要多加爱护和关心,消除其抑郁孤独心理,当其吮拇指或咬指甲时应将其注意力分散到其他事物上,鼓励其建立改正不良习惯的信心,切勿打骂讽刺或在手指上涂抹苦药,使之产生自卑心理。大多数小儿在入学后受同学的影响会自然放弃此不良习惯。

(3)小儿擦腿综合征:是小儿通过擦腿引起兴奋的一种运动行为障碍。发作时,双腿伸直交叉夹紧,手握拳或抓住东西使劲,女孩喜坐硬物,手按腿或下腹部,男孩多伏卧在床上、来回蹭,多在入睡前、醒后或玩耍时发生,可被分散注意力而终止。因原因不明,治疗意见也不统一,但使小儿平时生活轻松愉快、解除心理压力,鼓励其参与各种游戏活动等心理行为治疗是公认的必要措施。发作时以有趣的事物分散其注意力,睡前安排适当活动让其疲劳易于入睡,醒后立即穿衣起床均可减少发作机会。从小应注意会阴部清洁卫生。此习惯动作多随年龄增长而逐渐自行消失。

(4)遗尿症:正常小儿在2~3岁时已能控制排尿,如5岁后仍发生不随意排尿则为遗尿症。大多数发生在夜间熟睡时,称夜间遗尿症。遗尿症分为原发性和继发性两类。原发性遗尿症多由控制排尿的能力迟滞所致而无器质性病变,多半有阳性家族史,男多于女〔(2~3):1〕,多发生在夜间,每周1~2次至每夜1次,甚至一夜数次。健康欠佳、疲劳、过度兴奋紧张、情绪波动等都可使症状加重。部分患儿持续遗尿直至青春期,往往造成严重的心理负担,影响正常生活与学习。应指导家长安排适宜的生活制度和坚持排尿训练,绝对不能在小儿发生遗尿时加以责骂、讽刺、处罚等,否则会加重其心理负担。训练应逐渐延长排尿间隔时间,晚餐后适当控制饮水量并避免过度兴奋,睡前排尿,睡后父母可在其经常遗尿时间之前将其唤醒,使其习惯觉醒时主动排尿,必要时可采用药物治疗,此外尚可考虑针灸推拿治疗。继发性遗尿症大多由全身性或泌尿系统疾病引起,处理原发疾病后症状即可消失。

(5)注意缺乏多动障碍:为学龄小儿中常见的行为问题,主要表现为注意力不集中、冲动行为,常伴有学习困难,但智力正常或接近正常。男孩发生率明显高于女孩。病因尚不肯定。

2. 学习障碍

学习障碍属特殊发育障碍,指在获得和运用听、说、读、写、计算、推理等特殊技能上有明显困难,并表现出相应的多种障碍综合征。临床上常把各种原因如智力低下、多动、情绪和行为问题、特殊发育障碍所引起的学业失败统称为学习障碍。学龄小儿发生学习障碍的较多,小学2~3年级为发病高峰,男孩多于女孩。学习障碍可表现为学习能力的偏异、协调运动障碍、听觉辨别能力差、理解与语言表达能力缺乏、知觉转换障碍、视觉空间知觉障碍。学习障碍的小儿智力不一定低下，但由于其认知特性导致其不能适应学校学习和日常生活。在拒绝上学的小儿中有相当部分是学习障碍小儿。对他们应仔细了解、分析原因，采取特殊教育对策。

项目小结

小儿的生长发育不仅是指体格的生长，还包括情感、认知、道德水平等心理、社会方面的发展。小儿的生长发育遵循一定的规律，同时受遗传和外界等诸多因素的影响，因此，掌握小儿体格生长常用指标及测量时正确评价其生长发育状况，并在必要时给予适当的指导和干预，对促进小儿的健康成长十分重要。在小儿的成长过程中，小儿神经心理的发育与体格发育具有同等重要的意义。

（黄玉霞）

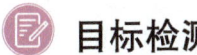

1. 在小儿生长发育规律中，下列对顺序性描述正确的是（　　）。

A. 先下后上 　　　　　B. 由远到近
C. 由细到粗 　　　　　D. 先快后慢
E. 由简单到复杂

2. 判断小儿体格发育的主要指标是（　　）。

A. 体重、身高（长）　　B. 牙齿、囟门
C. 运动发育水平　　　　D. 语言发育水平
E. 智力发育水平

3. 最能反映婴儿营养状况的体格发育指标是（　　）。

A. 胸围 　　　　　　　B. 牙齿
C. 身长 　　　　　　　D. 体重
E. 头围

4. 6岁小儿平均体重约为（　　）。

   A. 12 kg　　　　　　　　　　B. 14 kg

   C. 16 kg　　　　　　　　　　D. 18 kg

   E. 20 kg

5. 小儿10个月因厌食来院求医，护士应首先为其检查（　　）。

   A. 身高　　　　　　　　　　B. 体重

   C. 坐高　　　　　　　　　　D. 乳牙

   E. 骨骼发育

6. 小儿出生时体重为3.2 kg，生后6个月的体重按公式计算约为（　　）。

   A. 6.0 kg　　　　　　　　　B. 6.2 kg

   C. 6.8 kg　　　　　　　　　D. 7.0 kg

   E. 7.4 kg

7. 影响小儿生长发育的因素最重要的是（　　）。

   A. 性别　　　　　　　　　　B. 营养

   C. 环境卫生　　　　　　　　D. 母亲情绪

   E. 出生季节

8. 2周岁正常小儿，其体重约为出生时体重的（　　）。

   A. 1倍　　　　　　　　　　B. 2倍

   C. 3倍　　　　　　　　　　D. 4倍

   E. 5倍

9. 小儿头围与胸围大致相等的年龄是（　　）。

   A. 4个月　　　　　　　　　B. 6个月

   C. 8个月　　　　　　　　　D. 10个月

   E. 12个月

10. 正常前囟闭合的时间是（　　）。

    A. 6～8个月　　　　　　　B. 10～12个月

    C. 12～18个月　　　　　　D. 18～24个月

    E. 24～30个月

项目二 小儿营养与喂养

学习目标

知识目标

熟悉小儿对能量和营养素的需求。掌握母乳喂养的优点及哺喂方法。熟悉人工喂养的方法及辅食添加的原则、目的和顺序。

技能目标

能正确实施母乳喂养的宣教。学会乳方的配制、奶量计算,指导辅食的添加。能比较各种喂养方法的优缺点并对婴儿的喂养进行合理指导。

案例导入

一初产妇前来保健机构咨询有关婴儿的喂养知识。作为一名护士该如何指导家长正确实施母乳喂养?如不能母乳喂养,又该怎样正确选择乳品喂养?婴儿的辅助食品应如何添加?

任务一　能量与营养素的需要

小儿生长发育迅速，新陈代谢旺盛，需要的能量和营养素相对较多，因此，供给适合小儿生理需要的营养素是促进小儿健康成长的重要保证。

一、能量的需要

能量单位以千卡（kcal）或千焦耳（kJ）为单位，1 kcal≈4.184 kJ，1 kJ≈0.239 kcal。人体所需的能量由食物中的蛋白质、脂肪和碳水化合物提供。它们在体内的产能分别约为1 g蛋白质产能4 kcal（16.8 kJ）、1 g脂肪产能9 kcal（37.8 kJ）、1 g碳水化合物产能4 kcal（16.8 kJ）。一般婴儿每天所需总能量中，50%~60%来自碳水化合物，35%~50%来自脂肪，10%~15%来自蛋白质。正常小儿能量的需要包括以下5个方面。

1. 基础代谢

指在安静状态下，机体维持最基本的生理活动所需要的能量。小儿此项所需的能量较成人多，并随年龄增长逐渐减少，如婴儿每天约需55 kcal/kg（230 kJ/kg），7岁时每天需44 kcal/kg（184 kJ/kg），12岁时每天需30 kcal/kg（126 kJ/kg），基本与成人相同。婴幼儿时期基础代谢所需的能量占总能量的50%~60%。

2. 食物的热力作用

指食物在体内消化、吸收及利用等过程中所需的能量。与食物成分有关，蛋白质的热力作用最大，其次为碳水化合物、脂肪。婴儿食物含蛋白质多，此项能量占总能量的7%~8%，而年长儿约占5%。

3. 生长发育

此项为小儿时期特有的能量需要，其需要量与小儿的生长速度成正比。婴儿期体格发育速度最快，此项的需要量相对较多，6个月内的婴儿每天需40~50 kcal/kg（167~209 kJ/kg）；6个月至1岁每天需15~20 kcal/kg（63~84 kJ/kg）；1岁后小儿生长速度相对减慢，能量需要随之减少，每天约需5 kcal/kg（20 kJ/kg），至青春期又增多。婴幼儿时期生长发育所需的能量占总能量的25%~30%。

4. 活动

小儿活动所需能量与年龄、活动强度及持续时间等有关，占总能量的15%~25%。个体差异较大，喜欢活动的小儿此项能量所需比同龄安静小儿多3~4倍。婴儿每天需15~20 kcal/kg（63~84 kJ/kg），12~13岁时每天约需30 kcal/kg（126 kJ/kg）。

5. 排泄

排泄所需能量指一部分未被消化吸收的食物排出体外所丢失的能量，一般不超过总能量的10%。

以上5方面能量的总和为小儿总的能量需要。一般婴儿每天所需总能量约为110 kcal/kg（460 kJ/kg），以后每增长3岁约减少10 kcal/kg（42 kJ/kg）；15岁时为60 kcal/kg（250 kJ/kg），与成人需要量相同。

二、营养素的需要

1. 蛋白质

不仅是能量的来源，更是构成机体细胞、组织的重要成分，在小儿时期蛋白质还要满足生长发育的需要。小儿对蛋白质的需要量相对较多，母乳喂养的婴儿每天约需2 g/kg，牛乳喂养的婴儿每天约需3.5 g/kg，1岁后供给量逐渐减少，到青春期又增加。蛋白质主要来源于乳、蛋、鱼、瘦肉和豆类食物。

2. 脂类

脂类是脂肪、胆固醇和磷脂的总称。食物中的脂肪占脂类的95%，具有提供能量、防止散热以维持正常体温、保护脏器及有助于脂溶性维生素吸收等功能。婴幼儿每天需要脂肪4~6 g/kg。脂肪主要来源于乳类、肥肉、鱼及植物油等。

3. 碳水化合物

为供能的主要来源。婴儿每天需要12 g/kg。常用可提供能量的百分比来表示碳水化合物的适宜摄入量，当碳水化合物所提供的能量不足总能量的40%时，机体则动用脂肪保证能量的供应，小儿将发生营养不良、酸中毒；当供能过多超过总能量的80%时，机体将其转变成脂肪储存于体内，使小儿体重迅速增长，但由于蛋白质缺乏，小儿继之出现面色苍白、水肿。碳水化合物主要来源于谷类、薯类、水果等食物。

4. 维生素

维生素是维持人体正常生命活动所必需的一类有机物质。在体内含量极微，多数不能在体内合成或合成不足，必须由食物供给。维生素可分为脂溶性（维生素A、维生素D、维生素E、维生素K）和水溶性（维生素B族、维生素C）两大类。脂溶性维生素可储存于体内，不需每天供给，过量易中毒，缺乏时症状出现缓慢。水溶性维生素不易在体内储存，必须每天供给，过量一般不易发生中毒，但缺乏时症状出现迅速。

5. 矿物质

为非产能物质。体内含量大于体重的0.01%、每天需要量在100 mg以上的称为常量元素，如钙、磷、镁、钾、钠、氯等；体内含量小于体重0.01%的称为微量元素，如铁、锌、铜、碘等。其中钙与磷为构成骨骼和牙齿的主要成分；钠、钾参与水电解质平衡的维持等；铁为构成血红蛋白的主要成分；锌参与人体50余种酶的合成，对小儿的生长发育起重要作用。

6. 水

水是机体的重要组成部分，体内所有新陈代谢的进行、体温调节等过程都需要水的参与才能完成。水的需要量与能量摄入、食物种类、肾功能成熟度、年龄等因素有关。小儿代谢旺盛，需水量相对较多，且年龄越小需水量相对越多。婴儿每天需水量约为150 mL/kg，以后每增长3岁减少25 mL/kg。牛乳含蛋白质和矿物质较多，故牛乳喂养儿所需水量比母乳喂养儿多。水主要来源于饮水和食物。

7. 膳食纤维

主要来自植物的细胞壁，属于不能被小肠酶消化的非淀粉多糖，包括纤维素、半纤维素、木质素、果胶等。膳食纤维能够吸收大肠水分，软化粪便，增加粪便体积，促进肠蠕动，防止便秘；膳食纤维在大肠被细菌分解，产生短链脂肪酸，降解胆固醇，改善肝脏代谢，预防肠萎缩。小儿膳食纤维的适宜摄入量为每天20～35 g，主要来源于谷类、新鲜蔬菜、水果。

（黄玉霞）

任务二　婴儿喂养

婴儿生长发育迅速，所需要的营养物质相对较多，但消化功能尚不成熟，易发生消化功能紊乱，因此合理营养与科学喂养非常重要。婴儿喂养的方式有母乳喂养、部分母乳喂养和人工喂养3种。

一、母乳喂养

母乳是满足婴儿生理和心理发育最理想的天然食品，应积极指导母亲采用母乳喂养婴儿。一般健康母亲的乳汁分泌量可满足4～6个月内婴儿的营养需要。

1. 母乳的成分

母乳成分随产后不同时期及每次哺乳过程而有所不同，按产后不同时期乳汁成分的变化分为4种。

（1）初乳：产后4~5天内分泌的乳汁。初乳量少，每天15~45 mL，质略稠、色淡黄，含脂肪较少而蛋白质较多，其中主要为免疫球蛋白，尤其是SIgA，有丰富的维生素A、牛磺酸和矿物质，并含有初乳小球（充满脂肪颗粒的巨噬细胞及其他免疫活性细胞），有利于初生婴儿的生长及抗感染。

（2）过渡乳：产后6~10天分泌的乳汁。过渡乳量逐渐增多，含脂肪较高而蛋白质和矿物质逐渐减少。

（3）成熟乳：产后11天至9个月分泌的乳汁。成熟乳量最多，每天700~1000 mL，但蛋白质含量更低。

（4）晚乳：产后10个月以后分泌的乳汁。晚乳的量和营养成分都逐渐减少，不能满足婴儿的需要。

每次喂哺过程中，最初分泌的乳汁及最后分泌的乳汁，成分也相差甚多，初分泌的乳汁含蛋白质高而脂肪低，后分泌的乳汁含蛋白质低而脂肪高。

2. 母乳喂养的优点

（1）满足营养需求：母乳的营养成分最适合婴儿营养需要及消化吸收的能力，从而减少营养不良和消化功能紊乱的发生。如母乳中蛋白质、脂肪、碳水化合物的比例适当（1∶3∶6），吸收利用率高；蛋白质总量虽较少，但以乳清蛋白为主，在胃内形成的凝块小，易消化吸收；脂肪含不饱和脂肪酸较多，脂肪颗粒小，又有较多解脂酶，有利于消化吸收；乳糖含量多，并以乙型乳糖为主，有利于双歧杆菌、乳酸杆菌生长，从而抑制大肠埃希菌生长，减少腹泻的发生；矿物质含量低，适宜婴儿不成熟的肾发育水平，而吸收率高，如钙磷比例（2∶1）适宜，钙吸收好，铁含量虽与牛乳相近，但其吸收率（50%）却高于牛乳（10%）。

（2）增强免疫能力：母乳尤其初乳中含有丰富的SIgA，可保护消化道和呼吸道黏膜，防止病原微生物入侵；母乳含有较多的乳铁蛋白，可抑制大肠埃希菌和白念珠菌的生长，减少肠道感染；此外母乳还含有巨噬细胞、溶菌酶、双歧因子、低聚糖等，具有的抗感染性是其他任何乳品无法替代的。

（3）促进心理发育：哺乳过程是一种潜在的母婴之间心灵的沟通，通过母亲的抚摸和温柔的话语带给婴儿深刻、微妙的心理暗示与情感联络，使婴儿获得最大的安全感；母婴目光的对视可增加相互的了解和信任，有利于促进婴儿心理健康和社会适应性的发育。

（4）哺喂经济方便：母乳温度适宜，不易污染，且乳量随婴儿生长而增加，既经济又方便。

（5）有利于母亲健康：母亲产后哺乳可反射性刺激子宫收缩，促进康复；可推迟月经复潮，抑制排卵，减少再受孕的机会；还可降低乳腺癌和卵巢癌的发生率。

3. 母乳喂养的护理

（1）开奶时间：应尽早（产后15分钟至2小时内）开奶。通过吸吮对乳头的刺激，促使母亲催乳素的分泌，使之及早分泌乳汁。早吸吮是保证母乳喂养成功的关键措施之一。

（2）哺乳次数：2个月内的婴儿提倡按需哺乳，即当婴儿饥饿时或母亲感到乳房胀满时就哺乳，通过勤吸吮，促进乳汁多分泌。待婴儿与母亲相互协调后可采取按时哺乳，一般每2~3小时喂1次，渐延长到每3~4小时喂1次，夜间可停喂1次，一昼夜共6~7次，4~5个月可减至5次。

（3）哺乳方法：哺乳前先为婴儿更换湿尿布，母亲洗手后用温开水清洗乳头、乳晕，从外侧边缘向乳晕方向轻轻按摩乳房以刺激泌乳。哺乳时母亲应取舒适体位，产后最初几天可取半卧位，以后宜采用坐位，一只手怀抱婴儿，使其头、肩枕于哺乳侧肘弯部，另一只手的拇指与其余四指分别放在乳房上、下方，手掌托住乳房（或食指、中指轻夹乳晕两旁），使婴儿含住大部分乳晕和乳头，并能自由地用鼻呼吸。两侧乳房应先后交替进行哺乳，若一侧乳房奶量已能满足婴儿需要，则可每次轮流哺喂一侧乳房，并将另一侧的乳汁用吸奶器吸出让乳汁排空，这样有利于刺激乳汁的分泌。每次哺乳时间为15~20分钟，可根据婴儿吸吮能力适当调整，一般以吃饱为度。哺乳结束时，用食指向下轻按婴儿下颏退出乳头，避免在口腔负压情况下拉出乳头造成局部疼痛或皮肤损伤。哺乳后应将婴儿竖抱，头部靠在母亲肩上，轻拍其背部，使吸吮时吞入胃中的空气排出，然后将婴儿置于右侧卧位，防止溢奶造成窒息。

（4）注意事项：a. 乳母应保持愉快的心情、有规律的生活和充足的睡眠，并加强营养，进食高蛋白、高脂肪的汤菜，促进乳汁的分泌。b. 若排乳不畅或哺乳时未将乳汁吸空引起乳汁淤积，可发生乳核（乳房小硬块），有胀痛，应及早进行局部湿热敷及轻轻按摩将其疏通，并于哺乳后用吸乳器将乳汁吸空，以防乳腺炎。如已发生乳腺炎，乳汁仍应定时吸空并丢弃，待治愈后再继续哺乳。c. 孕母在妊娠后期应每天用清水擦洗乳头，使乳头能耐受吸吮；乳头内陷者可用拇指、食指从不同角度按捻乳头两侧并向周围牵拉，每天1次至数次；每次哺乳后可挤少许乳汁涂在乳头上，乳汁中丰富的蛋白质和抑菌物质对乳头表皮有保护作用。这些方法可防止因出现乳头皲裂及乳头内陷而中止哺乳。

（5）哺乳禁忌：乳母感染HIV或患有严重疾病如慢性肾炎、恶性肿瘤、糖尿病、精神病、癫痫或心功能不全等应停止哺乳。乳母患急性传染病时，可将乳汁吸出，经消毒后哺喂。乙型肝炎病毒携带者并非哺乳的禁忌证。

（6）断乳：随着婴儿年龄增长，母乳的量和质已不能完全满足婴儿营养需要，同时婴儿的消化功能日趋成熟，乳牙萌出，咀嚼能力增强，已逐步适应非流质食物。因此，对4～5个月的婴儿在逐渐添加辅食的同时，应逐步减少哺乳的次数为断乳做准备，一般于10～12个月可完全断乳，遇夏季炎热或婴儿体弱多病而乳母体质好、泌乳量仍旺盛时，可适当推迟断乳时间，但最迟不超过18个月。

二、部分母乳喂养

部分母乳喂养是指母乳与牛乳或其他代乳品混合使用的一种喂养方法，又称混合喂养。

1. 补授法

指用其他乳品或代乳品补足母乳不足部分的方法，即母乳哺喂的次数不变，每次先喂母乳，将两侧乳房吸空后再用其他乳品补足母乳不足部分。此法既能使婴儿多得到母乳，又可定时吸空乳汁，刺激母乳分泌。

2. 代授法

指用其他乳品或代乳品代替1次或数次母乳的方法。采用此法，母亲仍应按时挤出或吸出乳汁，并注意每天母乳喂哺次数不宜少于3次，否则母乳分泌可能迅速减少。

三、人工喂养

母亲因各种原因不能哺喂婴儿而完全用其他乳品或代乳品喂养婴儿的方法，称人工喂养。由于各种乳品所含营养与母乳差异较大，且操作程序繁杂，易被污染，因此，人工喂养是万不得已才采用的方法。

1. 常用乳品及代乳品

（1）鲜牛乳。人工喂养时常用牛乳，但成分不适合婴儿。牛乳中蛋白质含量较母乳多，但以酪蛋白为主，在胃中形成的凝块较大，不易消化；脂肪含量与母乳相似，但含饱和脂肪酸多，脂肪颗粒大，又无脂肪酶，故较难消化吸收；乳糖含量低，且以甲型乳糖为主，易造成大肠埃希菌生长；矿物质较多，可中和胃酸，不利于消化，并可增加肾脏负荷；缺乏各种免疫因子，这是与母乳的最大区别，使婴儿易患感染性疾病。另外，牛乳在收集、运输过程中易受细菌污染等。故应用时需经调配以矫正其缺点。方法：a. 稀释（加水或米汤）：使酪蛋白、矿物质浓度降低，减轻婴儿消化道、肾负荷。生后不满2周的新生儿可用2∶1乳（2份牛乳加1份水），以后逐渐增至3∶1乳、4∶1乳，满月后可用全乳。b. 加糖（5%～8%）：使三大供能营养素的比例适宜，易于吸收。c. 煮沸（3分钟）：既能达到灭菌效果，同时又使蛋白变性，凝块变小，有利于消化。

（2）牛乳制品。a. 全脂奶粉：由鲜牛乳经浓缩、干燥而制成的干粉，经加工处理后，酪蛋白变细，较鲜牛乳易消化并减少过敏的可能，且便于储存。使用时按重量比1∶8（1 g奶粉加8 g水）或按容量比1∶4（1容积奶粉加4容积水）配成全奶，其成分与鲜牛乳相似。b. 婴儿配方奶粉：又称母乳化奶粉，是以牛乳为基础的改造乳制品，使营养素成分更接近于母乳，使之适合于婴儿的消化能力和肾功能。如降低其酪蛋白、无机盐的含量，添加乳清蛋白、不饱和脂肪酸、乳糖，强化婴儿生长时所需的维生素、铁、锌等。在不能进行母乳喂养时，配方奶粉是优先选择的乳品。使用时按年龄选用。一般市售配方奶粉配有专用的小勺，如盛4.4 g奶粉的专用小勺，一勺宜加30 mL温开水；盛8.8 g奶粉的专用小勺，一勺宜加60 mL温开水（重量比均为1∶7）。c. 酸乳：在鲜牛乳中加入乳酸杆菌经发酵后制成或在鲜牛乳中加入乳酸（或柠檬酸、鲜果汁）制成，其乳凝块细小、酸度高，有利于消化。d. 其他：脱脂乳、蒸发乳等乳品常用于腹泻、营养不良和体弱儿的特殊需要。

（3）羊乳。其营养价值与牛乳相似，蛋白质凝块较牛乳细而软，脂肪颗粒大小接近母乳，因此比牛乳易消化。但羊乳中含叶酸很少，易引起巨幼红细胞性贫血。

（4）代乳品。代乳品有两种：大豆类代乳品如豆浆、豆浆粉等，以大豆为主要成分，含多种必需氨基酸，营养价值比一般谷类高，但消化吸收不如乳类，适用于不能进食乳类的婴儿，如对牛乳蛋白过敏、乳糖不耐受等或乳制品获得困难的地区，也可作为3个月以上婴儿的辅助食品；谷类代乳品如乳儿糕、米粉等，以米、面为主制成，含有丰富的碳水化合物，但蛋白质、脂肪含量少，必需氨基酸缺乏，一般只宜作为辅助食品，而不宜代替乳品作为婴儿主食。

2. 人工喂养的护理

（1）乳量计算：实际工作中为了正确指导家长评价婴儿的营养状况，常常需要估计婴儿摄入的乳量。一般可按每天所需总能量和总液量来计算。婴儿每天需能量110 kcal/kg（460 kJ/kg），需水150 mL/kg。因100 mL牛乳含能量66 kcal，加糖8 g，则产生总能量为66 kcal+8 g×4 kcal/g≈100 kcal（420 kJ），故按能量需要计算，8%糖牛乳110 mL/kg×体重（kg）即为8%糖牛乳毫升数。每天需水量为150 mL/kg，除牛乳外尚需补充水为（150～110）mL/kg×体重（kg）。

例如，3个月婴儿体重5 kg，每天需喂8%糖牛乳量为110 mL/kg×5 kg=550 mL（鲜牛乳550 mL、糖550 mL×8%糖=44 g），需水量为150 mL/kg×5 kg=750 mL，除牛乳外每天尚需供水200 mL。

全日牛乳量、水量可分5次哺喂，即每次喂8%糖牛乳110 mL，两次喂乳间可喂水,每次约40 mL。

（2）哺喂次数：因牛乳在胃中排空时间较长,故哺喂间隔时间应略长,一般每3~4小时哺喂1次。

（3）哺喂方法：哺喂前先洗手,为婴儿更换湿尿布。用乳瓶喂哺时,应选择乳孔大小合适的奶嘴,并测试乳液的温度,可将乳液滴在成人手背或前臂内侧,以不烫手为宜。哺喂时将婴儿抱起置于膝上,使之呈半卧位姿势,持乳瓶呈斜位,使乳液始终充满奶嘴进行哺喂,每次喂15~20分钟。哺喂结束将婴儿竖抱,轻拍其背部,排出空气后再将婴儿右侧卧位放置。全日乳量可分次冲调后喂哺,也可一次配制后分装于数个乳瓶中,放入冰箱冷藏,每次取一瓶,食前温热后喂哺。

（4）注意事项：人工喂养宜选用乳品或乳制品作为主食,乳液配制的浓度和量要适宜,以免引起营养不良或消化功能紊乱;要特别重视卫生,配乳及喂乳前均须洗净双手,乳品最好现配现用,剩余的乳汁不可留到下次再喂,所有用具每次用后均要洗净、煮沸消毒;哺喂时应由母亲亲自喂哺为好,以培养母婴感情,有利于婴儿心理发育。

四、辅助食品的添加

随着婴儿的生长,无论是母乳喂养、人工喂养还是部分母乳喂养,均应按顺序逐步添加各种辅助食品,以保证婴儿营养的需要。

1. 添加辅助食品的目的

（1）补充乳类营养素的不足：如母乳中维生素D含量少,出生2周后的婴儿应给予鱼肝油滴剂,以防维生素D缺乏性佝偻病;生后4个月婴儿应添加富含铁质的食品,以防缺铁性贫血。

（2）为断乳做准备：食物从流质、半流质饮食向固体食物的转换,有利于训练婴儿的咀嚼功能,同时在添加辅食的过程中,使婴儿对各种食物的味道逐渐适应并产生兴趣,为断乳打下良好的基础。

2. 添加辅助食品的原则

一般于4个月开始添加辅助食品,应遵循由少到多、由稀到稠、由细到粗、由一种到多种循序渐进的原则,并根据婴儿的消化情况而定。每次只添加一种辅食,并从少量开始,逐渐增量,3~4天待婴儿适应后再添加另一种。每添加一种新辅食均应在婴儿健康时进行,如有大便异常而不能用其他原因解释时,应暂停新加的辅食,待大便恢复正常后再从头开始。

3. 添加辅助食品的顺序

见表2-1。

表2-1 添加辅助食品的顺序

月龄	食物性状	添加辅食种类
1~3个月	流质食物	鱼肝油制剂、水果汁、菜汁
4~6个月	泥状食物	米汤、米糊、稀粥、蛋黄、鱼泥、肝泥、菜泥、水果泥
7~9个月	末状食物	粥、烂面、饼干、蛋、鱼、豆腐、肉末、菜末、水果
10~12个月	软碎食物	软饭、面条、带馅馒头、豆制品、碎肉、碎菜、水果

（黄玉霞）

任务三　小儿膳食安排

幼儿乳牙逐渐出齐，咀嚼消化功能逐渐增强，饮食以肉类、乳类、蔬菜与水果、谷类、豆类及其制品五大基本食物为主。食物应细、软、烂、碎，易于咀嚼、吞咽和消化。饮食一日三餐加2~3次点心或乳品，食物组成以蛋白质、脂肪和碳水化合物产能比是（10%~15%）：（30%~35%）：（50%~60%）为宜。经常变换食物的品种和制作方法，创造良好的进食环境，鼓励并满足幼儿自我进食的欲望，培养其良好的进食习惯和独立进食能力。

学龄前小儿饮食与成人逐渐接近，三餐外仍需有1次下午点心。须维持食物成分的平衡，食谱应粗、细粮交替，荤、素食搭配，食品制作尽量多样化，避免坚硬、油腻、辛辣，食谱要经常更换以增进小儿食欲。培养良好的饮食习惯，注意避免挑食、偏食和多吃零食。

学龄小儿食物种类同成人，应含足够蛋白质尤其是动物性蛋白，以增强记忆力和理解力。早餐一定要吃好，保证高营养价值，以满足上午脑力消耗多及体力活动量大的需求。提倡课间加餐。

青春期少年体格发育进入高峰时期，尤其骨骼、肌肉的增长突出，对各种营养素及总能量的需要量增加。但青春期少年有与其他年龄段小儿不同的饮食特点，如喜欢小吃、快餐、节食等，并注重形体的变化、寻求自身的特性，应了解青少年的这些特点，对他们提供合理饮食的建议，饮食中注意钙、铁、锌的补充。

营养是保证小儿正常生长发育的重要物质基础，小儿对能量的需要包括5个方面。婴儿喂养方式有母乳喂养、部分母乳喂养和人工喂养3种方式，母乳喂养是最理想的喂养方法，母乳能满足婴儿营养的需求，增强机体抵抗力，哺喂简单。无论何种喂养方法都应添加各种辅助食品，以补充乳类营养的不足，为断乳做准备，促进小儿生长发育。辅助食品的添加遵循"由少到多、由稀到稠、由细到粗、由一种到多种"的原则。

（黄玉霞）

目标检测

1. 小儿特有的能量需要是（　　）。

   A. 基础代谢　　　　　　B. 食物的热力作用
   C. 生长发育　　　　　　D. 活动
   E. 排泄

2. 为婴儿提供能量的主要营养素是（　　）。

   A. 脂肪　　　　　　　　B. 碳水化合物
   C. 蛋白质　　　　　　　D. 维生素
   E. 矿物质

3. 6个月以内婴儿最佳的食品是（　　）。

   A. 母乳　　　　　　　　B. 牛奶
   C. 羊乳　　　　　　　　D. 豆浆
   E. 奶粉

4. 母乳的优点是（　　）。

A. 蛋白质含量高　　　　　　B. 饱和脂肪酸多

C. 甲型乳糖多　　　　　　　D. 矿物质多

E. 免疫成分多

5. 关于母乳喂养正确的是（　　）。

A. 小婴儿取卧位哺乳　　　　B. 出生即定时哺乳

C. 两侧乳房轮流排空　　　　D. 哺乳完毕置婴儿于左侧卧位

E. 有乳房硬块时停止哺乳

6. 女婴，5个月，体重6 kg，人工喂养，其每日需牛乳量应是（　　）。

A. 440 mL　　　　　　　　B. 550 mL

C. 660 mL　　　　　　　　D. 770 mL

E. 880 mL

项目三 小儿日常护理与保健

学习目标

知识目标

了解小儿体格锻炼的方法、意外伤害的预防。熟悉小儿各年龄期保健重点。掌握卫健委规定的计划免疫程序。

技能目标

能为各年龄期小儿提供保健指导。能指导并实施小儿计划免疫程序,能正确处理预防接种的各种反应。

案例导入

一对年轻父母带着刚出生1个月的婴儿前来保健机构咨询有关小儿保健的知识。作为一名护士该如何指导家长对各年龄期小儿进行保健?如何对小儿进行计划免疫?

任务一　各年龄期小儿的保健

一、新生儿期保健

新生儿特别是生后1周内的新生儿发病率和死亡率极高，死亡婴儿中约2/3是新生儿，生后1周内的新生儿的死亡数占新生儿期死亡数的70%左右。因此，新生儿保健是小儿保健的重点，尤其生后1周内新生儿的保健是重中之重。此期保健重点是做好新生儿家庭访视，注意保暖，细心喂养，预防感染。

新生儿家庭访视一般4次，即新生儿出院回家后1~2天内的初访，生后5~7天的周访，生后10~14天的半月访视和生后27~28天的满月访视。每次访视应有重点，根据新生儿及其家庭具体情况在以下几方面给予预防保健指导。

1. 保暖

新生儿房间应阳光充足、通风良好，室内温度应保持在22~24 ℃，湿度55%~65%。寒冷季节要特别注意保暖，指导家长正确使用热水袋或电热毯保暖，防止烫伤；夏季注意通风，以保持体温正常。

2. 喂养

提倡母乳喂养，教授哺乳的方法和技巧，应及早开奶，按需哺乳。新生儿哺乳后安静入睡、大小便正常、体重增长正常提示母乳充足，如确系母乳不足或无母乳，应指导采用部分母乳喂养或科学的人工喂养方法。

3. 日常护理

指导家长注意观察新生儿的精神状态、吃奶、睡眠、哭声、大小便等情况。保持皮肤清洁，指导家长为新生儿沐浴，注意脐部、臀部及皮肤皱褶处的护理。选用浅色、柔软、吸水性强的棉布制作衣服、被褥和尿布，衣着应易穿脱、宽松不妨碍肢体活动，包裹不宜过紧，更不宜用带子捆绑，应保持双下肢屈曲以利于髋关节发育。帮助家长了解新生儿的生活方式，如每天睡眠平均为20小时，每次睡眠时间为3~4小时。

4. 预防疾病和意外

保持室内空气清新，尽量减少亲友探视，避免交互感染。注意哺乳卫生，新生儿的用具要专用，食具用后要消毒。按时接种卡介苗和乙肝疫苗。新生儿出生2周后应口服维生素D预防佝偻病。注意防止包被蒙头过严或母亲哺乳姿势不当、乳房堵塞新生儿口鼻而导致窒息。

5. 早期教养

新生儿的视、听、触觉已初步发展，可通过反复训练，建立各种条件反射，培养新生儿对周围环境的定向力和反应能力。家长在教养中起着重要作用，应鼓励家长多拥抱、抚摸新生儿，与其说话和唱歌等，刺激其感知觉发育，为小儿心理社会的发展奠定基础。

二、婴儿期保健

婴儿生长发育快，营养需要相对多，但消化功能尚未成熟，易出现营养和消化功能紊乱；从母体获得的免疫力逐渐消失，而自身的免疫功能尚未成熟，易患各种感染性疾病。此期应重点做好以下保健。

1. 喂养

提倡母乳喂养，对部分母乳喂养或人工喂养的婴儿则应选择配方奶粉。自4～6个月开始应添加辅食，介绍辅食添加的原则和顺序、食物的选择和制作方法等。根据婴儿具体情况指导断奶，应采用渐进的方式，以春、秋季节较为适宜。

2. 日常护理

每天给婴儿擦洗或沐浴。衣着应简单、宽松，便于穿脱和四肢活动，最好穿连衣裤或背带裤，以利于胸廓发育，注意按季节增减衣服和被褥，以婴儿两足温暖为适宜。养成让婴儿单独入睡的习惯，保证婴儿充足的睡眠时间，6个月前每天睡15～20小时，1岁时每天睡15～16小时。乳牙萌出时，指导家长用软布或指套牙刷帮助婴儿清洁牙齿，并提供一些较硬的饼干、馒头片等食物咀嚼，促进牙齿发育。指导对婴儿进行大小便训练，3个月以后可定时把尿，会坐后可以练习坐便盆大小便，每次3～5分钟，经适当训练，1岁后逐渐能自主排尿，在此期间，婴儿应穿易穿脱的裤子，以利于培养排便习惯。家长应每天带婴儿进行户外活动，呼吸新鲜空气和晒太阳，以增强体质和预防佝偻病的发生。

3. 预防疾病和意外

婴儿应按时完成基础免疫，预防传染病的发生。定期健康检查，小于6个月的婴儿每1～2个月1次，大于6个月者每2～3个月1次，进行生长发育监测，以便及早发现问题，及时矫正，以预防营养不良、佝偻病、营养性缺铁性贫血等疾病的发生。婴儿常见的意外有异物吸入、窒息、中毒、烫伤、溺水、跌伤等。婴儿可能吸入的异物有玩具上的小部件、纽扣和坚果等；可能造成婴儿窒息的原因包括包被过严、各种绳子或带子绕颈、溺水等；妥善放置药品或有毒物品，防止婴儿中毒；让婴儿远离火源、热源和电源，防止灼伤和烫伤；应把婴儿放在安全的地方，防止其跌倒或坠床。

4. 早期教育

培养良好的生活习惯，如饮食、睡眠、排便及卫生习惯等。提供视、听、触觉等刺激活动，促进婴儿感知觉、语言和动作的发育。

三、幼儿期保健

幼儿期小儿行走和语言能力增强，自主性和独立性不断发展，活动范围扩大，与外界环境接触机会增加，而免疫功能仍不健全，且对危险事物的识别能力差，故感染性和传染性疾病发病率仍较高，意外伤害发生率增加。此期应重点做好以下保健。

1. 营养

幼儿正处在断奶之后、生长发育仍相当快的时期，应供给足够的能量和优质蛋白，保证各种营养素充足且均衡。要指导家长掌握合理的喂养方法和技巧，食物种类和制作要多样化，食物应细、软、烂、碎，并注意色、香、味、形，以增进幼儿食欲。就餐时要保持情绪愉快，不挑食、不偏食。

2. 日常护理

由于幼儿的自理能力不断提高，家长在日常照顾中应注意既要促进幼儿的独立性，又要保证安全和卫生。幼儿衣着应颜色鲜艳便于识别，宽松轻便便于活动，穿脱简便便于自理。幼儿的睡眠时间随年龄的增长而减少，一般每晚睡眠10~12小时，白天小睡1~2次。注意牙齿清洁，幼儿不能自理时，家长可用软布或软毛小牙刷清洁幼儿牙齿表面，幼儿3岁后应能在父母的指导下自己刷牙，早晚各一次，并做到饭后漱口，少吃易致龋齿的食物，如糖果、甜点等，应指导家长带幼儿定期进行口腔检查。进行大小便训练，让幼儿养成主动坐便盆、不随地大小便的习惯，在训练过程中，家长应注意多采用赞赏和鼓励的方式，训练失败时不要表示失望或责备，一般大便训练较小便训练先完成。坚持户外活动，进行"三浴"（日光、空气及水浴）锻炼，做简单的体操和游戏，如幼儿模仿操、滚球、丢手绢等，以增强幼儿体质。

3. 预防疾病和意外

继续加强预防接种。每3~6个月健康检查1次，进行生长发育监测。指导家长防止意外发生，如异物吸入、烫伤、中毒、跌伤、电击伤、交通事故等。

4. 早期教育

指导家长培养幼儿良好的卫生和生活习惯。鼓励和帮助幼儿自己进食、洗手，3岁左右学习穿脱衣服、系鞋带、整理自己的用物等。同时注意品德教育，从培养行为习惯入手，使其在与他人分享、诚实友爱、尊敬长辈等行为体验中受到教育。重视与幼儿的语言交流，通过讲故事、唱歌、游戏等促进幼儿语言和动作的发育。

5. 防治常见的心理行为问题

幼儿常见的心理行为问题有违拗、发脾气和破坏性行为等，家长应针对原因采取有效措施。

四、学龄前期保健

学龄前期小儿智能发展快，自理能力增强，机体抵抗力逐渐增强，因喜模仿而无经验，易发生各种意外，此期是小儿性格形成的关键时期。应重点做好以下保健：

1. 营养

学龄前小儿饮食接近成人，食物制作要多样化，做到粗、细、荤、素食合理搭配，保证能量和蛋白质的摄入。学龄前小儿喜欢参与食物的制作和餐桌的布置，家长可利用此机会进行营养知识、食品卫生和防止烫伤等知识教育。

2. 日常护理

学龄前小儿已有部分自理能力，虽然在学习自己进食、刷牙、洗脸等动作时不协调，常需家长帮助，但仍应给予鼓励，使他们能尽快独立完成。每天睡眠时间11~12小时，此期小儿想象力极丰富，可导致怕黑、做噩梦等，不敢一个人睡觉，家长需安抚小儿，可在卧室内开一盏小灯，睡前可与小儿做一些轻松、愉快的活动以减轻其紧张情绪。继续进行户外活动、三浴锻炼，可选择广播操、健美操、舞蹈、跑步、扔沙包等项目进行锻炼。

3. 预防疾病和发生意外

每年对小儿进行1~2次健康检查和体格测量，继续生长发育监测，按计划免疫程序加强免疫，预防近视、龋齿、寄生虫病及免疫性疾病。学龄前小儿发生意外常与其活动范围扩大及喜欢模仿成人的活动有关，常发生外伤、溺水、交通事故、食物中毒等，应注意预防。

4. 早期教育

培养小儿的独立生活能力和关心集体、遵守纪律、团结协作、热爱劳动等品质。为小儿安排学习手工制作、绘画、弹奏乐器、唱歌和跳舞，参观动物园、植物园和博物馆等活动，培养他们多方面的兴趣和想象、思维能力，陶冶情操。成人应有意识地引导小儿进行较复杂的智力游戏，增强其思维能力和动手能力。

5. 防治常见的心理行为问题

学龄前小儿常见的心理行为问题有吮手指和咬指甲、遗尿、手淫、攻击性或破坏性行为等，家长应针对原因采取有效措施。

五、学龄期保健

学龄期小儿的认知和社会心理发展非常迅速,同伴、学校和社会环境对其影响较大。此期应重点做好以下保健。

1. 营养

此期小儿膳食要营养充分而均衡,以满足小儿生长发育、紧张学习和体力活动等需求,要重视早餐和课间餐。

2. 日常护理

学龄小儿基本已能生活自理。要保证每天9~10小时的睡眠时间。此期儿童恒牙逐渐替换乳牙,要注意保持牙齿的清洁,限制吃含糖量高的食物。每天需要有户外活动、体格锻炼的机会,如做体操、参加团体游戏或比赛等,还可继续"三浴"锻炼。

3. 预防疾病和意外

继续按时进行预防接种和每年1次健康检查。为学龄期小儿提供良好的学习环境,包括适宜的光线、合适的桌椅等。培养正确的坐、立、行和读书、写字的姿势,预防脊柱侧弯、驼背和近视。定期为小儿做口腔检查,预防龋齿。养成良好的卫生习惯,饭前便后洗手,生吃蔬菜瓜果要洗净,预防肠道寄生虫病。学龄小儿常发生的意外伤害包括车祸、溺水,以及在活动时发生擦伤、挫伤、扭伤或骨折等。应对小儿、家长和教师进行预防疾病和意外伤害的健康教育。

4. 教育

提供适宜的学习条件,培养良好的学习兴趣和习惯,培养良好的个性和品格,锻炼独立思考、自己处理问题的能力,提高社会适应性。

5. 防治常见的心理行为问题

学龄小儿对学校不适应是较常见的问题,表现为焦虑、恐惧或拒绝上学。原因有不愿意和父母分离、上学时产生分离性焦虑、不喜欢学校的环境、害怕某位老师、害怕考试或与同伴关系紧张等,家长须查明原因,采取相应措施,同时,学校应与家长相互配合,帮助其适应学校生活。

六、青春期保健

青春期是个体由小儿过渡到成年的时期,是小儿生长发育的最后阶段,也是人的一生中决定体格、体质、心理和智力发育和发展的关键期。此期应重点做好以下保健:

1. 营养

青春期生长发育又一次加快，应供给充足的能量、蛋白质、维生素和矿物质如铁、钙、碘等营养物质。

2. 日常护理

青少年已具备自理能力，需保证充足的睡眠和休息以满足迅速生长的需求，并进行系统的体育锻炼，如球类运动、游泳、跑步等，要坚持不懈、持之以恒。

3. 预防疾病和意外

每年进行健康体检1次，防治急性传染病、沙眼、龋齿、痤疮、近视等。意外创伤和事故是青少年尤其是男孩常见的问题，包括运动创伤、车祸、溺水、打架斗殴所致损伤等，应继续进行安全教育。

4. 教育

包括法制和品德教育、青春期生理和心理卫生教育、性知识教育，培养良好的卫生习惯，养成不吸烟、不酗酒、不吸毒、不沉溺网吧的健康生活方式。

5. 防治常见的心理行为问题

青少年常见的心理行为问题为多种原因引起的出走、自杀及对自我形象不满等，家庭及社会应给予重视，并采取积极的措施解决此类问题。

（黄玉霞）

任务二　体格锻炼

体格锻炼可提高小儿对外界环境变化的适应能力，增强小儿体质，锻炼小儿意志，促进小儿身心健康发展。小儿体格锻炼可采取多种形式，可根据小儿年龄、体质和环境等特点，选择合适的方式进行锻炼。

一、户外活动

户外活动可增强小儿体温调节功能及对外界气温变化的适应能力，同时可促进小儿生长及预防佝偻病的发生。一年四季均可进行，婴儿出生后应尽早进行户外活动，每日1~2次，从开始每次10~15分钟，逐渐延长到1~2小时。外出时，衣着适宜，避免过多。

二、皮肤锻炼

1. 婴儿抚触

抚触可刺激皮肤，有益于循环、呼吸、消化功能及肢体肌肉的放松与活动，同时也是父母与婴儿之间最好的情感交流方式之一。可从新生儿开始，每日1~2次，每次10~15分钟，抚触时，室内温度要适宜，可用少许婴儿润肤油使皮肤润滑，在婴儿面部、胸部、腹部、背部及四肢有规律地轻揉与捏握。

2. 空气浴

利用气温与体表温度之间的差异形成刺激，气温越低，作用时间越长，刺激强度就越大。可促进机体新陈代谢，增强心肺功能。健康小儿出生后就可进行。先在室内进行，室温不低于20 ℃，逐渐减少衣服至只穿短裤，习惯后可转为室外。每日1~2次，每次2~3分钟，逐渐延长到冬季20~30分钟，夏季2~3小时。冬季应停止室外空气浴，改在室内进行，利用开窗来掌握室温。对于3岁以下及体弱儿气温不宜低于15 ℃，3~7岁不低于12~14 ℃，学龄小儿可降至10~12 ℃。小儿脱衣后，应先用干毛巾摩擦全身皮肤至微红以做准备。空气浴时要随时观察小儿反应，若出现皮肤苍白、口唇发青等寒冷的表现，应立即穿衣。

3. 日光浴

日光浴可增强小儿的心肺功能及预防佝偻病的发生。适合1岁以上小儿，一般在实施日光浴前应进行一段时间的空气浴。冬季可在中午，其他季节可在上午或下午阳光不是很强时，最好在餐后1~1.5小时进行。小儿头戴白帽，眼戴遮阳镜，全身均匀地接受日光照射，先背部，再身体两侧，最后胸腹部，开始每侧晒半分钟，以后逐渐延长，但每次日光浴不超过20~30分钟。浴后注意水分补充。

4. 水浴

利用身体表面与水的温差来锻炼身体。不同年龄及体质的小儿应选择不同的水浴方法。

（1）温水浴：适用于婴儿。室温20~22 ℃时，水温35~37 ℃，水量以婴儿半卧位时锁骨以下全浸入水中为宜。每日1~2次，每次5分钟左右。浴后可用低1~2 ℃的水冲淋，随即擦干。

（2）擦浴：适用于6个月以上任何体质的小儿。擦浴时室温不低于16~18 ℃，开始水温调为32~33 ℃，适应后每隔2~3天降1 ℃，婴儿可降至26 ℃，幼儿可降至24 ℃，学龄前小儿可降至20~22 ℃。先将吸水性强而软硬适中的毛巾浸入水中，稍稍挤干，然后从四肢向心方向擦浴，擦后用干毛巾擦至皮肤微红。

（3）淋浴：适用于2岁以上的小儿。对机体的锻炼作用较强，可使全身皮肤受到除冷水的刺激外还有水流的机械压力所起的按摩作用。淋浴时室温保持在18~20 ℃，水温35~36 ℃，适应后年幼儿可逐渐降至26~28 ℃，年长儿可降至24~26 ℃。冲淋时不可冲淋头部，每次冲淋20~40秒，淋后用干毛巾擦至全身皮肤微红。

（4）游泳：利用天然水浴场，结合空气、日光的作用，对小儿体格发育及健康极为有利。水温不低于25 ℃，游泳前，先浸湿头部和胸部，然后全身浸入水中，最初游泳持续时间2~5分钟，以后逐渐延长，出水后擦干身体并进行柔软运动使身体产生热量。空腹或刚进餐后不可进行。

三、体育运动

1. 婴儿被动操

适用于2~6个月的婴儿，在成人的帮助下进行四肢伸屈运动，可促进婴儿大运动的发育，改善全身血液循环，每日1~2次为宜。

2. 婴儿主动操

适用于7~12个月的婴儿，在成人的适当扶持下，训练爬、坐、仰卧起身、扶站、扶走、双手取物等动作。

3. 幼儿体操

适用于12~18个月学走还不稳的幼儿，在成人的扶持下进行有节奏的活动，主要锻炼走、前进、后退、平衡、扶物过障碍物等动作。模仿操适用于18个月至3岁的幼儿，此年龄幼儿模仿性强，可配合儿歌或音乐进行有节奏的运动。

4. 小儿体操

适用于3~6岁的小儿，如广播体操、健美操，以增强动作协调性，有益于肌肉骨骼的发育。

5. 游戏、田径与球类

通过滑滑梯、骑木马、坐转椅、摇旱船等游戏，锻炼攀登动作及平衡动作，通过投球游戏锻炼动作灵活性和协调性。各种田径和球类活动均可增强小儿体质，并可培养小儿对体育运动的爱好，培养其机智、勇敢、坚毅、灵巧等品质。

小儿在进行体格锻炼时，应注意做到坚持不懈、持之以恒、循序渐进、量力而行。

（黄玉霞）

任务三　意外伤害的预防

小儿缺乏自我保护意识，容易受到意外伤害。在世界大多数国家，意外伤害是小儿致死、致残最主要的原因，我国的调查表明，意外伤害已成为我国小儿死亡的首位死因。预防意外是儿童保健工作中的一个重要部分。

一、窒息

窒息是婴儿死亡的主要原因，因婴儿呼吸道被堵或异物被吸入呼吸道导致机械性窒息。呼吸道被堵主要见于3个月以内的婴儿，如包裹过严、被褥掩盖口鼻、母亲哺乳时乳房堵塞婴儿口鼻等。异物吸入窒息多见于6个月以上婴幼儿，如玩耍时将小物品如豆类、硬币、纽扣、塑料小玩具等放入口中可导致误吸，或小儿进食时哭闹、嬉笑或将异物含入口中，当哭笑、惊恐而深吸气时，将异物吸入呼吸道。

预防：婴儿睡眠时注意观察有无口鼻被堵的现象；母亲尽量不要躺着哺乳，防止乳房堵住婴儿口鼻，喂乳后应竖抱婴儿轻拍其背，防止婴儿溢乳造成窒息；不给小儿玩体积较小的玩具或物品；培养孩子良好的饮食习惯，细嚼慢咽，进餐时避免大哭、大笑。

二、中毒

小儿中毒多发生在婴幼儿至学龄前期，是5岁以内小儿死亡的主要原因，在2岁左右发生率最高。中毒物有药物，工业用的化学品，有毒动植物，生活中使用的消毒剂、杀虫剂、去污剂及有毒气体如一氧化碳等。造成中毒的原因主要是小儿年幼无知，由误服、吸入、接触等方式导致。最多见的是误服药物，另外经呼吸道吸入的一氧化碳中毒、有机磷吸入中毒等也较多。

预防：药物及日常使用的灭虫、灭蚊、灭鼠等剧毒物品应放置在小儿无法拿到的地方；内、外用药应分开放置，防止误服外用药造成的伤害；保证小儿食物的卫生，防止食物在制作、储备、出售过程中处理不当导致的细菌性食物中毒；避免食用有毒的食物，如毒蘑菇、含氰果仁（苦杏仁、桃仁、李仁等）、河豚等；及时关闭家中煤气。

三、外伤

常见的外伤有骨折、关节脱位、灼伤及电击伤等。

预防：小儿居室的窗户、楼梯、阳台、床等都应置有栏杆，防止小儿从高处跌落；年长儿要系好鞋带，避免衣裙或裤脚拖地，以免绊倒；热水袋等取暖用品温度不能过高或在袋外加布套；取暖设备要加防护网；给婴儿喂食时，一定要里外都吹凉后再喂；将开水、油、汤等放在小儿无法拿到的地方；给小儿洗脸、洗脚或洗澡时，先倒凉水、后倒热水，以免造成小儿烫伤；教育小儿不可玩火柴、打火机、煤气等危险物品；室内电器、电源应有防止触电的安全装置，或者安装在小儿触摸不到的地方；雷雨时，勿在大树下、电线杆旁或高层的墙檐下避雨，以免雷击。

四、溺水

幼儿会走后随时都有溺水的危险，如坠入池塘、沟渠、水井、水缸、粪缸及江河湖泊等，年龄稍大的小儿多是在水中玩耍或游泳时溺水。

预防：教育小儿不可擅自去无安全措施的江河、池塘玩水；水井、水缸、粪缸均应加盖，以免小儿失足坠入。

五、交通事故

交通事故是14岁以下小儿意外死亡的重要原因。幼儿在车内未系好安全带，或在户外活动时，尤其是公路上嬉戏时易发生意外事故。

预防：婴幼儿应坐在汽车后座，并应有婴幼儿专用的汽车安全座椅；教育小儿要遵守交通规则，不要在马路上追逐打闹；外出活动时须有成人监护。

（黄玉霞）

任务四　计划免疫

计划免疫是根据小儿的免疫特点和传染病发病的情况而制定的免疫程序，通过有计划地使用生物制品进行预防接种，以提高人群的免疫水平，达到预防、控制乃至消灭传染病的目的。

一、免疫方式

1. 主动免疫

主动免疫是指给易感者接种特异性抗原，刺激机体产生特异性抗体，从而获得主动免疫力，预防相应的传染病。这是预防接种的主要内容。其特点是抗体持续的时间较长，一般1~5年，以后逐渐减少，故要适时地安排加强免疫，以巩固免疫效果。

2. 被动免疫

被动免疫是指未接受主动免疫的易感者在接触传染源后，被给予相应的抗体，使之立即获得免疫力。其特点是抗体留在机体中的时间短暂，一般约3周，故主要用于应急预防和治疗。如给未注射麻疹疫苗的麻疹易感儿注射丙种球蛋白以预防麻疹，外伤时注射破伤风抗毒素以预防破伤风等，均属于被动免疫。

二、常用免疫制剂

1. 主动免疫制剂

（1）死疫苗：又称灭活疫苗，此类疫苗性质稳定、安全，需在冷暗处保存。由于死疫苗进入体内不能生长繁殖，产生免疫力不强，维持时间较短，因此，接种量大，且需多次重复注射，如霍乱、百日咳、伤寒、乙脑和甲肝疫苗等。

（2）活疫苗：又称减毒活疫苗，此类疫苗有效期短，需冷藏保存，死后失活。活疫苗接种到人体后，可生长繁殖，产生免疫力强且持久，因此，接种量小，次数少，如卡介苗、脊髓灰质炎、麻疹、风疹和腮腺炎疫苗等。

（3）类毒素：用细菌所产生的外毒素加入甲醛，使之变成无毒性而仍有抗原性的制剂，如破伤风和白喉类毒素等。

2. 被动免疫制剂

被动免疫制剂包括特异性免疫血清（抗毒素、抗菌血清和抗病毒血清）、丙种球蛋白、胎盘球蛋白等。此类制剂来源于动物血清，对人体是一种异性蛋白，注射后容易引起过敏反应或血清病，特别是重复使用时，更应慎重。

三、免疫程序

免疫程序指接种疫苗的先后顺序及要求。按照我国卫健委规定，婴儿必须在1岁内完成卡介苗、脊髓灰质炎疫苗、百白破混合制剂、麻疹疫苗和乙肝疫苗"五苗"接种的基础免疫。此外，小儿还可根据当地疾病的流行情况、家长的意愿选择进行接种，如乙型脑炎疫苗、流行性脑脊髓膜炎疫苗、流感疫苗、腮腺炎疫苗、风疹疫苗、甲肝疫苗、水痘疫苗等。我国卫健委规定的小儿计划免疫程序见表3-1。

表3-1 免疫接种程序表

免疫源	初种	复种	接种途径
卡介苗	生后2~3天到2个月内	7岁、12岁复查阴性时	皮内注射（id）
脊髓灰质炎减毒活疫苗	2、3、4月龄各1次	4岁	口服（po）
百白破混合制剂	3、4、5月龄各1次	1.5~2岁、7岁各1次	皮下注射（ih）
麻疹减毒活疫苗	8月龄以上	7岁	皮下注射（ih）
乙肝疫苗	第1天，1月、6月龄	周岁复查	肌内注射（im）

四、预防接种的注意事项

1. 严格掌握禁忌证

（1）一般禁忌证：急性传染病患儿，包括有急性传染病接触史而未过检疫期者；严重慢性病者，如活动性肺结核、风湿热、心脏病、高血压、肝肾疾病；过敏者，如哮喘、荨麻疹；严重的湿疹或化脓性皮肤病者；有癫痫、惊厥史的患儿。

（2）特殊禁忌证：有过敏史者慎用动物血清制品；发热或每天腹泻4次以上的小儿禁服脊髓灰质炎糖丸；正在接受放射治疗、免疫抑制剂治疗者，如糖皮质激素、抗代谢药物和细胞毒性药物均能降低对疫苗的免疫反应，应尽量推迟常规的预防接种；近1个月内注射过丙种球蛋白者，不能接种活疫苗；各种制品的特殊禁忌证应严格按照使用说明执行。

2. 严格执行免疫程序

严格按要求完成全程基础免疫和加强免疫；按照规定的接种剂量接种；按各种制品要求的间隔时间接种，一般接种活疫苗后需隔4周、接种死疫苗后需隔2周，再接种其他疫苗。

3. 严格执行查对制度

严格核对小儿姓名和年龄；检查生物制品的标签，包括名称、批号、有效期及生产单位，并做好登记；检查安瓿有无裂痕，药液有无发霉、异物、凝块、变色或冻结等，发现药液异常，须立即停止使用。

4. 严格遵守无菌操作

要求每人一个无菌注射器、一个无菌针头；抽吸后剩余药液，需用无菌干纱布覆盖安瓿口，在空气中放置不能超过2小时；接种时用2%碘酊及75%乙醇或0.5%的碘伏消毒局部皮肤，待干后注射，接种活疫苗时，只用75%乙醇消毒，以免影响接种效果；接种后剩余药液应废弃，活疫苗应烧毁。

五、预防接种的反应及处理

1. 一般反应

（1）局部反应：接种后数小时至24小时，注射局部可出现红、肿、热、痛，有时伴有淋巴结肿大。红肿直径在2.5 cm以下为弱反应，2.6~5 cm为中等反应，5 cm以上为强反应。局部反应持续2~3天不等。如接种活疫苗则局部反应出现晚、持续时间长。

（2）全身反应：多于接种后24小时内出现不同程度的体温升高，多为中、低度发热，持续1~2天，但接种活疫苗需经过一定潜伏期（5~7天）才有体温上升。体温37.5 ℃以下为弱反应，37.5~38.5 ℃为中等反应，38.6 ℃以上为强反应。此外，还伴有头晕、恶心、呕吐、腹痛、腹泻、全身不适等反应。个别小儿接种麻疹疫苗后5~7天可出现散在皮疹。多数小儿的局部反应和全身反应轻微，无须特殊处理，适当休息，多饮水即可。局部反应较重时，可用干净毛巾热敷；若局部红肿继续扩大，高热持续不退，应到医院就诊。

2. 异常反应

只有少数小儿发生，但反应较重，主要有以下几种。

（1）过敏性休克：于注射后数秒或数分钟发生，出现烦躁不安、面色苍白、四肢湿冷、呼吸困难、脉搏细速、惊厥、大小便失禁，甚至昏迷。如不及时抢救，可在短期内危及生命。此时应使患儿平卧，头稍低，注意保暖，吸氧，并立即皮下或静脉注射1∶1000肾上腺素0.5~1 mL，必要时可重复注射，病情稍稳定后，应尽快转至医院继续治疗。

（2）晕针：是由于各种刺激引起反射性周围血管扩张所致的一过性脑缺血。常由于空腹、疲劳、室内闷热、紧张或恐惧等，在接种时或接种后几分钟内出现头晕、心慌、面色苍白、出冷汗、手足冰凉、心跳加快等症状，重者意识丧失、呼吸减慢。此时应立即使患儿平卧，头稍低，保持安静，给予少量温开水或糖水，短时间内即可恢复正常。数分钟后仍不能恢复正常者，可针刺人中、合谷穴，也可皮下注射1∶1000肾上腺素，每次0.5~1 mL。

（3）过敏性皮疹：以荨麻疹最多见，一般于接种后几小时至几天内出现，服用抗组胺药物后即可痊愈。

（4）全身感染：有严重原发性免疫缺陷或继发性免疫功能受损（如放射病）者，接种活疫苗后可扩散为全身感染，如接种卡介苗后引起全身播散性结核，应积极抗感染及对症处理。

项目小结

小儿生长发育过程复杂，并受许多因素影响，检测和促进小儿生长发育是小儿保健的重要任务之一，应针对不同小儿年龄特点采取不同的保健措施。为提高小儿的免疫水平，达到控制和消灭传染病的目的，我国卫健委规定，小儿在1岁内必须完成卡介苗、脊髓灰质炎疫苗、百白破疫苗、麻疹疫苗和乙肝疫苗接种的基础免疫。

（黄玉霞）

目标检测

1. 新生儿家庭访视的次数是（   ）。
   A. 1次 B. 2次
   C. 3次 D. 4次
   E. 5次

2. 我国卫健委规定基础免疫接种的疫苗不包括（   ）。
   A. 卡介苗 B. 麻疹疫苗
   C. 流感疫苗 D. 乙肝疫苗
   E. 脊髓灰质炎疫苗

3. 麻疹疫苗初种的月龄是（   ）。
   A. 新生儿 B. 2个月
   C. 4个月 D. 6个月
   E. 8个月

4. 新生儿时期应预防接种的疫苗是（   ）。
   A. 乙肝疫苗、乙脑疫苗 B. 麻疹疫苗、卡介苗
   C. 卡介苗、乙肝疫苗 D. 百白破疫苗、卡介苗
   E. 脊髓灰质炎疫苗、乙脑疫苗

5. 卡介苗初种的时间是在出生后（　　）。

A. 2～3天　　　　　　　　B. 7～10天

C. 1个月　　　　　　　　D. 3个月

E. 6个月

模块二

患病小儿护理

项目四　住院患儿的护理

学习目标

知识目标

掌握住院患儿的入院护理常规。熟悉住院患儿的心理护理。了解儿科医疗机构的设置特点及护理管理。

技能目标

能说出儿科医疗机构的组织特点。能正确应用护理程序对住院患儿进行入院护理。能根据患儿情况为住院患儿及其家庭提供心理护理。

案例导入

患儿，女，8个月，因"发热、咳嗽3天"，拟"支气管肺炎"收住入院。患儿家长希望能获得住院的相关知识，以便更好地配合治疗。作为护士应如何对新入院患儿及其家长进行入院护理？

任务一　小儿医疗机构的设置及护理管理

我国的小儿医疗机构可分为三类：小儿医院、妇幼保健院和综合医院中的儿科。不同的医疗机构，设置布局有所不同，其中以小儿医院的设置最为全面，包括内、外及五官科等各科的门诊、急诊及病房。

一、儿科门诊

1. 儿科门诊的设置

儿科门诊与一般门诊设置类似，但儿科由于就诊对象的特殊性，部分场所的设置具有其独特性。

（1）预诊处：预诊的目的是及时发现传染病患儿，迅速隔离，减少交叉感染；帮助识别重症患儿，尽快安排急诊就诊，争取抢救危重患儿的机会；协助家长选择就诊科别，节省就诊时间。预诊处一般设在儿科门诊入口处。其出口应有两个通道，一个通往普通门诊，另一个通往传染病隔离室。预诊时应力求通过简单扼要的问诊、望诊及体检，抓住关键，迅速做出判断。预诊护士一般由经验丰富、决断能力强的护士担任，具备办事迅速、准确，处理问题果断的能力。

（2）门诊部：门诊部应设有体温测量处、挂号室、候诊室、诊查室、化验室、治疗室等。患儿就诊前需到体温测量处测试体温，如患儿体温高达39℃以上，应酌情给予退热处理，并优先安排就诊，以防发生热性惊厥。候诊室应宽敞、明亮，空气流通，有足够的候诊椅，并设有供患儿换尿布、包裹之用的台面，同时应备有饮水设备及消毒水杯。诊察室应设有多个单间诊室，以免小儿哭闹互相干扰，同时可保护较大患儿的隐私，室内设诊察床、桌、椅，诊察用具及洗手设备等。

2. 护理管理

儿科门诊由于陪伴就诊人员多，人员流动量大，因此在护理管理上应做好以下几方面的工作。

（1）做好就诊前的组织工作：护理人员要做好就诊前诊室的各项准备工作，诊察中协助医生查体及诊后与家属的沟通解释，护士应合理安排、组织及管理，保证门诊的就诊秩序有条不紊，提高就诊速度和质量。

（2）密切观察病情变化：小儿病情变化较快，在预诊及门诊整个诊治进程中，均应注意经常巡视观察患儿的面色、呼吸、神态等变化，一旦发现异常情况，应及时报告医生进行处理。

（3）预防院内感染：严格执行消毒隔离制度，在操作中应严格执行无菌操作技术，防止小儿因免疫力低而发生感染。发现预检时漏检的传染病患儿，应及时采取隔离措施。

（4）防止发生医疗差错：严格执行核对制度，在给药、注射、测量等各项操作时认真核对，避免差错事故发生。

（5）健康教育：儿科门诊是进行健康宣教的重要场所，门诊护士可根据季节、疾病流行情况及患儿家属的需要，利用候诊时间向患儿亲属宣传科学育儿的方法和疾病护理知识，对家长提出的问题给予耐心的解释和必要的指导。

二、儿科急诊

1. 儿科急诊的特点

小儿疾病常起病急，病情变化快，且意外事故较多见，如误服药物、吞食异物、各种身体和精神创伤等，均需要及时抢救。有些疾病在出现典型症状前，可能已危及生命，如中毒性痢疾的高热伴反复惊厥、流行性脑脊髓膜炎的感染性休克等常出现在典型症状之前。因此，儿科急诊护士应注意以下几点。

（1）对危重患儿的就诊应先抢救、后挂号，先用药、后交费。

（2）患儿家长常因过分焦急对病史陈述不清，护士应耐心询问，并通过细致观察按病情分诊。

（3）候诊患儿病情可急剧变化，护士应加强巡视，必要时给予提前诊治。

2. 儿科急诊的设置

儿科急诊中应设抢救室、观察室、治疗室及小手术室等，各室备有抢救设备和药物等。小儿医院内的急诊还设有各科急诊室、药房、化验室及收费处等，形成一个独立的项目，以保证就诊工作24小时连续进行。

3. 护理管理

（1）重视急诊五要素。人、医疗技术、药品、仪器设备和时间是急诊抢救的五个重要因素，其中人起最主要作用。急诊护士应有高度的责任心，技术精湛，熟练掌握小儿急诊抢救理论与技术，出现紧急情况时，能迅速配合医生抢救。此外，种类齐全的药品、先进的仪器设备及争分夺秒的处理亦是保证抢救成功的重要因素。

（2）执行急诊岗位责任制度。分工明确，各司其职，坚守岗位，随时做好抢救患儿的准备。抢救药品和设备的使用、保管、补充、维护等应有专人负责并建立严格交接班制度，以保证抢救工作顺利进行。

（3）建立并执行常见急诊的抢救护理常规。儿科急诊护士应坚持学习，巩固已掌握的各种常见疾病的抢救程序、护理要点，总结经验，不断提高抢救效率。

（4）加强急诊文件管理。病历材料应完整规范，紧急抢救时口头医嘱要复述，并在执行后及时补记在病历上，以完善患儿资料，也为其他医护人员的治疗、护理提供参考。

三、儿科病房

1. 儿科病房的设置

（1）病室：设有大、小两种病室。大病室设病床4～6张，小病室设病床1～2张。每张床位占地至少2 m²，床间距、床与窗台相距各为1 m。窗外应设护栏，病床两侧应有床栏，可以上下拉动。病室之间采用玻璃隔墙，便于医护人员观察患儿及患儿间彼此交流。每间病室均有洗手设备及夜间照明装置等，以方便照顾患儿。

（2）治疗室：治疗室内设治疗台、治疗车、药柜、器械柜、冰箱等，并备有各种注射、输液、穿刺用物及常用药品等。治疗室最好分为两小间，中间有门可相通，其中一间用于各种注射及输液的准备，另一间则用于进行各种穿刺，有利于无菌操作，同时也减少其他患儿的恐惧。

（3）配膳室与配乳室：宜设在病房门口外间，便于营养师将备好的食品送入病房。内设配乳用具、消毒设备、冰箱、分发膳食的小车等。由配膳员将营养室备好的膳食按医嘱分发到患儿床前。

（4）游戏室：可设在病房的一端。室内宜宽敞，阳光充足，地面采用木板或塑料等防滑材料。备有小桌、小椅、玩具柜及适合不同年龄小儿的玩具及连环画等。

（5）盥洗室、浴室、厕所：各种设备应适合小儿使用，注意安全。浴室要宽敞，浴池宜浅而宽，便于小儿出入及护士协助患儿沐浴。厕所应有门，但勿加锁，以防发生意外情况。

（6）医护人员办公室：应设在病房中部，靠近危重患儿病室，便于随时观察及发现病情变化，及时处理。

此外，病房需设有库房、值班室、仪器室等；规模较大的病房还应设家属接待室、新患儿入院观察室、危重监护室、足月新生儿室、早产儿寄养室、隔离室及1～2间备用房（供临时隔离或空气消毒时轮换使用）。

2. 护理管理

（1）环境管理：病房环境要适合小儿心理、生理特点。病房窗帘、患儿衣被应选用适合小儿心理特点、颜色鲜艳、图案活泼的布料制作，病房墙壁可张贴或悬挂卡通画，以动物形象作为病房标记，显得生动、活泼。病房的温湿度根据患儿年龄大小及病情进行调整，新生儿适宜的室温为22～24 ℃，婴幼儿为20～22 ℃，相对湿度为

55%~65%；小儿病室的温度略低，为18~20 ℃，相对湿度为50%~60%。

（2）生活管理：患儿的饮食不仅要符合疾病治疗的需要，也要满足其生长发育的要求。食具由医院供给，每次用餐后都要进行消毒。医院提供式样简单、布料柔软的患儿衣裤，经常换洗，保持整洁。根据患儿的不同年龄，合理安排作息时间，建立有规律的生活制度，帮助患儿消除或减轻因住院而导致的心理问题。

（3）安全管理：活泼好动、好奇心强且无防范意识是小儿的共同特点，故小儿病房安全管理非常重要且内容广泛，无论是设施、设备还是日常护理的操作，都要考虑患儿的安全问题，防止跌伤、烫伤，防止误饮误服。病房中的消防、照明器材应有专人管理，安全出口需保持通畅。

（4）感染控制：保持病室内空气新鲜、地面清洁，每日定时开窗通风，定期进行空气、地面、家具表面的消毒，接触患儿前后要洗手，严格执行消毒隔离及探视、陪护等制度。

（黄玉霞）

任务二　入院、住院与出院护理常规

一、入院护理常规

1. 迎接新患儿

接到新患儿入院通知后，根据病情安排好床位，调节好温度与湿度。同时准备病历1份，并填写住院病案及有关表格、入院登记本、诊断卡、床头卡、个人信息腕带等。护士在接待新入院患儿和家属时应仪表端庄、言语温和、态度亲切和蔼。

2. 环境介绍

向患儿及其家长介绍病房环境，引导其熟悉病区环境，如护士站及有关人员、治疗室、厕所、浴室等，使患儿尽快适应医院的环境。介绍作息时间、探视制度和病房有关规章制度。介绍床单位的设备及使用方法，如呼叫系统的使用等。指导常规标本的留取方法、时间、注意事项等。对急、重症患儿，应根据病情先协助治疗，待病情稳定后，再按入院护理顺序进行工作。

3. 入院护理评估

按护理程序收集患儿的健康资料，如进行护理体检，测量生命体征及体重等；向患儿及其家长进行健康史的采集，了解患儿的健康状况、存在问题及身心需要，并问清家长的联系方式。将获得的健康资料进行综合分析，确定护理诊断，拟订护理计划。

4. 清洁护理

若病情允许，在24小时内完成患儿的卫生处置工作，如洗头、剪指（趾）甲、沐浴或擦浴、更换衣服等。

5. 急、重症患儿入院护理

接到通知后，准备好床单位，尽量安排在靠近护士站的病室，备好急救器材和药品，通知相关医生做好抢救准备。患儿进入病室后，密切观察病情变化，并积极配合医生进行抢救，做好护理记录。

二、住院护理常规

1. 清洁卫生护理

病室定时开窗通风换气，每日3次，每次半小时，室内保持适宜的温湿度；做好晨晚间护理，为患儿提供安全、舒适、整洁的环境；定期洗澡或擦浴，每周修剪指甲1次，保持患儿皮肤、头发、衣服、床铺清洁。

2. 饮食护理

加强饮食管理，创造良好的进食环境和氛围，设法增进患儿食欲。特殊饮食由专业护士核对后再发给患儿，并指导家长正确喂养。危重患儿由护士亲自喂食，以了解其进食情况。

3. 给药护理

按医嘱正确给药，严格执行查对制度，发现问题及时处理。

4. 基础护理

新入院患儿每日测量体温3次，连续3天，如体温正常，自第4天起改为每日测量2次；危重患儿、发热患儿、低体温患儿每4小时测1次；给予退热处理后半小时重测体温1次。每周测体重1次，早产儿及3个月以下患儿每周测体重2次，重症患儿除外。

5. 病室消毒护理

一般病室每周进行紫外线消毒1次，新生儿病室、危重儿病室每日1次，治疗室每日2次。按时用消毒液清洁台面、床栏杆及地面。

6. 巡视病房

经常巡视病房，便于发现病情变化，及时向医生汇报并积极配合医生抢救，做好各种护理记录，并认真做好书面、口头、床旁交接班。

7. 心理护理

做好心理护理，减轻患儿及其家长的焦虑、恐惧心理，满足其生理、心理的需求，以利于患儿早日康复。

8. 健康教育

做好健康教育，如疾病防治、护理方法、喂养知识及环境卫生、安全防范等。

三、出院护理常规

（1）患儿出院前，护士应运用护理程序，以患者为中心，及时收集或补充与患儿相关的资料，包括患儿出院时疾病的治愈程度、有关健康知识和行为、心理变化、家庭资料等。护士与患儿及其家属一起制订出院管理计划，凡需继续药物治疗或接受其他治疗的，护士应与相关部门做好联系工作，为患儿提供院外连续服务。

（2）制订出院计划，在出院前1～2天完成出院指导。

①用药指导：包括药物用法、用量、疗效观察、副作用的观察及出现不良反应时的处置办法。

②休息与生活指导：包括卧床休息、上学时间、活动量等，如什么时间可从事哪些体育锻炼等。

③营养及喂养方法指导：根据患儿的病情及生长发育需要拟订饮食或营养计划，并教会家长具体的操作及评价方法。

④心理指导：根据患儿及其家长的心理状态和心理需求，给予必要的心理支持和疏导。

⑤随访指导。

（3）记录及整理有关文件。填写出院护理评估表及有关的登记表和卡片，整理病历顺序，注销各种卡片等。

（4）征求意见。向患儿及其家长征求其对医疗护理工作的意见，以便不断提高医疗护理质量。

（5）床单位消毒。清理床单位，进行终末消毒。

（黄玉霞）

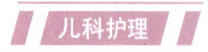

任务三　住院患儿及其家庭的心理护理

患病住院对小儿来说,是成长过程中遇到的重大事件,除病痛之外,陌生的环境和人,服药、注射等一系列的治疗,都会对小儿的心理产生影响。这种影响的大小、强弱,与患儿的年龄、所患疾病的严重程度及所处的生活环境有密切的关系。护理人员了解各年龄段的患儿对疾病和住院的心理,可以帮助患儿尽快适应医院生活,减少患儿产生负面的心理反应。

一、住院婴儿的心理反应与护理

1. 心理反应

婴儿期是小儿各期中身心发育最快的时期,对住院的反应随月龄增加而有所不同。6个月以内的患儿,若生理需要获得满足,则较少哭闹,即使与母亲分离,出现的困扰也不明显。6个月后婴儿开始懂得认生,对母亲或养育者的依恋性强,对陌生环境与人持拒绝态度。

2. 护理重点

护理人员应多与患儿接触,呼唤其乳名,使之对护士逐渐熟悉并产生好感;应向父母了解患儿的生活习惯,鼓励母亲陪伴并照顾患儿;及时满足患儿的生理需要和解除病痛。对小婴儿应给予抚摸、怀抱、微笑,提供适当的颜色、声音等感知觉的刺激,协助进行全身或局部的动作训练,维持患儿正常的发育。

二、住院幼儿的心理反应与护理

1. 心理反应

幼儿对亲人的照顾有着亲身的体验,住院后产生的心理变化比婴儿更强烈。当小儿与其父母或最亲密的人分开时可有哭闹不止,或者出现抑郁、退缩等表现。因父母不能陪伴患儿,患儿可认为住院是对自己的惩罚,担心遭到父母的抛弃,由此产生分离性焦虑;在陌生的环境中患儿会缺乏安全感;同时受语言表达与理解能力的限制,在表达需要、与他人交往上出现交流障碍而感到孤独,又因住院限制自己的活动产生不满情绪。各种心理反应使患儿拒绝接触医护人员。其心理变化过程一般分为3个阶段。

(1) 反抗:哭闹,采用打、踢、跑等行为,拒绝他人的劝阻、照顾。

(2) 失望:对回家或找父母感到没有希望,情绪抑郁,出现自慰行为和退化现象，如吸吮手指、尿床等。

（3）否认：住院时间长的患儿可进入此阶段，压抑自己对父母的思念，克制自己的情感，能与周围人交往，形成新的人际关系，以满不在乎的态度对待父母来院探望或离去。

2. 护理重点

以患儿能够理解的语言讲解医院的环境、生活安排，了解患儿表达需要和要求的特殊方式；运用语言与非语言沟通技巧，多与患儿交谈，促进患儿语言能力的发展，达到相互理解；注意自身行为举止，以良好的心态与形象影响患儿；若患儿出现反抗、哭闹行为，应予理解，允许其发泄不满；有退行性行为时，不可当众指责，在病情允许时努力帮助其恢复。

三、住院学龄前小儿的心理反应与护理

1. 心理反应

学龄前患儿同幼儿一样会出现分离性焦虑，表现较幼儿期温和，如悄悄地哭，难以入睡，但能把情感和注意转移到游戏等活动中来控制和调节自己的行为；可有恐惧心理，对环境不习惯，对疾病与住院不理解，更惧怕因疾病或治疗而破坏了身体的完整性。

2. 护理重点

护理人员要关心、爱护、尊重患儿，尽快熟悉患儿；介绍病房环境及其他患儿，帮助患儿减轻陌生感；通过游戏、讲故事等活动，讲解所患的疾病及治疗的必要性，使患儿清楚疾病和住院治疗不会对自己的身体构成威胁，并克服恐惧心理；在病情允许的情况下，鼓励患儿参与自我照顾，以帮助其树立自信心。

四、住院学龄期小儿的心理反应与护理

1. 心理反应

学龄期小儿已进入学校学习，学校生活在他们心目中占有相当的位置。住院后的焦虑和不安主要来自与学校分离，担心与同学分离，怕耽误学习，感到孤独；对疾病缺乏了解，担心自己会残疾或死亡；因怕羞而不愿配合体格检查；担心因自己住院给家庭造成经济负担而感到内疚。此阶段患儿自尊心较强、独立性增强，所以，尽管心理活动很多，但表现比较隐匿。

2. 护理重点

护理人员应与患儿交谈，介绍有关病情、治疗和住院的目的，解除患儿的忧虑，

取得患儿的信任；协助患儿与同学联系，了解学校与学习情况；进行体格检查及各项操作时，要采取必要的措施维护患儿的自尊；提供自我护理和个人卫生工作的机会，发挥患儿独立能力，引导患儿安心、情绪稳定地接受治疗。

五、住院临终患儿的心理反应与护理

1. 心理反应

临终患儿的心理反应与其对死亡的认识有关。婴幼儿尚不理解死亡；学龄前小儿对死亡概念仍不清楚，与睡眠相混淆；学龄小儿开始认识死亡，7～10岁的小儿并不真正理解死亡的含义，仅仅认为死亡是非常可怕的大事，10岁以后的小儿对死亡才有与成人相似的概念，逐渐懂得死亡是生命终结，因此惧怕死亡及死亡前的痛苦。

2. 护理重点

医护人员应为患儿创造一个安静、舒适的环境，提供耐心、细致的护理服务，尽量减少患儿痛苦，满足其心理、生理需要；允许其家长守护在身边，参与照顾，帮助患儿减轻对死亡的恐惧和焦虑等心理；对10岁以后的小儿要认真面对并回答该患儿提出的关于死亡的问题，提供必要的支持与帮助；患儿死后，要理解、同情、关心家长的痛苦，尽量满足他们的要求，如允许家长在患儿身边停留一些时间，提供家长发泄的场所，并做适当的劝解，还要为患儿做好尸体护理，维护患儿最后的尊严。

六、家庭对患儿住院的心理反应与护理

1. 心理反应

小儿患病和住院打破了家庭的正常生活，家长可能会焦虑、担心，严重时会产生心理障碍。尤其当患儿病程长、预后不良、家庭缺少经济或社会的支持时，更增加了家长适应的难度。对多个孩子的家庭，兄弟姐妹也会感到焦虑和不安，并可能妒忌患儿独占了父母的注意力。

2. 护理重点

儿科护理应该是以家庭为中心的护理。家庭是小儿生活的中心，护理人员必须鼓励、支持、尊重并提高家庭在治疗中的功能，重视不同年龄阶段小儿的特点，关注小儿家庭成员的心理感受和服务需求，为小儿及其家庭提供集预防保健、健康指导、疾病护理和家庭支持于一体的综合服务。

项目小结

儿科医疗机构包括儿科门诊、儿科急诊及儿科病房三部分，要了解各部分设施特点和护理管理特点，知道住院患儿的护理常规。各年龄期小儿对住院的反应主要为分离性焦虑，但不同的年龄段表现不同，要根据其特点做好相应的护理。

（黄玉霞）

目标检测

1. 儿科门诊的设置不包括（　　）。

   A. 候诊室　　　B. 诊察室　　　C. 化验室　　　D. 治疗室　　　E. 配膳室

2. 儿科门诊预诊的主要目的是（　　）。

   A. 提供包裹患儿及更换尿布的场所　　　B. 测量体温，为就诊做准备

   C. 及时检出传染病患儿　　　D. 使患儿尽快熟悉医院环境

   E. 预诊挂号，管理门诊的候诊秩序

3. 儿科门诊预诊检查的方法主要为（　　）。

   A. 血常规化验　　　B. 尿常规化验

   C. 胸透　　　D. 问诊、望诊及简单的体格检查

   E. 心电图

4. 下列不是儿科抢救室的设置的是（　　）。

   A. 人工呼吸机　　　B. 心电监护仪

   C. 气管插管用具　　　D. 供氧设施

   E. 婴儿玩具箱

5. 对危重患儿的就诊程序应是（　　）。

   A. 先抢救　　　B. 先挂号

   C. 先预诊　　　D. 先量体温

   E. 先化验血常规

6. 儿科急诊抢救质量最主要的要素是（　　）。

   A. 医疗技术　　　B. 药品

   C. 仪器设备　　　D. 人

   E. 时间

7. 下列属于是儿科病房特有的设置的是（　　）。

   A. 盥洗室、厕所　　　　　　　　　　B. 治疗室

   C. 配膳室　　　　　　　　　　　　　D. 医护人员办公室

   E. 病室之间采用玻璃隔墙

8. 儿科病房设置正确的是（　　）。

   A. 医护人员办公室应设在病区入口处　B. 配膳室最好设在病房的中部

   C. 病房内设有小儿游戏室　　　　　　D. 大病室设病床 8 张

   E. 病床间距为 0.5 m

9. 婴儿病室的适宜温度是（　　）。

   A. 18～20 ℃　　　　　　　　　　　　B. 20～22 ℃

   C. 22～24 ℃　　　　　　　　　　　　D. 24～26 ℃

   E. 16～18 ℃

10. 入院护理常规的内容不包括（　　）。

    A. 根据病情安排好床位　　　　　　　B. 按护理程序进行入院评估

    C. 告诫患儿不许将玩具带入病房　　　D. 介绍病区规章制度

    E. 24小时内完成患儿的卫生处置工作

11. 关于儿科急诊的护理管理下列错误的是（　　）。

    A. 建立抢救护理常规、提高抢救效率　B. 抢救时的口头医嘱要复述

    C. 注意隔离，防止交互感染　　　　　D. 掌握急诊抢救质量五要素

    E. 患儿应按就诊次序就诊

12. 住院患儿常见的心理反应不包括（　　）。

    A. 恐惧　　　　　　　　　　　　　　B. 兴奋

    C. 抑郁　　　　　　　　　　　　　　D. 攻击性行为

    E. 退行性行为

（13、14题共用题干）1岁小儿呕吐、腹泻5天，今日病情加重，反应差、面色发白、四肢湿冷、无尿，故急送医院就诊。

13. 此时护士应安排患儿就诊地点是（　　）。

    A. 候诊室　　　　　　　　　　　　　B. 诊察室

    C. 抢救室　　　　　　　　　　　　　D. 治疗室

    E. 危重病室

14. 应立即采取的措施是（　　）。

    A. 挂号　　　　　　　　　　　　　　B. 认真查体

    C. 化验　　　　　　　　　　　　　　D. 摄片

    E. 抢救

项目五 儿科常用护理技术

学习目标

知识目标

掌握儿科常用护理技术的操作步骤。熟悉儿科常用护理技术的注意事项。了解儿科常用护理技术的目的。

技能目标

能在教师的指导和监督下完成儿科常用的护理技术操作。

案例导入

患儿，男，2岁，不慎落入水池中，救出水面时面色苍白，无呼吸，未触及大动脉搏动，针对该患儿，需如何急救？

任务一 约束保护法

一、目的

约束、限制患儿的活动,方便诊疗,同时可以保护在诊疗过程中躁动不安的患儿,以免发生意外,防止碰伤、抓伤和坠床等。

二、评估和准备

(1)评估患儿病情、约束的目的,向家长做好解释工作。

(2)用物准备:①全身约束。方便包裹患儿的物品皆可,如大毛巾、毛毯或床单等。②局部(手或足)约束。棉垫、绷带或约束带。③沙袋约束。2.5 kg沙袋(用便于消毒的橡皮布缝制)、布套。

三、操作步骤

1. 全身约束法

方法一:如图5-1所示。

(1)取大毛巾(或床单)折叠,其宽度以能盖住患儿肩至脚踝为宜。

(2)将患儿轻轻放在折叠好的大毛巾中间,然后将毛巾一侧紧裹患儿一侧上肢、躯干和下肢,经胸、腹部至对侧腋窝处,再将大毛巾整齐压于患儿身下。

(3)将大毛巾另一侧紧裹患儿一侧手臂,经过胸压于背下,如果患儿活动剧烈,可用布带围绕患儿双臂打活结系好。

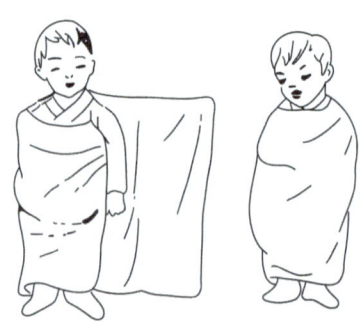

图5-1 全身约束法示意图(一)

方法二：如图5-2所示。

（1）取大毛巾（或床单）折叠，其宽度以能盖住患儿肩至脚踝为宜。

（2）将患儿轻轻放在折叠好的大毛巾中间，然后将毛巾一侧紧裹患儿手臂并从腋下经后背到达对侧腋下拉出，再包裹对侧手臂，将多余的毛巾压到背下。

（3）大毛巾另一侧包裹患儿，经胸压于背下。

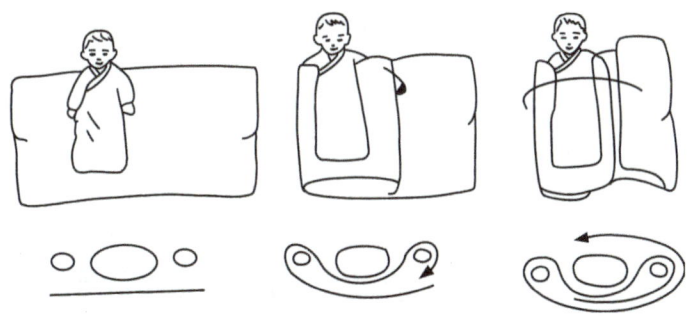

图5-2　全身约束法示意图（二）

2. 手或足约束法

（1）将患儿手或足放于约束带甲端中间，将乙、丙两端绕在患儿手腕或脚踝部对折后轻轻系好，松紧程度以手或足不易脱出且不影响血液循环为宜。

（2）将丁端系在床缘上（图5-3）。

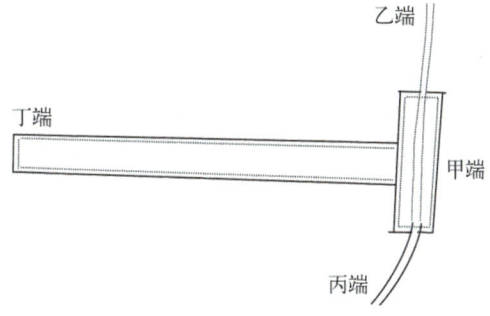

图5-3　手或足约束带

3. 沙袋约束法

根据需要约束固定的部位，决定沙袋的摆放位置。

（1）固定患儿头部时，为防止其转动，用两个沙袋呈"人"字形摆放在头部两侧。

（2）给患儿保暖时，为防止患儿将被子踢开，用两个沙袋分别放在患儿两肩旁，并且压在棉被上。

（3）要求患儿侧卧时，为避免其翻身，将沙袋放于患儿背后。

四、注意事项

（1）给患儿结扎或包裹要求松紧适宜，防止过紧损伤患儿皮肤，影响患儿呼吸、血液运行，也要避免过松失去约束的意义。

（2）保持患儿姿势舒适，定时观察并给予短时的姿势改变，减轻患儿的疲劳。

（3）约束期间，随时注意观察患儿约束部位皮肤颜色、温度，掌握血液循环的情况。

（黄玉霞）

任务二 口服给药法

一、目的

口服给药法是最常采用的给药方法，药物口服后经胃肠道黏膜吸收而产生疗效，以达到防治和诊断疾病的目的，具有方便、经济和相对安全的优点。

二、准备

1. 用物准备

发药车、药物、发药清单、药盘、药杯（必要时准备药匙、量杯、滴管、研钵、湿纱布、包药纸）、饮水管、小饭巾、水壶（内盛温开水）、弯盘。

2. 护士准备

服装、鞋帽整洁，洗手戴口罩；检查、核对所需用物；研碎药片，放入适量温开水并搅拌均匀。

三、操作步骤

（1）将药车推入病房再次核对（床号、姓名、药名、给药时间、浓度、剂量、服用方法）。

（2）将药液吸入药液滴管内。

（3）将患儿头肩部轻轻抬高，头侧向一侧，围好小饭巾，左手固定患儿头部并轻捏双颊，使其张口，右手拿滴管从患儿口角顺口颊方向慢慢滴入，待其咽下后移开滴管，然后喂少许温开水，观察患儿的吞咽情况防止呛入气管。

（4）喂药完毕再次查对，观察患儿服药效果及不良反应。告知患儿或其家属若有不舒服要及时按呼叫器，护士也会随时巡视病房并及时与医生联系。

（5）结束后收回药杯，整理床单位和用物。

（6）物归原处、洗手。

四、注意事项

（1）年长儿能自己吞咽者，鼓励其自己服药；给婴儿喂药时应在喂奶前或两次喂奶间进行。

（2）家属要求自己喂药者应督促家属按时服药，并收回药杯；患儿因故不在或因故暂时不能服药，应将药物带回保管，适时再发或做交接班。

（3）若患儿突然呕吐，应查明原因，再行处理。

（4）中、西药不能同时服用，须间隔30~60分钟，任何中、西药均不可混于乳汁中同服。

（黄玉霞）

任务三　头皮静脉输液法

小儿头皮静脉极为丰富，分支较多且静脉表浅，易于固定，又不影响患儿肢体活动，因此婴幼儿静脉输液多采用头皮静脉，常选用额上静脉、颞浅静脉及耳后静脉等（图5-4）。

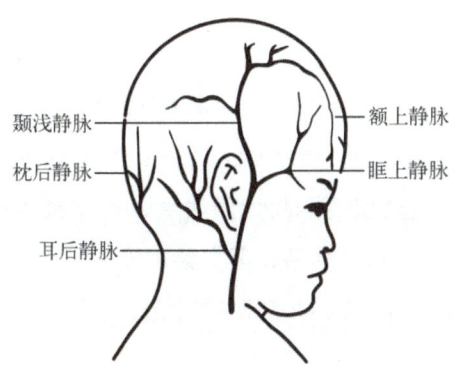

图5-4　头皮静脉输液示意图

一、目的

使药物快速进入患儿体内，并补充液体、营养，维持患儿体内电解质平衡。

二、评估和准备

（1）评估患儿身体，了解用药情况和头皮静脉情况。

（2）准备：①物品准备。输液器、液体及药物、治疗盘、头皮针、消毒液、棉签、弯盘、胶布、治疗巾，根据需要准备剃刀、肥皂、纱布、固定物。②护士准备。洗手、戴口罩。

三、操作步骤

（1）在治疗室内核对、检查药液、输液器，按医嘱加入药物，将输液器插入输液瓶内，关闭调节器。

（2）将用物带至患儿床旁，核对患儿床号、姓名、住院号，再次核对药液，将输液瓶挂于输液架上，排尽空气，备好胶布。

（3）将枕头放于床沿，使患儿横卧于床中央，必要时约束患儿。

（4）若两人操作，则一人固定患儿头部，另一人穿刺。穿刺者立于患儿头端，消毒皮肤后，用注射器接上头皮针，排尽空气后，左手拇指、食指分别固定静脉两端皮肤，右手持头皮针柄，在距静脉最清晰点向后移 0.3 cm 处将针头沿静脉向心方向平行刺入皮肤，然后将针头稍挑起，沿静脉走向徐徐刺入，有落空感同时有回血时再进针少许，如无异常，用胶布固定。

（5）取下注射器，将头皮针与输液器相连接，调节滴速，将输液管妥善固定。

（6）整理用物，记录输液时间、输液量及药物。

四、注意事项

（1）认真执行查对制度，遵守无菌技术操作原则，注意药物配伍禁忌。

（2）注意区分头皮动静脉。针头刺入静脉，如未见回血，可用注射器轻轻抽吸以确定回血；因血管细小或充盈不全而无回血者，可试推入极少量液体，如畅通无阻，皮肤无隆起及变色现象，且点滴顺利，证实穿刺成功。

（3）穿刺中注意观察患儿的面色及一般情况。

（4）根据患儿病情、年龄、药物特性合理调节输液速度。

（5）正确处理输液中的各种异常情况。

（黄玉霞）

任务四　静脉穿刺法

一、目的

采集血标本，为诊断及治疗疾病提供依据。

二、评估和准备

（1）评估患儿身体、检查项目和穿刺部位皮肤情况。

（2）用物准备：治疗盘、消毒液、棉签、注射器、试管、无菌棉球、胶布、弯盘、采血管。

（3）护士准备：操作前洗手，戴口罩。

三、操作步骤

1. 颈外静脉穿刺法

如图5-5所示。

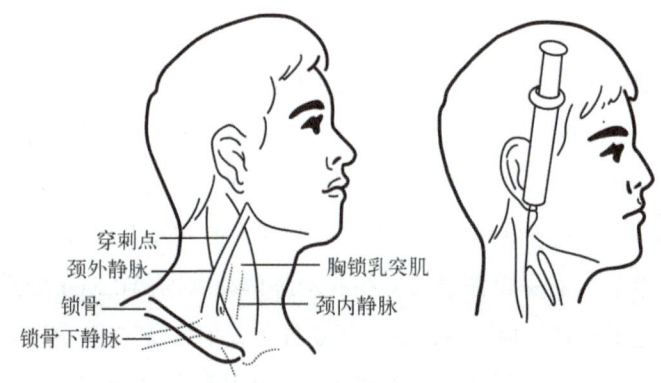

图5-5　颈外静脉穿刺示意图

（1）再次核对（物品、床号、患儿姓名）。

（2）将患儿仰卧于治疗台上，肩齐台沿，肩下垫小枕，助手站于患儿足端，用两臂约束患儿躯干及上肢，两手扶着两颊与枕部（勿蒙住其口和鼻），使患儿头偏向一侧并尽量后伸，充分显露颈外静脉。

（3）操作者站于患儿头端，选择穿刺点于下颌角与锁骨上缘中点连线之上1/3处，常规消毒局部皮肤后，左手食指压迫颈外静脉近心端，拇指向近侧绷紧皮肤，右手持注射器，待患儿啼哭静脉显露最清晰时于颈外静脉外缘针头与皮肤成30°沿血液回心方向进针，见回血后立即固定针头，抽取所需血量。

（4）拔针后用消毒干棉球压迫穿刺局部5分钟至血止。将抽取的血液沿试管壁缓慢注入试管，送检。

（5）安抚患儿，整理用物。

2. 股静脉穿刺法

如图5-6所示。

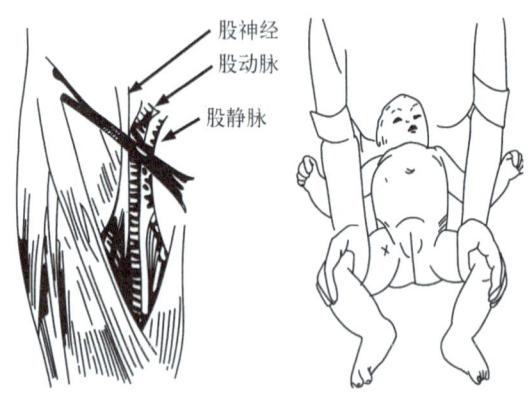

图5-6 股静脉穿刺示意图

（1）将患儿置于仰卧位，用小沙袋垫高穿刺侧臀部，尿布覆盖会阴部，以免排尿污染穿刺点。

（2）助手站于患儿头端，用两臂约束患儿躯干及上肢，两手分别将患儿大腿外展外旋与躯干纵轴成45°并屈膝呈直角固定，使患儿双下肢基本成"蛙状位"，充分暴露穿刺点。

（3）常规消毒穿刺部位皮肤及操作者左手食指（包括甲沟）。

（4）穿刺：a. 垂直穿刺法。操作者用左手食指在患儿腹股沟中、内1/3交界处触及股动脉搏动点后，右手持注射器，在股动脉搏动点内侧0.5 cm处垂直刺入，然后慢慢向上提针，边提边抽回血。有回血时固定针头，抽取所需量。b. 斜角穿刺法。在腹股沟下方1~3 cm处，针头与皮肤成45°向股动脉搏动点内侧0.5 cm处向心方向刺入，然后缓缓向后退针，边退边抽回血，见回血后固定针头取血。

（5）拔针后用消毒干棉球压迫穿刺局部5分钟至血止。将抽取的血液沿试管壁缓慢注入试管，送检。

（6）安抚患儿，整理用物。

四、注意事项

（1）有严重心肺疾病、病情危重者及新生儿有出血倾向的患儿禁用颈外静脉穿刺；有出血倾向或凝血功能障碍者禁用股静脉穿刺，以免引起出血不止。

（2）颈外静脉穿刺操作者须技术熟练，若穿破静脉会引起血肿，甚至压迫气管，妨碍呼吸，一旦静脉穿破，应立即加压止血，待止血后更换对侧采血。固定患儿体位后，应立即进行操作，以防患儿头部下垂时间过长影响头部血液回流。穿刺时应随时注意观察患儿面色和呼吸情况，发现异常立即停止操作。

（3）股静脉穿刺如回血呈鲜红色，提示穿刺误入动脉，应立即拔出针头，用无菌棉球压迫10分钟至不出血为止。若穿刺失败，则不宜在同侧反复多次穿刺。腹股沟处易被大小便污染，穿刺前应充分消毒皮肤。

（4）严格执行无菌操作，防止感染。

（黄玉霞）

任务五　心肺复苏术

一、目的

心肺复苏术（CPR）是对心跳、呼吸骤停患儿的一种抢救技术，即用人工的方法重建呼吸和循环，尽快地恢复患儿肺部气体交换，以及全身血液和氧的供给。

二、准备

（1）用物准备：一台自动体外除颤器（AED）。

（2）护士准备：及时发现心跳、呼吸骤停患儿。

三、操作步骤

（1）将患儿去枕仰卧于硬板床或地上。

（2）判断患儿意识：双手拍肩并呼喊"喂！你怎么了"（2次）。

（3）检查是否没有呼吸或不能正常呼吸（观察胸腹部），时间大于5秒，小于10秒。

（4）呼救，叫另一人启动应急反应系统，取得一台自动体外除颤器（AED）。

（5）判断颈动脉（或股动脉）搏动：时间至少5秒但小于10秒。

（6）如无搏动或心率低于每分钟60次，立即行胸外心脏按压。a. 按压部位：胸骨中下1/3处（乳头连线的中点）。b. 按压深度：每次按压胸部厚度的1/3（婴儿大约4 cm，小儿大约5 cm）。c. 按压频率：至少100次/分。d. 按压手法：对于新生儿用一拇指或中指与无名指指腹按压（见图5-7），或用双手环抱患儿胸部，两拇指置于胸骨上，其余手指并拢置于背部，两拇指与其余四指同时相对按压（图5-8）；对于婴幼儿用一手鱼际部位或掌根，伸直肘关节，向脊柱方向垂直按压（图5-9）；对于学龄前及学龄小儿用两手掌根重叠垂直按压，以增大按压力量（图5-10）。e. 按压时间：每次按压与放松比例为1∶1。

（7）如无呼吸，立即给予2次人工呼吸，操作者一手掌按压患儿前额，使其头后仰，另一手将患儿的口张开，食指、中指放在颌骨下抬高颌骨，伸直颈部，使气道开放（图5-11）。操作者深吸一口气，用口盖严患儿口腔，捏紧鼻孔，缓慢、匀速、有力地吹气1秒，以患儿胸部稍膨起为宜，随之松开鼻孔，让患儿肺部气体排出。吹气与排气时间之比为1∶2。胸外按压与人工呼吸的比例为30∶2。

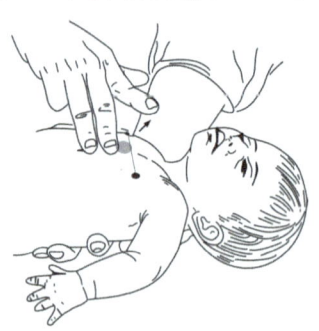

图5-7 双指按压法

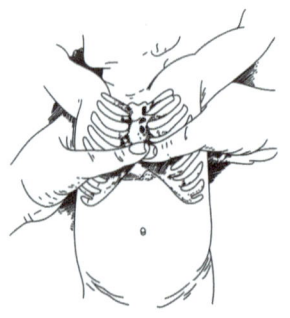

图5-8 双手环抱拇指按压法

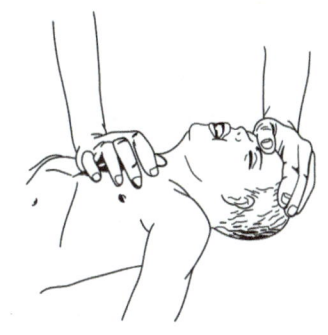

图5-9 单手按压法

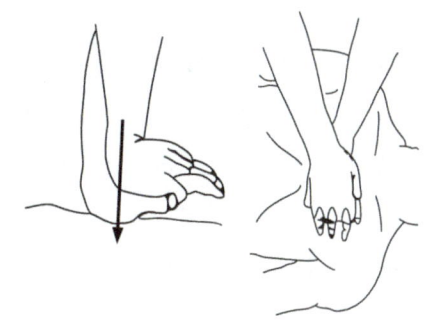

图5-10 双手按压法

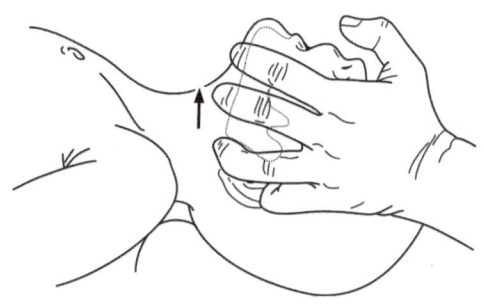

图5-11 托颌法开放气道

（8）操作5个循环后再次判断呼吸及颈动脉搏动，观察瞳孔、面色、口唇、甲床色泽。

（9）如已恢复，进行进一步生命支持，未恢复者，继续上述操作5个循环后再次判断，直至高级生命支持人员及仪器设备到位。

四、注意事项

（1）心跳、呼吸骤停一经确定，应分秒必争积极抢救，必须在4分钟内建立人工循环，因无氧脑细胞4分钟后即死亡，即使复苏成功，也会留有严重神经系统后遗症。

（2）进行胸外按压时部位要正确、用力不可过猛，以免造成肋骨骨折及内脏破裂。

（3）在整个复苏过程中要始终保持呼吸道通畅，及时吸出呼吸道分泌物。

（4）进行抢救要沉着、冷静，随时观察患儿变化，及时采取相应的措施（如决定输液、输血的量和速度，心内注射药物的时机、种类和剂量，判断是否应改做开胸按压，选择合适的时机电击除颤等）。

（5）把握时间的方法：如10秒读一零零一、一零零二……一零一零。

项目小结

本项目重点掌握儿科常用护理技术操作中的要点。头皮静脉穿刺时针头沿静脉向心方向平行刺入皮肤，并注意鉴别头皮动静脉。颈外静脉穿刺选择穿刺点于下颌角与锁骨上缘中点连线之上1/3处，针头与皮肤成30°沿血液回心方向进针；股静脉穿刺时，在患儿腹股沟中、内1/3交界处触及股动脉搏动点后，在股动脉搏动点内侧0.5 cm处垂直刺入。小儿和婴儿的心肺复苏程序为CAB[胸外按压（C）、开放气道（A）、人工呼吸（B）]。

（黄玉霞）

目标检测

1. 约束法的注意事项不正确的是（   ）。

   A. 结扎要紧一些　　　　　　　　B. 局部约束时，仍需满足其他部位肢体活动

   C. 结扎或包裹松紧适宜　　　　　D. 定时松解，观察皮肤及血液循环情况

   E. 安抚患儿减少恐惧

2. 使用约束带时，最重要的观察是（   ）。

   A. 衬垫是否垫好　　　　　　　　B. 患儿体位是否舒服

   C. 患儿的神志是否清楚　　　　　D. 约束带的松紧是否适宜

   E. 约束部位皮肤的颜色及温度

3. 患儿，18个月，护士在口服给药时应（   ）。

   A. 将口服药加入牛奶中喂入　　　B. 捏住鼻孔喂药

   C. 药放入患儿喜爱的食物中喂入　D. 用小勺留在口中压住舌尖，直到患儿将药物吞咽

   E. 以打针威胁

4. 小儿头皮静脉输液操作方法正确的是（　　）。

A. 患儿仰卧或侧卧，头垫小枕　　　　B. 右手拇指、食指分别固定静脉

C. 持针于距静脉最清晰点刺入　　　　D. 进针沿静脉离心方向穿刺

E. 有落空感同时有回血即可

5. 头皮静脉与头皮动脉鉴别时，其特点是（　　）。

A. 外观呈浅红色　　　　　　　　　　B. 啼哭时充血不明显

C. 触摸时有搏动　　　　　　　　　　D. 管壁厚，不易压瘪，易滑动

E. 液体滴入顺畅，血液向心方向流动

6. 颈外静脉穿刺操作不妥的是（　　）。

A. 患儿头部固定为稍垂于治疗台边缘下　B. 穿刺点取下颌角和锁骨上缘中点连线之上1/3处

C. 针头与皮肤成30°沿血液回心方向进针　D. 拔针后用消毒干棉球压迫局部5分钟

E. 静脉穿破时更换采血部位距穿破处1 cm以上

7. 股静脉穿刺注意事项中，错误的是（　　）。

A. 保护穿刺针孔，防止感染　　　　　B. 穿刺前裹好会阴部，以免尿液污染穿刺点

C. 若穿刺失败，不宜在同侧多次穿刺　D. 若回血呈鲜红色，表明穿刺成功

E. 有出血倾向或凝血功能障碍者禁用

8. 小儿和婴儿心肺复苏按压与通气比例为（　　）。

A. 30∶2　　　　　　　　　　　　　　B. 15∶2

C. 15∶1　　　　　　　　　　　　　　D. 5∶1

E. 2∶30

9. 小儿胸外心脏按压部位是（　　）。

A. 两乳头连线中点　　　　　　　　　B. 两乳头连线正下方

C. 两乳头连线正上方　　　　　　　　D. 剑突处

E. 胸骨柄

10. 股静脉穿刺部位为股动脉搏动点（　　）。

A. 外侧0.3~0.5 cm处　　　　　　　　B. 内侧0.3~0.5 cm处

C. 外侧1~2 cm处　　　　　　　　　　D. 内侧1~2 cm处

E. 内侧0.5~1.5 cm处

项目六 新生儿和患病新生儿的护理

学习目标

知识目标

熟悉正常新生儿和早产儿的特点及护理。掌握新生儿的特殊生理状态。掌握患有黄疸、颅内出血、败血症、寒冷损伤综合征、破伤风等疾病的新生儿的护理。

技能目标

能运用护理程序对新生儿黄疸、颅内出血、败血症、寒冷损伤综合征、破伤风等进行整体护理。能配合医生对颅内出血、败血症等患儿实施急救。能进行健康教育。

任务一　正常新生儿的特点及护理

一、新生儿的分类

新生儿是指从出生后脐带结扎至生后28天内的婴儿。出生后7天内的新生儿又称早期新生儿。新生儿既是胎儿的延续，又是人类发育的基础阶段。围生期是指产前、产时和产后的一个特定时期，我国围生期是指从妊娠满28周至出生后7天这一段时期。

新生儿的分类方法有以下几种。

1. 根据胎龄分类

（1）足月儿：指胎龄满37周未满42周的新生儿。

（2）早产儿：指胎龄满28周未满37周的新生儿。其中胎龄小于32周的早产儿称早产儿，而第37周的早产儿因成熟度已接近足月儿，故又称过渡足月儿。

（3）过期产儿：指胎龄满42周以上的新生儿。

2. 根据出生体重分类

（1）正常体重儿：出生体重在2.5~4.0 kg的新生儿。

（2）低出生体重儿：指出生1小时内体重不足2.5 kg的新生儿，常见于早产儿和小于胎龄儿，其中出生体重低于1500 g者称极低出生体重儿，出生体重低于1000 g者称超低出生体重儿。

（3）巨大儿：出生体重大于4000 g者，包括正常和有疾病者。

3. 根据体重和胎龄关系分类

（1）小于胎龄儿：指出生体重在同胎龄儿平均体重第10百分位数以下者。我国已习惯将胎龄已足月而体重在2500 g以下的新生儿称为足月小样儿。

（2）适于胎龄儿：指出生体重在同胎龄儿平均体重第10~90百分位数者。

（3）大于胎龄儿：指出生体重在同胎龄儿平均体重第90百分位数以上者。

4. 高危儿

高危儿指已发生或有可能发生危重疾病而需要特殊监护的新生儿。

（1）母亲有异常妊娠史的新生儿：母亲患有糖尿病、孕期阴道流血、各种感染、妊高征、先兆子痫、子痫及母亲为Rh阴性血型等，孕妇过去有死胎、死产史等。

（2）异常分娩的新生儿：各种难产和手术产儿，分娩过程中使用镇静和止痛药物等。

（3）出生时异常的新生儿：出生时Apgar评分小于7分、脐带绕颈、各种先天畸形和疾病等。

（4）孕妇有不良生活习惯史：吸烟、吸毒、酗酒。

（5）曾有新生儿期因疾病死亡史者。

（6）正常新生儿以外的各种类型新生儿及有疾病的新生儿。

二、足月新生儿的特点及护理

正常足月新生儿是指胎龄 37～42 周出生，体重 2.5 kg 以上，身长 47 cm 以上，无任何畸形和疾病的活产新生儿。

1. 正常新生儿的特点

（1）外观特征：足月儿（图6-1）与早产儿（图6-2）相鉴别（表6-1）。

表6-1　正常足月儿与早产儿的鉴别

外观	正常新生儿	早产儿
哭声	响亮	低弱
皮肤	胎毛少，胎脂多，皮下脂肪丰满	胎毛多，胎脂少，皮下脂肪少
四肢肌张力	良好	低下
毛发	头发分条清楚，易梳理	头发细而卷，不易梳理
耳郭	直挺，耳舟成形	缺乏软骨，耳舟不清
指（趾）甲	达到或超过指端	未达指端
乳腺	乳晕清楚，可摸到结节	乳晕不清，无结节
趾纹	遍及整个足底	足底纹少，足跟光滑
外生殖器	女婴大阴唇完全遮盖小阴唇	女婴大阴唇不能遮盖小阴唇
	男婴阴囊皱褶多，睾丸已降	男婴阴囊皱褶少，睾丸未降

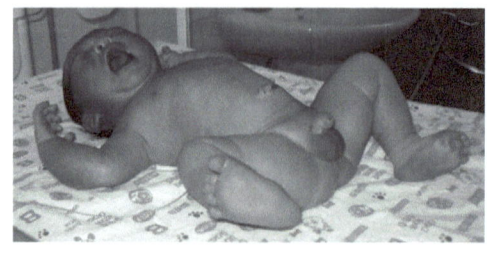

图6-1　足月儿

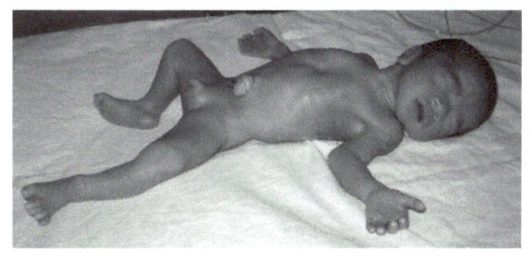

图6-2 早产儿

（2）体温：体温中枢发育不完善，调节能力差。皮下脂肪较薄，体表面积相对较大，散热比成人快4倍；体温易随外界温度而变化。新生儿产热主要依靠棕色脂肪的代谢。棕色脂肪分布在中心动脉（主动脉弓，颈动脉）附近、肩胛间区等处，通过去甲肾上腺素调节。

新生儿室内环境温度要适宜，室温过高时，通过皮肤蒸发和出汗散热血液易浓缩，出现脱水热；室内体温过低，产热不足，则出现新生儿寒冷损伤综合征。新生儿出生后30分钟至1小时体温下降1.5~2 ℃。如环境温度适中，体温逐渐回升，并在36~37 ℃波动。"适中温度"又称"中性温度"，指一种适宜的环境温度，在此温度下机体耗氧量最少，代谢率最低，蒸发散热量亦少，又能保证正常体温。新生儿适中温度与体重及日龄有关，正常足月新生儿穿衣、包裹棉被，室温维持在22~24 ℃，相对湿度保持在55%~65%，便可达到中性温度的要求。

（3）呼吸系统：胎儿在宫内不需要肺的呼吸，但有微弱的呼吸运动。出生时经产道挤压，1/3肺液由口鼻排出，其余由肺间质毛细血管和淋巴管吸收，若吸收延迟，则出现湿肺。新生儿在第一次吸气后，肺泡张开。呼吸浅快，40~45次/分。新生儿胸腔较小，肋间肌较弱，胸廓运动较浅，主要靠膈肌运动，呼吸呈腹式呼吸。

（4）循环系统：胎儿出生后血液循环发生巨大变化，脐带结扎，自主呼吸建立，肺扩张，肺血管阻力降低，卵圆孔和动脉导管出现功能性关闭。心率波动较大，100~150次/分，足月儿血压平均9.3/6.7 kPa（70/50 mmHg）。

（5）消化系统：新生儿消化道面积相对较大，有利于吸收。胃呈水平位，贲门括约肌发育较差，幽门括约肌发育较好，易发生溢乳和呕吐。新生儿肠壁较薄，通透性高，有利于吸收母乳中的免疫球蛋白，也易使肠腔内毒素及消化不全产物通过肠壁而进入血循环，引起中毒症状。生后12小时开始排出黑绿色胎粪，3~4天排完，粪便转为黄绿色。24小时未排胎粪者应检查是否有消化道畸形。

（6）血液系统：新生儿在胎儿期处于相对缺氧状态，出生时血液中的红细胞和血红蛋白量相对较高，血容量85~100 mL/kg，与脐带结扎时间有关，脐带结扎延迟可从胎盘中多获得血容量。生后第1天白细胞计数可达（15~20）×10^9/L，3天后明显下降，5天后接近婴儿值。分类中以中性粒细胞为主，4~6天中性粒细胞与淋巴细胞相近，以后以淋巴细胞占优势。

（7）泌尿系统：足月儿24小时排尿，48小时未排尿者需检查原因。生后头几天内尿色深、稍混，放置后有红褐色沉淀，此为尿酸盐结晶，不需处理。新生儿尿稀释功能尚可，但肾小球滤过率低，浓缩功能较差，不能迅速有效地处理过多的水和溶质，易发生水肿或脱水症状。需要比成人多2~3倍的水。

（8）神经系统：新生儿脑相对较大，重300~400 g，占体重10%~20%。生后具有觅食反射、吸吮反射、握持反射、拥抱反射、交叉伸腿反射等原始反射。正常情况下，生后数月这些反射可自然消失。新生儿上述反射消失或数月后仍存在均说明神经系统有病变。

（9）免疫系统：新生儿的特异性和非特异性免疫功能均不够成熟。皮肤、黏膜薄、嫩，易被擦伤；脐部为开放性伤口，细菌容易繁殖并进入血液；血中补体含量低，缺乏趋化因子，故白细胞吞噬能力差。新生儿通过胎盘从母体中获得免疫球蛋白IgG，因此不易感染一些传染性疾病，而免疫球蛋白IgA和IgM不能通过胎盘，易患呼吸道和消化道疾病。

（10）能量需要量：新生儿热量需要量取决于维持基础代谢和生长的能量消耗，在适中温度下，基础热量的消耗为209 kJ/kg（50 kcal/kg），加上活动、特殊动力作用、大便丢失和生长需要等，每日共需热量418~502 kJ/kg（100~120 kcal/kg）。

2. 新生儿的特殊生理状态

（1）生理性体重下降：新生儿在生后数日内，因丢失水分较多，出现体重下降，但一般不超过10%，生后10天左右，恢复到出生时体重。

（2）生理性黄疸：大部分新生儿在生后2~3天即出现黄疸，5~7天最重，10~14天消退，但患儿一般情况良好，食欲正常。

（3）生理性乳腺肿大（图6-3）：女足月新生儿出生后3~5天，乳腺可触到蚕豆到鸽蛋大小的肿块，是胎内母体的孕酮和催乳素经胎盘至胎儿体内，出生后这些激素影响突然中断所致，多于2~3周消退。

（4）假月经：部分女婴在生后5~7天，可见阴道流出少量的血液，持续1~3天后停止，是由母体雌激素在孕期进入胎儿体内，出生后突然消失引起，一般不必处理。

（5）口腔内改变：新生儿上腭中线和齿龈切缘上常有黄白色小斑点，民间称"板牙""马牙"（图6-4），是上皮细胞堆积或黏液腺分泌物积留所致，又称"上皮珠"，生后数周到数月逐渐消失，不需处理。新生儿面颊部的脂肪垫俗称"螳螂嘴"（图6-5），对吸乳有利，不应挑割，以免发生感染。

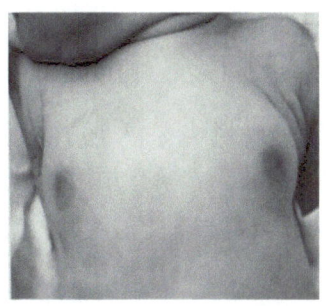

图6-3 生理性乳腺肿大

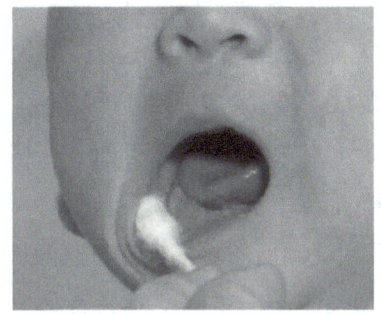

图6-4 马牙

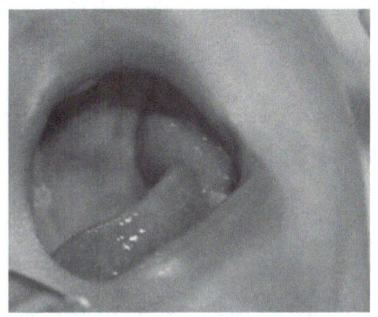

图6-5 螳螂嘴

3. 新生儿的护理措施

（1）新生儿病室条件：病室干净、清洁、整齐，阳光充足、空气流通，温度22～24℃，湿度55%～65%。床与床之间的距离为60 cm，条件许可还可设置血气分析室。

（2）保持呼吸道通畅：新生儿出生后应迅速清除口、鼻分泌物，防止吸入性肺炎。经常检查清理鼻孔，保持呼吸道通畅。保持合适的体位，仰卧位时避免颈部前屈或过渡后仰；俯卧位时头偏向一侧，双上肢自然屈曲在头两侧（切记不可将上肢固定在包被中），不可随意将物品放在新生儿口、鼻腔处或按压胸部。

（3）保持体温稳定：新生儿体温调节中枢发育不健全，易受环境因素影响，因此，需要有足够的保暖措施，冬季需头戴绒帽，用棉被包裹，外置热水袋，必要时放入婴儿培育箱中。每4小时测体温一次，监测体温变化，使新生儿身体处于耗氧量最少、蒸发散热量最少、新陈代谢最低的"适中环境"中。

（4）预防感染：建立消毒隔离制度，完善清洗设施。入室时应更换衣、鞋，接触新生儿前后均应洗手，避免交叉感染。每日用紫外线进行空气消毒一次，每次30~60分钟。每月做空气培养1次。呼吸道与消化道疾病的患儿应分室居住，并定期对病房进行消毒处理。

（5）皮肤护理：新生儿出生后，可用消毒的植物油轻擦皮肤皱褶和臀部，擦干皮肤给予包裹。每日沐浴1~2次，在喂奶前进行，起到减少皮肤菌落积聚和促进血液循环的作用。脐部经无菌结扎后，逐渐干燥，残端1~7天内脱落。每日检查脐部，并用75%乙醇消毒，保持局部皮肤干燥，防止感染造成脐炎。

（6）喂养：出生后30分钟左右可抱至母亲处给予吸吮。鼓励母亲按需哺乳。无法母亲哺乳时，首先试喂10%葡萄糖水10 mL，吸吮及吞咽功能良好者，可给配方奶，每3小时一次。乳量根据婴儿耐受和所需热量计算，遵循从小量渐增的原则，以喂奶后安静、无腹胀和理想的体重增长（15~30 g/d，生理性体重下降期间除外）为标准。按时测量体重，了解新生儿的营养状况。

（7）预防接种：出生后3天接种卡介苗；出生1天、1个月、6个月时，各注射乙肝疫苗1次。

（刘立杰）

任务二　早产儿的特点及护理

早产儿又称未成熟儿，是指胎龄大于28周，但不满37周的活产婴儿。

一、早产儿的特点

1. 外观特征

与正常新生儿相鉴别见表6-1。

2. 体温

早产儿体温中枢调节功能差，体表面积相对较大，皮下脂肪薄，容易散热，加之棕色脂肪少，无寒战反应，产热不足，保暖性能差，体温极易随环境温度变化而变化。

3. 呼吸系统

早产儿呼吸中枢相对更不成熟，呼吸节律不规则，可发生呼吸暂停。呼吸暂停是指呼吸停止超过15~20秒，或虽不到20秒，但心率减慢<100次/分，并出现发绀及肌张力减低。早产儿的肺部发育不成熟，肺泡表面活性物质少，易发生肺透明膜病。在宫内有窘迫史的早产儿更易发生吸入性肺炎。

4. 循环系统

安静时，心率较足月儿快，平均120~140次/分，血压也较足月儿低。

5. 消化系统

早产儿食管下括约肌压力低，胃底发育差，呈水平位，而幽门括约肌较发达，容易发生溢乳。各种消化酶分泌不足，胆酸分泌较少，不能将脂肪乳化，对脂肪的消化吸收较差，故以母乳喂养为宜，缺氧或喂养不当可引起坏死性小肠结肠炎。早产儿肝脏发育不成熟，肝葡糖醛酸转移酶活性较低，生理性黄疸出现的程度较足月儿重，持续时间也长。由于早产儿胎粪形成较少和肠道蠕动无力，故胎粪排出延迟。

6. 血液系统

早产儿白细胞计数较低，为（6~8）×10^9/L；大多数早产儿在第3周末出现嗜酸性粒细胞增多，持续2周左右。血小板数量较足月儿略低，维生素K储存量少，致凝血因子Ⅱ、Ⅶ、Ⅸ、Ⅹ活性较低。由于红细胞生成素水平低下，先天储铁不足，血容量迅速增加，"生理性贫血"出现早，胎龄越小，贫血持续时间越长，程度越重。

7. 泌尿系统

早产儿的肾小管对醛固酮反应低下，肾脏排钠增多，易发生低钠血症。其血中的碳酸氢盐浓度极低，阴离子间隙较高，肾小管排酸能力有一定的限制，蛋白质入量增多时，易发生代谢性酸中毒。由于肾脏对糖的回吸收能力较低，当葡萄糖输入过多时，常有尿糖出现。

8. 神经系统

神经系统的功能和胎龄有密切关系，胎龄越小，反射越差，早产儿易发生缺氧，而导致缺氧缺血性脑病发生。早产儿脑室管膜下存在发达的胚胎生发层组织，因而易导致颅内出血。

9. 其他

早产儿吸吮能力较弱，食物耐受力差，出生1周内热量供给低于足月儿。早产儿肾上腺皮质激素及降钙素分泌较高，终末器官对甲状旁腺素反应低下，易有低钙血症发生。同时，早产儿体内的特异性和非特异性免疫发育不够完善，免疫球蛋白含量较低，特别是SIgA缺乏，易患感染性疾病。

10. 潜在并发症

出血。

二、早产儿的护理

1. 环境

早产儿应与足月儿分室居住，室内温度应保持在24～26 ℃，晨间护理时，提高到27～28 ℃；相对湿度55%～65%。病室每日紫外线照射1～2次，每次30分钟。每月做空气培养1次。工作人员进入病室前应更换清洁工作服、鞋，洗手，保持病室清洁、干净、舒适、整齐、安全。室内还应配备婴儿培养箱、远红外辐射床、微量输液泵、吸引器和复苏抢救设备。

2. 保暖

应根据早产儿的体重及病情，给予不同的保暖措施，一般体重<2000 g者，应尽早置于婴儿培养箱保暖，婴儿培养箱的温度与患儿的体重有关，体重越轻箱温应越高（表6-2）。体重>2000 g时再放在婴儿保暖箱外保暖，维持体温在36.5～37 ℃。因头部面积占体表面积20.8%，散热量大，所以头部应戴绒布帽，以降低耗氧和散热量；各种操作应集中，并在远红外辐射床保暖下进行，没有条件者，采取简易保暖方法，并尽量缩短操作时间。每日测体温6次，注意体温的变化，如发现异常，及时通知医生。

表6-2 不同体重早产儿的适中温度

出生体重/g	适中温度				相对湿度
	35 ℃	34 ℃	33 ℃	32 ℃	
1000	出生10天内	出生10天后	出生3周内	出生5周后	55%～65%
1500		出生10天内	出生10天后	出生4周后	
2000		出生2天内	出生2天后	出生3周后	
2500			出生2天内	出生2天后	

3. 合理喂养

（1）开乳时间：出生体重在1.5 kg以上而无青紫的患儿，可出生后2～4小时喂10%葡萄糖水2 mL/kg，无呕吐者可在6～8小时喂乳。出生体重在1.5 kg以下或伴有青紫者，可适当延迟喂养时间。

(2)喂乳量：喂乳量应根据消化道的消化及吸收能力而定（表6-3），以不发生胃内潴留及呕吐为原则。胎龄越小，出生体重越低，每次喂乳量越少，喂乳间隔越短，并且根据喂乳后有无腹胀、呕吐、胃内残留（管饲喂养）及体重增长情况（理想者每天增长10～15 g）调整。

表6-3　早产儿喂养乳量

出生体重/g	开始量/mL	每天隔次增加量/mL	哺乳间隔时间/h
<1000	1～2	1	1
1000～1499	3～4	2	2
1500～1999	5～10	5～10	2～3
2000～2499	10～15	10～15	3

(3)喂养方式：由于早产儿各种消化酶分泌不足，消化、吸收能力较差，但生长发育所需营养物质多，因此，最好用母乳喂养，无法母乳喂养者以早产婴配方奶为宜。因早产儿肾排酸能力差，牛乳中蛋白质和酪蛋白比例均高，可使内源性氢离子增加，超过肾小管的排泄能力，引起晚期代谢性酸中毒。

(4)喂养方法：有吸吮无力及吞咽功能不良者，可用滴管或鼻饲喂养，必要时，静脉补充高营养液。喂养后患儿宜取右侧卧位，并注意观察有无青紫、溢乳和呕吐的现象发生。

(5)评估：准确记录24小时出入量，每日晨起空腹测体重一次，并记录，以便分析、调整营养的补充。

4. 维持有效呼吸

早产儿呼吸中枢不健全，易发生缺氧和呼吸暂停。有缺氧症状者给予氧气吸入，吸入氧浓度及时间应根据缺氧程度及用氧方法而定，常用氧气浓度30%～40%。吸氧时间不宜过长，或在血气监测下用氧，防止发生氧中毒。

5. 预防出血

新生儿和早产儿易缺乏维生素K依赖性凝血因子，出生后应补充维生素K，肌内注射维生素K_1，连用3天，预防出血症。

6. 预防感染

足月儿和早产儿免疫功能不健全，应加强口腔、皮肤及脐部的护理，每日沐浴1～2次。脐部未脱落者，可采用分段沐浴。沐浴后，用2.5%碘酒和75%乙醇消毒局部皮肤，保持脐部皮肤清洁、干燥。每日口腔护理1～2次。制定严密的消毒隔离制度，工作人员接触患儿时，接触前、后均应洗手。严禁非本室人员入内，如人流量超过正常时，应及时进行空气及有关用品消毒，确保空气及仪器、物品洁净，防止交叉感染的发生。

7. 密切观察病情

由于足月儿和早产儿各系统器官发育不成熟，因此，要求护理人员具有高度的责任感与娴熟的业务技能，加强巡视，正确喂养，及早发现病情变化并及时报告医生做好抢救准备。

（何素健）

任务三　患病新生儿的护理

一、新生儿颅内出血

新生儿颅内出血是新生儿期常见的一种严重的脑损伤性疾病，主要是由缺氧或产伤引起，早产儿发病率较高，预后较差。

1. 病因及发病机制

（1）缺血缺氧性颅内出血：凡能引起缺氧的因素均可导致颅内出血的发生，以未成熟儿多见。

（2）产伤性颅内出血：以足月儿多见，因胎头过大、臀位产、急产、产程过长、高位产钳、多次吸引器助产者等，均可使胎儿头部受挤压而导致小脑天幕撕裂，硬脑膜下出血，大脑表面静脉撕裂常伴有蛛网膜下隙出血。

（3）其他：高渗透压的液体输入过快、机械通气不当、血压波动过大、操作时对头部按压过重均可引起颅内出血；还有少数颅内出血者，是由原发性出血性疾病或脑血管畸形引起。

2. 临床表现

颅内出血的症状、体征与出血部位及出血量有关，一般生后1~2天内出现。常见的表现如下。

（1）意识形态改变：如易激惹、过度兴奋或表情淡漠、嗜睡、昏迷等。

（2）眼部症状：凝视、斜视、眼球上转困难、眼球震颤等。

（3）颅内压增高表现：脑性尖叫、前囟隆起、惊厥等。

（4）呼吸系统表现：呼吸增快或减慢，呼吸不规则或暂停等。

（5）肌张力改变：早期增高，以后减低。

（6）瞳孔改变：大小不对称，对光反应差。

（7）其他：出现黄疸和贫血表现。

3. 辅助检查

（1）脑脊液检查：急性期为均匀血性和皱缩红细胞，蛋白含量明显增高，严重者出生24小时内脑脊液糖定量降低，5～10天最明显，同时乳酸含量低。

（2）CT和B超：可提供出血部位和范围。

4. 治疗原则

（1）支持疗法：保持安静，尽可能减少搬动、刺激性操作。维持正常PaO_2、$PaCO_2$、pH等。对贫血患儿可输入少量的新鲜血浆或全血，静脉应用维生素C改善毛细血管的通透性，减少出血和水肿。

（2）止血及对症处理：选择维生素K_1、酚磺乙胺（止血敏）、卡巴克洛（安络血）等。

（3）控制惊厥：首选苯巴比妥，还可选用地西泮、水合氯醛等。

（4）降低颅内压：可用呋塞米（速尿）静脉推注，中枢性呼吸衰竭者可用小剂量20%甘露醇。

（5）脑积水治疗：乙酰唑胺可减少脑脊液的产生，必要时腰椎穿刺放脑脊液或侧脑室引流。

5. 护理措施

（1）绝对保持安静：保持病室安静，减少噪声。使患儿侧卧位或头偏向一侧。入院后3天内除臀部护理外免除一切清洁护理，护理操作要轻、稳、准，尽量减少对患儿移动和刺激，避免因患儿的烦躁加重缺氧和出血，静脉穿刺选用留置针，减少反复穿刺，避免头皮穿刺输液，以防止加重颅内出血。

（2）喂养：不能进食者，应给予鼻饲。少量多餐，每日4～6次，保证患儿热量及营养物质的供给，准确记录24小时出入量。

（3）保持呼吸通畅，改善呼吸功能：备好吸痰用物，及时清除呼吸道分泌物，避免物品压迫胸部，影响呼吸。缺氧可直接损伤毛细血管内皮细胞，使通透性增强或破裂，脑血流量减少，易发生脑室及周围室管膜下组织缺血缺氧、坏死和出血。

（4）并发症的观察：15～30分钟巡视病房1次，每4小时测体温、脉搏、呼吸、血压并记录。密切观察患儿生命体征、神志、瞳孔的变化，出现脉搏减慢、呼吸节律不规则、瞳孔不等大等圆、对光反射减弱或消失等症状，立即报告医生，并做好抢救准备工作。遵医嘱给予镇静，脱水药（氯丙嗪、异丙嗪各 1 mg/kg，肌内注射；25% 甘露醇，每次 1～2 g/kg，30 分钟内静脉推入）。用药后注意观察皮肤弹性、黏膜湿润的程度。

（5）遵医嘱给予止血药：给维生素 K_1、酚磺乙胺（止血敏）、卡巴克洛（安络血）等控制出血。

（6）健康教育：向家长讲解颅内出血的严重性，以及可能会出现的后遗症。给予安慰，减轻家长的焦虑，鼓励家长坚持治疗和随访，发现有后遗症时，尽早带患儿进行功能训练和智力开发，减轻脑损伤影响，增强战胜疾病的信心。遵医嘱服用吡拉西坦（脑复康）、脑活素等营养神经细胞的药物，协助脑功能恢复。

二、新生儿黄疸

新生儿黄疸是新生儿时期由于胆红素在体内积聚，而引起巩膜、皮肤、黏膜、体液和其他组织被染成黄色的现象，可分为生理性黄疸和病理性黄疸两种。引起黄疸的原因多而复杂，病情轻重不一，重者可导致胆红素脑病（核黄疸）。

1. 新生儿胆红素代谢的特点

（1）胆红素生成较多：每日新生儿胆红素生成平均 8.8 mg/kg，成人胆红素生成仅为 3.8 mg/kg，每日生成的胆红素约为成人的 2 倍以上。其原因：a. 红细胞破坏多。由于胎儿血氧分压低，红细胞数量代偿性增加，新生儿初生时红细胞数目相对较多，出生后血氧分压升高，过多的红细胞破坏。b. 新生儿红细胞寿命比成人短。c. 其他来源胆红素生成多。肝脏和其他组织中的胆红素及骨髓红细胞前体较多。

（2）结合运送胆红素能力弱：新生儿出生后的短暂阶段有轻重不等的酸中毒，影响胆红素与白蛋白的结合。

（3）肝脏对胆红素摄取能力差：新生儿肝细胞内 Y、Z 蛋白含量低，出生后 5～10 天才可达到成人水平。早产儿血中白蛋白数量少，胆红素的联结运送延缓。

（4）肝脏酶系统功能不完善：肝细胞内尿苷二磷酸葡糖醛酸转移酶的量少，且酶的活力不足，不能将未结合胆红素有效转变为结合胆红素，以至于未结合胆红素潴留在血液中。

（5）肠肝循环的特殊性：出生后，由于新生儿肠道内正常菌群尚未建立，不能将进入肠道的胆红素还原成尿胆原、粪胆原排出体外，加之新生儿肠道内 β-葡糖醛酸苷酶活性较高，将结合的胆红素水解成葡糖醛酸及未结合胆红素，再经肠壁吸收经门静脉到达肝脏，加重肝脏负担。

由于上述特点，新生儿摄取、结合、排泄胆红素的能力较低，仅为成人的 1%～2%，所以极易出现黄疸。当饥饿、缺氧、脱水、酸中毒、头颅血肿或颅内出血时，更易出现黄疸或使原有黄疸加重。

2. 新生儿黄疸的分类

（1）生理性黄疸：由于胆红素代谢特点，60%足月儿和80%以上早产儿在生后2~3天即出现黄疸，5~7天最重，足月儿一般10~14天消退，未成熟儿可延迟至3~4周，血清胆红素足月儿不超过205.2 μmol/L（12 mg/dL），早产儿<257 μmol/L（15 mg/dL），但患儿一般情况良好，食欲正常。

（2）病理性黄疸（高胆红素血症）：高胆红素血症可分为高未结合胆红素血症与高结合胆红素血症，新生儿黄疸以前者多见。具备下列任何一项即可视为病理性黄疸。a. 黄疸出现过早（出生后24小时内）。b. 黄疸程度重：血清胆红素迅速增高，血清胆红素>220 μmol/L（12.9 mg/dL）。c. 黄疸进展快：每日上升>85 μmol/L（5 mg/dL）。d. 黄疸持续时间过长或黄疸退而复现：足月儿>2周，早产儿>4周。e. 血清结合胆红素>34 μmol/L（2 mg/dL）。

病因分析如下。

①感染性。a. 新生儿肝炎：大多数病毒可通过胎盘传给胎儿或出生时通过产道被感染，以巨细胞病毒、乙型肝炎病毒为常见。b. 新生儿败血症、尿路感染：细菌的毒素作用于红细胞，加速红细胞破坏、损伤肝脏细胞，使肝脏结合胆红素的能力下降，导致黄疸加重。

②非感染性。a. 新生儿溶血：ABO系统和Rh系统血型不合最为常见。b. 胆道闭锁：肝肠循环受阻，胆红素排泄不畅，血清含量增高。c. 胎粪延迟排出。d. 母乳性黄疸：发生率0.5%~2%。e. 遗传性疾病：如红细胞6-磷酸葡萄糖脱氢酶缺陷等。f. 药物性黄疸：如维生素K_3、维生素K_4，樟脑丸等。g. 其他：如低血糖、酸中毒、缺氧、体内出血和失水等原因可加重黄疸。

3. 临床表现

（1）生理性黄疸：出生后2~3天全身皮肤发黄，头面部、颈部、躯干、腿部及口腔黏膜比较明显，5~7天达到高峰，以后逐渐消退。在此期间，患儿的体温、体重、食欲及大小便均正常，可自行痊愈。

（2）病理性黄疸：新生儿溶血病出生后24小时内出现黄疸，并迅速加重；感染引起的黄疸程度重、发展快，血清胆红素迅速增高，且黄疸持续时间过长或黄疸退而复现。

（3）胆红素脑病：当血清胆红素>342 μmol/L（20 mg/dL）可因脂溶性未结合胆红素通过血-脑脊液屏障，使大脑神经核黄染、变性坏死，以大脑基底核、下丘脑和第四脑室底部最明显，引起胆红素脑病，或称核黄疸。患儿出现精神反应差、食欲减退、拒乳，以后出现尖叫、凝视、角弓反张甚至抽搐等症状。临床上分为4期。a. 警告期：嗜睡、脑性尖叫、吸吮力弱、肌张力低下，时限12～36小时。b. 痉挛期：双眼凝视、抽搐、角弓反张、呼吸节律不整，时限12～36小时或死亡。c. 恢复期：抽搐减少至消失，可正常吃奶。d. 后遗症期：多在生后2个月左右，出现手足徐动、耳聋、眼球运动障碍、牙釉质发育不全、智力落后等中枢神经系统损害后遗症。

4. 新生儿病理性黄疸的常见疾病

（1）新生儿溶血病：是指母婴血型不合，母血中对胎儿红细胞的免疫抗体IgG通过胎盘进入胎儿血循环，发生同种免疫反应致使胎儿、新生儿红细胞破坏而引起的溶血。ABO系统和Rh系统血型不合引起者最多见。以未结合胆红素增高为主。

①ABO血型不合：母亲多为O型，新生儿A型或B型多见。常因O型血母亲孕前接触过A或B型血，产生相应的抗体，妊娠时经胎盘进入胎儿体内引起溶血，故ABO溶血可有50%第一胎发生。

②Rh血型不合：Rh血型有6种抗原（C、c、D、d、E、e），具有D抗原者为阳性，汉族人99.66%Rh阳性，主要发生在Rh阴性孕妇、Rh阳性胎儿，一般不会发生在母亲未输过血的第一胎，症状随胎次增加而加重。

新生儿溶血病临床表现轻重不一，Rh溶血病症状较重，ABO溶血病病情较轻。主要表现有：a. 胎儿水肿。b. 黄疸，常于生后24小时内出现黄疸，并进行性加重，血清胆红素浓度迅速增加。c. 贫血：ABO血型不合者血红蛋白多正常。严重贫血见于Rh血型不合，由于骨髓外造血活跃，出现肝脾大，严重者发生贫血性心力衰竭。d. 胆红素脑病。

（2）母乳性黄疸：母乳中β-葡糖醛酸苷酶的活性较牛乳明显增高，使肠道中未结合胆红素的产生及吸收增加所致。一般于母乳喂养后4～5天出现黄疸，持续升高，2～3周达高峰，1～4个月逐渐消退。患儿一般状态良好，停喂母乳2～4天黄疸明显下降，若不下降应排除此病因。若再继续喂母乳黄疸不再下降或又上升，最终延迟消退。

（3）先天性胆道闭锁：黄疸在生后1～3周出现，并逐渐加重，皮肤呈黄绿色，肝脏进行性增大，质硬、光滑，粪便呈灰白色（陶土色）。以结合性胆红素增加为主，肝功能异常，B超检查可协助诊断。如不及时治疗，3～4个月后可发展为胆汁性肝硬化。

（4）新生儿肝炎：一般黄疸于生后2～3周出现，并逐渐加重伴拒食、体重不增、大便色浅、尿色深黄、肝脾大。以结合胆红素增高为主，伴肝功能异常。

（5）新生儿败血症及其他感染：由于细菌毒素作用，加快红细胞破坏、损坏肝细胞所致。黄疸于1周内出现，或黄疸退而复出并进行性加重，伴全身中毒症状，有感染病灶，以脐炎、皮肤脓疱疮引起最多见。早期以未结合胆红素增高为主，或两者均高；晚期则以结合胆红素增高为主。

5. 辅助检查

（1）血清总胆红素浓度＞205 μmol/L（12 mg/dL），血清结合胆红素浓度＞32 μmol/L（2 mg/dL）。

（2）血红蛋白、血细胞比容、网织红细胞及抗人球蛋白试验可鉴别病理性黄疸的原因。

（3）葡萄糖-6-磷酸脱氢酶（G-6-PD）测定。

（4）溶血的检查。红细胞、血红蛋白降低，网织红细胞和有核红细胞增高，并以未结合胆红素增高为主。并对母婴血型进行测定，检查有无ABO或Rh血型不合。

（5）血清特异性抗体检测，红细胞直接抗人球蛋白试验阳性可确诊Rh溶血病；抗体释放试验也为诊断溶血病的可靠方法。

（6）肝功能检查，可诊断新生儿肝炎。

（7）腹部B超检查。对确诊先天性胆道闭锁有意义。

6. 治疗原则

（1）找出原因，采取相应的治疗措施。

（2）降低血清胆红素：尽早喂养，利于肠道正常菌群的建立，保持大便通畅，减少肠壁对胆红素的吸收。必要时应用蓝光疗法。

（3）保护肝脏：预防和控制病毒、细菌感染，避免使用对肝细胞有损害作用的药物。

（4）降低游离胆红素：适当地输入人体血浆和白蛋白，防止胆红素脑病发生。

（5）纠正缺氧和水、电解质紊乱，维持酸碱平衡。

7. 护理措施

（1）密切观察病情。

①观察皮肤颜色：根据皮肤黄染的部位、范围和深度，估计血清胆红素增高的程度，判断其转归。当血清胆红素达到85.5～119.7 μmol/L（5～7 mg/dL）时，在自然光线下，可观察到面部皮肤黄染，随着胆红素浓度的增高，黄疸程度加重，逐步由躯干向四肢发展，当血清胆红素达307.8 μmol/L（18 mg/dL）时，躯干呈橘黄色而手足呈黄色，当手足转为橘黄色时，血清胆红素可高达342 μmol/L（20 mg/dL）以上。此时，易发生胆红素脑病。

②观察生命体征：体温、脉搏、呼吸及有无出血倾向，观察患儿哭声、吸吮力、肌张力的变化，判断有无核黄疸发生。

③观察排泄情况：大小便的次数、量及性质，如有胎粪延迟排出，应给予灌肠

处理。

（2）保暖：体温维持在36～37 ℃，低体温影响胆红素与白蛋白的结合。

（3）尽早喂养：刺激肠道蠕动，促进胎便排出。同时，有利于肠道建立正常菌群，减少胆红素的肝肠循环，减轻肝脏负担。应耐心、细致喂养患儿，少量多次，保证患儿营养及热量摄入的需要。

（4）处理感染灶：观察皮肤有无破损及感染灶，脐部如有脓性分泌物，可用3%过氧化氢清洗局部后，涂以2%碘酊，保持脐部清洁、干燥。

（5）光照疗法：按光照疗法护理。

（6）遵医嘱用药：给予补液和白蛋白治疗，调整液体速度，纠正酸中毒和防止胆红素脑病的发生。

（7）健康指导：讲解黄疸病因及临床表现，使家长了解病情的转归，取得家长的配合。既往有新生儿溶血症流产或死胎的孕妇，应向其讲解产前检查和胎儿宫内治疗的重要性，防止新生儿出生时溶血症的发生。对胆红素脑病后遗症，应给予康复治疗和护理指导。母乳性黄疸的患儿，母乳喂养可暂停1～4天，或改为隔次母乳喂养，黄疸消退后再恢复母乳喂养。红细胞G-6-PD缺陷者，需忌食蚕豆及其制品。保管患儿衣物时勿放樟脑丸，并注意药物的选用，以免诱发溶血。

（8）必要时换血治疗。

三、新生儿败血症

新生儿败血症是指新生儿期致病菌侵入血循环并在血液中生长繁殖、产生毒素而造成的全身感染。其发病率及病死率较高。未成熟儿多见。

1. 病因及发病机制

新生儿免疫系统功能不完善，皮肤黏膜屏障功能差、未愈合的脐部常是细菌侵入门户，加之血液中补体少，白细胞在应激状态下杀菌力下降、T细胞对特异性抗原反应差，细菌一旦侵入易导致全身感染。以葡萄球菌常见，其次是大肠埃希菌、表皮葡萄球菌。新生儿败血症感染的途径有产前、产时或产后。产前孕妇有明显的感染史，尤其是羊膜腔的感染更易引起发病；细菌可通过血行或直接感染胎儿。产时感染多因产程延长、胎膜早破或分娩时吸入、吞入污染的羊水，也可与助产时消毒不严有关。产后感染往往是细菌从脐部、皮肤黏膜损伤处及呼吸道、消化道等侵入机体而引起的感染。

2. 临床表现

产前、产时感染一般发生在出生后3天内，产后感染发生在出生后3天以上。表现特点是无特征性,早期表现为精神欠佳、哭声减弱、体温异常等,转而发展为精神萎靡、嗜睡、拒乳、不哭、不动,未成熟儿则表现为体温不升,出现病理性黄疸并随着病情进展而加深,严重者可有惊厥、昏迷、出血、休克、呼吸异常,少数很快发展到循环衰竭、弥散性血管内凝血(DIC)、中毒性肠麻痹、酸碱平衡紊乱和核黄疸。

可合并化脓性脑膜炎、肺炎、坏死性小肠炎、化脓性关节炎和骨髓炎。

3. 辅助检查

(1)外周血常规:白细胞总数$<5×10^9$/L或$>20×10^9$/L,有中毒颗粒和核左移,血小板计数$<100×10^9$/L有诊断价值。

(2)细菌培养:在使用抗生素之前严格无菌操作下取血做血培养,血培养和病灶分泌物细菌培养一致更具有临床意义。血培养阴性也不能排除败血症。脑脊液除培养外还可以直接涂片找细菌。

(3)病原菌抗原检测。

4. 治疗原则

(1)选用药物敏感的抗生药物(选用敏感的抗生素)。

①早期:怀疑败血症的新生儿,不必等血培养结果即应使用抗生素。

②足量、静脉联合用药:病原菌未明确前可结合当地菌种流行病学特点和耐药菌株情况选择两种抗生素,病原菌明确后根据药敏试验结果选择用药。

③足疗程:血培养阴性,抗生素治疗后病情好转应继续治疗5~7天;血培养阳性,疗程至少需10~14天,有并发症者需治疗3周以上。

(2)处理局部病灶、对症治疗和支持疗法。

5. 护理措施

(1)保护性隔离,避免交叉感染。维持体温稳定,当体温过高时,可通过调节环境温度、打开包被等物理的方法或多喂水来降低体温,但新生儿不宜用药物、酒精擦浴、冷盐水灌肠等刺激性强的降温方法,否则易出现体温不升。体温不升时,及时给予保暖措施;降温后30分钟复测体温一次并记录。

(2)保证营养供给,患儿因感染消化吸收能力减弱,加之代谢消耗过多,易发生蛋白质代谢紊乱,导致营养不良的发生。所以喂养时要细心、少量、多次给予哺乳,保证机体的需要。吸吮无力者,可鼻饲喂养或结合病情考虑静脉营养。每日测体重一次,为病情的转归提供依据。

(3)保证抗生素有效进入体内,用氨基糖苷类药物(该类药物我国已禁止在新生儿期使用),注意药物的毒性作用,监测患儿的听力及复查尿常规。

(4)清除局部感染灶,如脐炎、鹅口疮、脓疱疮、皮肤破损等,促进皮肤病灶早日痊愈，防止感染继续蔓延扩散。

（5）严密观察病情变化，加强巡视，每4小时监测体温、脉搏、呼吸、血压的变化，如出现面色发灰、哭声低弱、尖叫、呕吐频繁等症状时，提示有脑膜炎的可能，及时与医生取得联系，并做好抢救准备。

（6）健康教育。做好家长的心理护理，减轻家长的恐惧及焦虑，讲解与败血症发生有关的护理知识、抗生素治疗过程较长的原因，取得家长合作。

四、新生儿寒冷损伤综合征

新生儿寒冷损伤综合征又称新生儿冷伤，亦称新生儿硬肿症，是指新生儿期由多种原因引起的皮肤和皮下脂肪变硬和水肿的一组疾病。未成熟儿发病率高。

1. 病因及发病机制

病因尚未完全清楚，但寒冷、早产、低体重、感染和窒息可能是其致病因素。

新生儿体温调节中枢不成熟；体表面积相对较大，皮肤薄，血管丰富，易散热；早产儿棕色脂肪储存不足，棕色脂肪需在有氧的条件下才能分解产生热量，而在缺氧、酸中毒及感染时棕色脂肪产热不足；加之新生儿寒冷时无寒战产热反应，故容易出现体温下降。新生儿皮下脂肪组织中饱和脂肪酸含量多，熔点较高，体温降低时易凝固。低体温和皮肤硬肿使皮肤血管痉挛收缩，血流缓慢凝滞，造成组织缺氧、代谢性酸中毒和微循环障碍，引起弥散性血管内凝血和全身多器官损伤，甚至多器官功能衰竭。

2. 临床表现

一般以生后1周内新生儿和未成熟儿多见。夏季发病者，大多是严重感染、重度窒息引起。表现为食欲减退或拒乳，反应差，哭声低，心音低钝，心率减慢，尿少，体温常低于35 ℃、重者患儿低于30 ℃。皮肤发凉、硬肿，颜色暗红，不易捏起，按之如硬橡皮，硬肿发生顺序为小腿、大腿外侧—下肢臀部—面颊—上肢—全身，严重者可导致肺出血、循环和呼吸衰竭及肾脏等多脏器损害，合并弥散性血管内凝血而危及生命。硬肿可分轻、中、重三度，常与硬肿发生的范围有关。轻度为<20%，中度为20%~50%，重度为>50%。硬肿范围的计算方法：头颈部20%，双上肢18%，前胸及腹部14%，背及腰骶部14%，臀部8%，双下肢26%。

3. 治疗原则

复温，支持疗法，合理用药，对症处理。

4. 护理措施

（1）复温：正确复温是治疗护理的关键措施，复温原则是循序渐进，逐步复温。

如肛温＞30 ℃，腋-肛温差为正值的轻、中度硬肿的患儿可放入30 ℃暖箱中，根据体温恢复的情况逐渐调整到30～34 ℃的范围内，6～12小时恢复正常体温。无条件者用温暖的襁褓包裹，置于25～26 ℃室温环境中，并用热水袋保暖（水温从40 ℃逐渐升至60 ℃），也可用热炕、母亲怀抱保暖。肛温＜30 ℃、腋-肛温差为负值的重度患儿，先将患儿置于比肛温高1～2 ℃的暖箱中，并逐步提高暖箱的温度，每小时升高1 ℃，每小时监测肛温、腋温1次，于12～24小时恢复正常体温。体温恢复正常后，将患儿放置调至中性温度的暖箱中。

（2）合理喂养：提供能量与水分，保证足够热量供给，能吸吮者可经口喂养；吸吮无力者用滴管、鼻饲或静脉营养。遵医嘱给予液体供给，严格控制补液速度。

（3）预防感染：加强消毒管理，严格遵守操作规范，保持患儿皮肤完整性。

（4）观察病情：详细记录护理单，监测体温，每2小时测体温1次，体温正常6小时后改为4小时1次，监测心率、呼吸及硬肿范围，记录出入量，发现问题及时与医生取得联系。观察暖箱及室内温度、湿度的变化并及时调整。备好抢救药物和设备，如多巴胺、酚磺乙胺、呋塞米（速尿）等药物及氧气、吸引器、复苏囊、呼吸机等仪器，一旦发生病情突变，能分秒必争进行有效的抢救。

（5）健康教育：向家长解答病情，介绍有关硬肿症的疾病知识，嘱母亲坚持排乳、保持母乳通畅，避免因患儿住院而造成断奶，介绍相关保暖、喂养、防感染、预防接种等育儿知识。

五、新生儿破伤风

新生儿破伤风是指破伤风梭状芽孢杆菌经脐部侵入引起的中枢神经系统严重中毒感染，常在生后7天左右发病，临床上以全身骨骼肌强直性阵发性痉挛和牙关紧闭、苦笑面容为特征，故有"脐风""七日风""锁口风"之称。

1. 病因及发病机制

破伤风梭状芽孢杆菌为革兰阳性厌氧菌，存在于土壤、尘埃、水和人畜的粪便中，在含氧较低的环境中生长繁殖。在接生时，如消毒不严或脐部不洁，则使破伤风梭状杆菌侵入脐部，缺氧环境有利于该菌繁殖并产生破伤风痉挛毒素，导致全身肌肉强烈收缩。此毒素也可兴奋交感神经，引起心动过速、血压升高、多汗等。

2. 临床表现

潜伏期大多数为4～7天。发病越早，发作期越短，病死率越高。起病初期，患儿烦躁不安，咀嚼肌先受累，张口及吸吮困难，随后牙关紧闭、面肌抽搐，口唇皱缩，引起口角上牵，出现苦笑面容，此特征为本病主要表现，继而双拳紧握、上肢过度屈曲、下肢伸直，呈角弓反张，阵发性痉挛，间歇期肌强直继续存在，轻微刺激（强光、声音等）均可引起痉挛发作，发作间期，患儿神志清醒、早期多不发热，病情加重时，出现呼吸肌、喉肌痉挛引起呼吸困难、青紫、窒息；膀胱和直肠括约肌痉挛，导致尿潴留和便秘，常合并肺部感染。可因缺氧、窒息死亡。

3. 治疗原则

保证营养，控制痉挛，对症治疗和预防感染。

4. 护理措施

（1）镇静、控制痉挛：a. 注射破伤风抗毒素（TAT）以中和尚未与神经组织结合的破伤风痉挛毒素，用前做皮试，皮试阴性后，再注射或静脉滴入1万～2万单位。若反应阳性，则用脱敏注射法。b. 患儿住单间，专人看护。保持室内绝对安静、空气新鲜、温湿度适宜、光线稍暗，避免任何声、光等不良刺激，各种治疗及护理应在镇静剂发挥最大作用时集中进行，操作时动作要轻、细、快，静脉输液使用留置套管针，减少刺激。c. 遵医嘱静脉给予地西泮、苯巴比妥、水合氯醛药物，严禁药液外渗，尤其是止痉药物。每隔4～6小时给药1次，两药物交替使用。

（2）处理脐部：用3%过氧化氢溶液或1：4000高锰酸钾液清洗局部后，涂以2%碘酊，并以消毒纱布包扎，每日换药，直至伤口愈合。脐周注射破伤风抗毒素3000单位，保持脐部清洁、干燥。脐部严重感染或脐周脓肿应清创引流。接触伤口的敷料应焚烧处理。

（3）密切观察病情：详细记录病情变化，尤其是用镇静药后第1次抽搐发生时间、强度大小、持续和间隔时间，抽搐发生时患儿面色、心率、呼吸及血氧饱和度的改变。

（4）保持呼吸道通畅：由于骨骼肌痉挛，抽搐发作频繁，在治疗中，镇静药物应用剂量较大，易在体内蓄积，引起呼吸停止，而导致患儿死亡。应将抢救物品如氧气、吸引器、气管插管或气管切开用物备好放置患儿床前。发作频繁，有缺氧表现，应选用头罩给氧，避免刺激加重病情。当病情好转，缺氧发作间隙，应及时停止用氧，以防发生氧中毒。

（5）加强护理，防止受伤：由于患者处于骨骼肌痉挛状态，易发热、出汗，因此应适当打开包被降温、及时擦干汗渍，保持患儿皮肤清洁干燥，注意安全。

（6）保证营养：患儿早期吞咽功能障碍，应予静脉营养以保证热量供给。病情好转可经口喂养，训练患儿吸吮及吞咽功能，同时做好口腔护理，尤其在疾病早期，患儿往往处于禁食或鼻饲管喂养期，口唇常干裂，应涂液状石蜡等保持滋润。

（7）健康教育：对个体、家庭、社区广泛地进行破伤风预防知识的卫生宣传教育。在边远农村、医疗条件差的地区，有组织、有计划地培训基层接生员，推广无菌接生法。

六、新生儿窒息

新生儿窒息是指胎儿因缺氧发生宫内窘迫，或娩出过程中引起的呼吸、循环障碍。

1. 病因及发病机制

凡是造成胎儿或新生儿血氧浓度降低的任何因素都可引起窒息。与胎儿在宫内所处的环境和分娩过程密切相关，尤以产程开始后为多见。

（1）孕母因素：a. 母亲全身疾病：糖尿病和心、肾疾病等。b. 产科疾病：妊高征、前置胎盘等。c. 孕母吸毒、吸烟等。d. 母亲年龄>35岁或<16岁，多胎妊娠等。

（2）分娩因素：a. 脐带受压、打结、绕颈。b. 手术产、高位产钳、臀位抽出术等。c. 产程中药物（如麻醉、镇痛剂、催产药）使用不当等。

（3）胎儿因素：a. 早产儿、小于胎龄儿、巨大儿等。b. 畸形：呼吸道畸形、先天性心脏病等。c. 羊水或胎粪吸入致使呼吸道阻塞。d. 宫内感染所致神经系统受损等。

2. 临床表现

胎儿缺氧早期为胎动增加，胎心率加快≥160次/分；晚期为胎动减少或消失，胎心减慢或停搏，羊水被胎粪污染呈黄绿或墨绿色。临床上根据生后1分钟的Apgar评分，将窒息分为轻、重两度，0~3分为重度，4~7分为轻度。如5分钟评分仍低于6分者，神经系统受损较大。大多数窒息儿经及时抢救能够恢复，少数继续发展并累及心、脑、肾器官，消化和代谢系统而呈休克状。

（1）呼吸系统：可出现羊水吸入性肺炎或胎粪吸入综合征、肺透明膜病、呼吸暂停等。

（2）循环系统：轻度窒息可发生心脏传导系统和心肌受损，严重者出现心源性休克和心力衰竭。

（3）泌尿系统：可发生急性肾衰竭，表现为少尿、蛋白尿，以及血中尿素氮、肌酐增高，肾静脉栓塞可出现肉眼血尿。

（4）消化系统：应激性溃疡、坏死性小肠结肠炎、黄疸加重等。

（5）神经系统：缺氧缺血性脑病和颅内出血。意识障碍、肌张力改变及原始反射消失、惊厥、脑水肿颅内压增高等一系列表现。

（6）机体代谢方面：糖原消耗增加、无氧酵解加速，引起酸中毒、低血糖、低钙血症、低钠血症等一系列电解质及酸碱平衡紊乱。

3. 治疗原则

（1）早期预测：预防及治疗孕母疾病，及时评估进行 Apgar 评分，做好抢救准备工作。

（2）及时复苏：采用国际公认的 ABCDE 复苏方案。

（3）复苏后处理：评估和检测呼吸、心率、血压、肤色、氧饱和度及神经系统症状。

4. 护理措施

（1）新生儿窒息复苏步骤：积极配合医生按 A、B、C、D、E 程序进行复苏。

①保持呼吸道通畅（A）：患儿仰卧，肩部以布卷垫高 2~3 cm，使颈部稍向后伸仰，使气道通畅，迅速清除口、鼻、咽及气道分泌物。

②建立呼吸，增加通气（B）：拍打或弹足底，也可通过摩擦患儿背部等触觉刺激，促使呼吸出现。无自主呼吸、心率小于 100 次/分者，应立即用复苏器加压给氧，面罩应密闭口、鼻；通气频率为 30~40 次/分；压力大小应根据患儿体重而定，通气有效可见胸廓起伏。

③维持正常循环，保证足够的每搏心输出量（C）：胸外按压心脏，一般采用双拇指（环抱法）或中食指法按压，操作者双拇指并排或重叠于患儿胸骨体下 1/3，其他手指围绕胸廓托在后背同时按压；或仅用中指、食指并拢按压胸骨体下 1/3 处，频率为 120 次/分，按压深度为胸廓压下 1~2 cm，按压有效可摸到颈动脉和股动脉搏动。

④药物治疗（D）：建立有效的静脉通路。保证药物及时进入体内；胸外按压心脏不能恢复正常循环时，可给予静脉、气管内注入 1:1000 肾上腺素；根据医嘱，及时正确输入纠酸、扩容剂等。

⑤评价：复苏过程中，及时评价患儿情况并准确记录。

（2）加强监护：患儿取侧卧位、床旁备吸引器等物品。监护的主要内容为神志、肌张力、体温、床温、呼吸、心率、血氧饱和度、血压、尿量和窒息所致各系统症状，注意喂养，合理给氧，观察用药反应，认真填写护理记录。

（3）保暖：贯穿于整个治疗护理过程中，可将患儿置于远红外辐射床上，病情稳定后置暖箱中保暖或用热水袋保暖，维持患儿肛温 36.5~37 ℃。

（4）安慰家长：耐心细致地解答病情，介绍有关的医学基础知识，取得家长理解，减轻家长的恐惧心理，得到家长的最佳配合。

七、新生儿缺氧缺血性脑病

新生儿缺氧缺血性脑病是由各种围生期因素引起的缺氧和脑血流减少或暂停而导致的胎儿和新生儿的脑损伤，是新生儿窒息后的严重并发症。

1. 病因及发病机制

引起新生儿缺氧缺血性脑损害的病因很多，缺氧原因有围生期窒息、反复呼吸暂停、严重的呼吸系统疾病、右向左分流型先天性心脏病等，缺血因素有心脏停搏或严重的心动过缓、重度心力衰竭或周围循环衰竭等。

缺氧缺血性脑病引起脑损伤的部位与胎龄有关。足月儿主要累及脑皮质、矢状窦旁区，早产儿则易发生脑室周围白质软化。

2. 临床表现

意识改变及肌张力变化为临床常见的主要表现，严重者可伴有脑干功能障碍。临床根据病情的表现不同分为轻、中、重度。

（1）轻度：机体主要表现为兴奋、激惹，肢体及下颌可出现颤动，拥抱反射活跃，肌张力正常，呼吸平稳，一般不出现惊厥。症状于24小时后逐渐减轻。辅助检查，脑电图正常，影像学诊断可无阳性表现。

（2）中度：机体主要表现为嗜睡、反应迟钝，肌张力降低，肢体自发动作减少，病情较重者可出现惊厥。前囟张力正常或稍高，拥抱、吸吮反射减弱，瞳孔缩小，对光反应迟钝等。足月儿出现上肢肌张力减退较下肢重，而早产儿则表现为下肢肌张力减退比上肢重。辅助检查：脑电图检查可见癫痫样波或电压改变，影像检查常发现异常。

（3）重度：机体主要表现为意识不清，昏迷状态，肌张力低下，肢体自发动作消失，惊厥频繁发作，反复呼吸暂停，前囟张力明显增高，拥抱、吸吮反射消失，双侧瞳孔不等大、对光反射差，心率减慢等。辅助检查：脑电图及影像检查明显异常。脑干诱发电位也异常。此期死亡率高，存活者多数留有后遗症。

3. 辅助检查

（1）血清肌酸磷酸激酶同工酶（CPK-BB）：正常值<10 U/L，脑组织受损时升高。

（2）神经元特异性烯醇化酶（NSE）：正常值<6 μg/L，神经元受损时此酶活性升高。

（3）脑电图：根据脑损害程度显示不同程度的改变。

（4）头颅B超：具有无创、价廉，可床边操作、进行动态观察等优点，对脑室及其周围出血具有较高的特异性。

（5）CT扫描：有助于了解水肿范围、颅内出血类型，对预后的判断有一定的参考价值，最适合的检查时间为生后2～5天。

（6）磁共振成像（MRI）：分辨率高、无创，能清晰显示颅后窝及脑干等B超及CT不易探及的部位病变。

4. 治疗原则

做好围生期保健，减少致病因素。本病以支持疗法、控制惊厥和治疗脑水肿为主。

（1）支持疗法：给氧、改善通气，纠正酸中毒、低血糖；维持血压稳定。

（2）控制惊厥：首选苯巴比妥，20 mg/kg，于15～30分钟静脉滴入；若不能控制惊厥，1小时后可加用10 mg/kg，12～24小时后给维持量，每日3～5 mg/kg。肝功能不全者改用苯妥英钠，顽固性抽搐者加用地西泮或水合氯醛。

（3）治疗脑水肿：控制入量，可用呋塞米（速尿）静脉推注，严重者可用20%甘露醇。一般不主张使用肾上腺糖皮质激素。

5. 护理措施

（1）保持呼吸道通畅：维持呼吸功能，患儿取侧卧位、床旁备吸引器等物品，合理给氧，耐心喂养。

（2）消毒隔离：严格执行无菌操作技术，勤洗手及加强环境管理，减少探视次数，防止交叉感染。

（3）加强监护：监护的主要内容为神志、肌张力、体温、床温、呼吸、心率、血氧饱和度、血压、尿量和窒息所致各系统症状。遵医嘱应用脱水药物，避免外渗，观察用药反应，认真填写护理记录。

（4）安慰家长：耐心细致地解答病情，介绍有关的医学基础知识，取得家长理解，减轻家长的恐惧心理，得到家长最佳的配合。

八、新生儿肺透明膜病

新生儿肺透明膜病又称新生儿呼吸窘迫综合征，多发于早产儿，是由缺乏肺表面活性物质所引起。临床表现为出生后不久即出现进行性呼吸困难和呼吸衰竭。常见于早产儿，是新生儿期重要的呼吸系统疾病。

1. 病因及发病机制

新生儿肺透明膜病是由缺乏肺泡表面活性物质引起。Ⅱ型肺泡上皮细胞分泌的肺泡表面活性物质由多种脂类、蛋白质和糖类组成；在胎龄20～24周出现，35周后迅速增加。肺泡表面活性物质具有降低肺泡表面张力，使肺泡张开的作用。缺乏时肺泡壁表面张力增高，肺泡逐渐萎陷，导致通气不良，出现缺氧、发绀，进而出现代谢性酸中毒，并使毛细血管通透性增强，液体漏出，肺间质水肿和纤维蛋白沉着在肺泡表面形成嗜伊红透明膜。

2. 临床表现

患儿出生时或生后2~6小时内即出现呼吸困难，呈进行性加重，出现鼻翼煽动、发绀、吸气时胸廓凹陷，伴呼气时呻吟，呼气时呻吟是机体保护性反应，呼气时声门不完全开放，使肺内气体潴留，防止肺泡萎陷。呼吸窘迫呈进行性加重为本病的特点。严重时呼吸暂停，肌张力低下。

3. 辅助检查

（1）X线检查：生后24小时X线检查有特征表现。a. 毛玻璃样改变：两肺呈普遍性透光度降低，可见弥漫性均匀网状颗粒阴影。b. 支气管充气征。c. "白肺"：见于重症。

（2）胃液振荡试验（泡沫稳定试验）：有助于确诊，泡沫多者可排除本病。

4. 治疗原则

纠正缺氧，使用表面活性物质替代治疗，对症处理。

5. 护理措施

（1）氧疗护理：尽早使用持续正压呼吸（CPAP）用氧，可用呼吸机CPAP吸氧（鼻塞接呼吸机行CPAP通气）或用简易鼻塞瓶装法，压力以0.49~0.98 kPa（5~10 cmH$_2$O），早产儿从0.196~0.294 kPa（2~3 cmH$_2$O）开始。操作时，水封瓶放在距患儿水平位下30~50 cm处。气管插管用氧，如用纯氧CPAP后，病情仍无好转者，采用间歇正压通气（IPPV），加呼气末正压呼吸（PEEP）。

（2）气管内滴入表面活性物质：头稍后仰，使气道伸直，吸净气道分泌物，抽取药液，从气管中滴入（患儿分别取平卧、左侧卧、右侧卧位），然后用复苏囊加压给氧，使药液迅速弥散。用药后4~6小时内禁止气道内吸引。

（3）保暖：室内温度应维持在22~24 ℃，皮肤温度在36~36.5 ℃，以降低机体耗氧；相对湿度在55%~65%，减少体内水分丢失。

（4）饮食护理：根据患儿的每日所需热量计算奶量，保证机体营养所需。不能吸乳吞咽者，可用鼻饲法或静脉营养液。

（5）严密观察病情：随时掌握病情变化，定期对患儿进行评估，使用监护仪和专人守护，认真做好护理记录，与医生密切联系。

（6）做好消毒隔离：注意无菌操作，预防感染。

（7）健康教育：做好家属接待与解答工作，让家属了解治疗过程，取得最佳配合，同时做好育儿知识宣传工作。

项目小结

本章介绍了足月儿和早产儿的护理,以及新生儿常见疾病的护理。早产儿存在体温过低、自主呼吸受损、营养失调的护理问题,护理重点是保暖、维持有效呼吸和合理喂养。新生儿颅内出血主要表现为神志改变、呼吸及双侧瞳孔异常改变,治疗护理的重点为绝对静卧、降颅内压和止血。病理性黄疸有黄疸出现早、程度重、消退延迟和退而复现等特点。新生儿败血症常有黄疸、肝脾大等症状,主要护理问题为体温调节无效、皮肤完整性受损和感染性潜在并发症,应采取维持正常体温、及时处理感染病灶等护理措施。新生儿硬肿症常呈对称性表现,硬肿部位按顺序依次发生,复温、营养支持是其护理要点。

(何素健)

目标检测

1. 极低出生体重儿是指出生体重不足（　　）。

　A. 3000 g　　　　　　　　　　B. 2500 g

　C. 2000 g　　　　　　　　　　D. 1500 g

　E. 1000 g

2. 新生儿生理性体重下降不超过体重的（　　）。

　A. 5%　　　　　　　　　　　　B. 9%

　C. 10%　　　　　　　　　　　D. 15%

　E. 20%

3. 小婷,女,日龄6天,护士喂奶时发现小婷口腔黏膜的上腭中线和齿龈上有黄白色小斑点,此时应（　　）。

　A. 挑破　　　　　　　　　　　B. 无须处理

　C. 手术切除　　　　　　　　　D. 外擦制霉菌素

　E. 积极抗感染治疗

4. 女，日龄5天，食欲及精神较好，母亲在给其换尿布时发现其会阴部有血性分泌物，你考虑是（   ）。

   A. 生理现象 B. 肉眼血尿
   C. 尿道出血 D. 回肠出血
   E. 直肠出血

5. 患儿，女，日龄15天，母乳喂养，每天8～10次，体重3.2 kg，家长询问小儿室内应保持的湿度，护士告知正确的是（   ）。

   A. 30%～40% B. 40%～50%
   C. 55%～65% D. 65%～70%
   E. 70%以上

6. 患儿男性，出生8小时，对婴儿提供的护理措施，下列说法不正确的是（   ）。

   A. 入室后了解Apgar评分情况 B. 观察排尿、排胎便时间
   C. 持续仰卧位，颈部前屈 D. 密切观察呼吸和面色
   E. 选择母乳喂养

7. 一足月男婴，刚出生，小儿家长询问护士早吸吮是什么。护士正确的指导是（   ）。

   A. 出生后20分钟内 B. 出生后30分钟内
   C. 出生后45分钟内 D. 出生后60分钟内
   E. 出生后2小时

（8、9题共用题干）胎龄39周出生，出生体重2800 g，身长50 cm，皮肤红润，胎毛少，足底纹理较多。

8. 该婴儿最可能是（   ）。

   A. 早产儿 B. 足月儿
   C. 足月小样儿 D. 过期产儿
   E. 大于胎龄儿

9. 该婴儿穿衣、包裹棉被时中性温度为（   ）。

   A. 20 ℃ B. 24 ℃
   C. 28 ℃ D. 32 ℃
   E. 36 ℃

10. 早产儿，男，胎龄34周，生后第2天，家长向护士咨询护理知识，下列护理中最重要的是（   ）。

    A. 隔离 B. 保暖
    C. 给氧 D. 防窒息
    E. 预防感染

11. 早产儿，男，胎龄33周，呼吸不规则，稍发绀，医嘱给氧治疗，请问常用氧气浓度为（　　）。

   A. 10%~20%　　　　　　　　　　B. 20%~30%

   C. 30%~40%　　　　　　　　　　D. 40%~50%

   E. 50%~60%

12. 某婴儿，胎龄32周出生，体重2000 g，为预防出血症，应给该患儿补充（　　）。

   A. 维生素A　　　　　　　　　　B. 维生素B

   C. 维生素C　　　　　　　　　　D. 维生素E

   E. 维生素K

13. 患儿，女，日龄15天，早产儿，母乳喂养，每天8~10次，体重3.2 kg，家长询问小儿室内应保持的温度，护士告知正确的是（　　）。

   A. 16~18 ℃　　　　　　　　　　B. 20~22 ℃

   C. 22~24 ℃　　　　　　　　　　D. 24~26 ℃

   E. 26~30 ℃

14. 新生儿寒冷损伤综合征皮肤硬肿发生的顺序是（　　）。

   A. 下肢—臀部—面颊—上肢—全身　　B. 臀部—面颊—下肢—上肢—全身

   C. 上肢—臀部—面颊—下肢—全身　　D. 面颊—臀部—上肢—下肢—全身

   E. 面颊—下肢—臀部—上肢—全身

15. 患儿，女，出生后5天，诊断为新生儿硬肿症，肛温34 ℃，腋温35 ℃，复温时先将患儿置入暖箱温度为（　　）。

   A. 29 ℃　　　　　　　　　　　　B. 30 ℃

   C. 31 ℃　　　　　　　　　　　　D. 32 ℃

   E. 33 ℃

16. 早产儿生理性黄疸自然消退的时间是生后（　　）周。

   A. 1~2　　　　　　　　　　　　B. 2~3

   C. 3~4　　　　　　　　　　　　D. 4~5

   E. 5~6

17. 受母体雌激素影响新生儿可发生（　　）。

   A. 生理性黄疸　　　　　　　　　B. 脱水热

   C. 乳腺肿大　　　　　　　　　　D. 生理性体重下降

   E. 贫血

18. 新生儿败血症最常并发（　　）。

   A. 化脓性脑膜炎　　　　　　　　B. 急性肾小球肾炎

   C. 心力衰竭　　　　　　　　　　D. 腹泻

   E. 肺炎

19. 新生儿破伤风的感染途径是（　　）。

A. 宫内 B. 脐部

C. 口腔 D. 产道

E. 呼吸道

20. 患儿，女，日龄3天，出生后20小时出现皮肤巩膜黄染，2天来黄疸逐渐加重，测血清胆红素为310 μmol/L。该患儿最主要的护理问题是（　　）。

A. 活动无耐力 B. 知识缺乏

C. 皮肤黏膜受损 D. 营养失调

E. 潜在并发症：高胆红素脑病

项目七 营养性疾病患儿的护理

学习目标

知识目标

掌握营养不良、肥胖症、维生素D缺乏性佝偻病、维生素D缺乏性手足搐搦症的护理评估要点、主要护理诊断及合作性问题、护理措施。熟悉营养不良、肥胖症、维生素D缺乏性佝偻病、维生素D缺乏性手足搐搦症的概念、病因、治疗要点。

技能目标

能运用护理程序对营养性疾病患儿进行整体护理。能配合医生对维生素D缺乏性手足搐搦症患儿实施急救。能进行健康教育。

任务一　蛋白质-能量营养不良患儿的护理

蛋白质-能量营养不良（PEM）是由缺乏能量和（或）蛋白质所致的一种营养缺乏症。3岁以下的婴幼儿多见。其临床特征为体重下降、渐进性消瘦或水肿、皮下脂肪减少或消失，常伴有各器官系统功能紊乱。临床上常见3种类型：因能量供应不足者称为消瘦型，因蛋白质供应不足者称为水肿型，介于两者之间者称为消瘦-水肿型。

一、病因

1. 摄入不足

喂养不当是导致营养不良的重要原因，如母乳不足，未及时添加其他乳品，奶粉配制过稀，突然停奶而未及时添加辅食，长期以淀粉食品为主食，年长儿的不良饮食习惯等。

2. 疾病因素

消化道畸形，迁延性腹泻，急、慢性传染病，过敏性肠炎、肠吸收不良综合征等因素均可影响食物的消化、吸收或能量消耗增加。

3. 需要量增多

急、慢性传染病后的恢复期，双胎、早产，生长发育快速时期等均可因需要量增多而造成相对不足。

二、病理生理

1. 新陈代谢异常

（1）蛋白质：蛋白质摄入不足使体内蛋白质代谢处于负平衡，当血清总蛋白<40 g/L、白蛋白<20 g/L时可发生低蛋白性水肿。

（2）脂肪：体内脂肪大量消耗导致血清胆固醇下降，当体内脂肪消耗过多，超过肝脏代谢能力时可造成肝脏细胞脂肪浸润及变性。

（3）糖类：由于摄入不足或消耗过多，可致糖原不足和血糖偏低。

（4）水、盐代谢：脂肪大量消耗致细胞外液相对增加；ATP生成不足影响细胞膜上的钠泵功能，钠在细胞内潴留，故细胞外液常为低渗状态，易出现低渗性脱水，低血钾、低钙血症及代谢性酸中毒。

（5）体温调节能力下降：由于热量摄入不足，皮下脂肪薄，散热快，体温偏低。

2. 各系统功能低下

（1）消化系统：消化液及酶分泌量减少，酶活性低，肠蠕动减弱，致消化功能低下，易腹泻。

（2）循环系统：心肌收缩力减弱，心搏出量减少，血压偏低，脉搏细弱。

（3）泌尿系统：肾浓缩功能降低，尿量增多而比重下降。

（4）神经系统：神经系统调节功能失常，运动和语言发育迟缓，条件反射不易建立。

（5）免疫系统：免疫功能明显降低，易并发各种感染，PPD试验可呈假阴性反应。

案例导入

患儿，男，6个半月，人工喂养至今，未添加辅食，曾多次发生腹泻及肺炎。查体：身长65 cm，体重4800 g，体温36.7 ℃，脉率130次/分，呼吸36次/分，精神差，皮肤弹性差，腹壁脂肪约0.5 cm。前囟稍凹，前囟2 cm×2 cm，心肺听诊（－）。腹胀，肝肋下1.0 cm，脾未触及，四肢肌肉松软。辅助检查：血红蛋白100 g/L，尿常规（－），大便常规（－）。初步诊断：轻度营养不良。作为护士你应从哪几方面为患儿进行评估？通过评估你认为患儿存在哪些健康问题？应采取哪些护理措施？

三、护理评估

1. 健康史

了解患儿的喂养史和饮食习惯，有无母乳不足、喂养不当及不良的饮食习惯；详细询问患儿的病史，有无消化道解剖或功能上的异常，是否为双胎或早产等。

2. 身体状况

体重不增是最早出现的症状，继而体重下降，皮下脂肪逐渐减少以至消失。皮下脂肪层厚度是判断营养不良程度的重要指标之一，皮下脂肪消耗的顺序先是腹部，其次是躯干、臀部、四肢，最后为面颊部。皮肤苍白、干燥、无弹性。肌肉松弛、萎缩，头发干枯，额部出现皱纹，干瘪似"老人"。严重者身长（高）停止增长，智力发育落后，精神萎靡、反应低下，体温偏低，心率缓慢，心音低钝，呼吸浅表，肌张力降低，食欲低下，常腹泻、便秘交替。血浆白蛋白明显下降时出现凹陷性水肿。

并发症有营养性贫血，以缺铁性贫血最常见，主要与造血原料如铁、叶酸、维生

素 B_{12}、蛋白质的缺乏有关；营养不良可有维生素及微量元素缺乏，常见为维生素 A 和锌缺乏；由于免疫功能低下，故易患各种感染，特别是婴儿腹泻，可迁延不愈，加重营养不良，造成恶性循环；营养不良还可并发自发性低血糖，可突然发生面色灰白、神志不清、脉搏减慢、呼吸暂停、体温不升、无抽搐，若不及时处理，有死亡危险。3 岁以下小儿营养不良的临床分度标准见表 7-1。

表 7-1 3 岁以下小儿营养不良的临床分度标准

体征	轻度	中度	重度
体重低于正常均值	15%~25%	25%~40%	>40%
腹部皮下脂肪	0.4~0.8 cm	<0.4 cm	消失
消瘦	不明显	明显	皮包骨样改变
精神	正常	烦躁不安	萎靡、烦躁与抑制交替
肌张力	基本正常	降低	明显降低
皮肤颜色	稍苍白	苍白	苍白
皮肤弹性	稍差	差	极差，弹性消失
身长	正常	稍低于正常	明显低于正常

3. 心理社会状况

主要是家长因不了解营养不良的病程和病情而产生焦虑，同时因缺乏营养、喂养知识，以及经济状况差而产生歉疚感。

4. 辅助检查

人血白蛋白降低为特征性改变，但不灵敏。胰岛素样生长因子 1（IGF-1）不仅反应灵敏且受其他因素影响较小，是早期诊断营养不良的可靠指标。血清酶的活性下降，血糖、血胆固醇及电解质水平降低。生长激素水平增高。

5. 治疗要点

应采取综合性治疗措施，祛除病因，治疗原发病，调整饮食，促进和改善消化功能并积极防治并发症。

四、常见护理诊断与合作性问题

1. 营养失调：低于机体需要量

与营养素摄入不足和（或）需要量、消耗量增加有关。

2. 有感染的危险

与免疫力低下有关。

3. 生长发育迟缓

与营养物质缺乏，不能满足生长发育的需要有关。

4. 潜在并发症

营养性缺铁性贫血、低血糖、维生素 A 缺乏。

5. 知识缺乏

患儿家长缺乏营养知识及育儿经验。

五、护理措施

1. 营养失调的护理

（1）找出致病因素，祛除病因。

（2）调整饮食，补充营养物质。营养不良患儿因长期摄入不足，消化道已适应了低营养的摄入，故应根据营养不良的程度、消化能力和对食物的耐受情况逐渐增加热量和营养物质的供应量。食物添加的原则是由少到多、由稀到稠、循序渐进、逐渐添加饮食，直至恢复正常。

①能量供给：轻度营养不良可从每日 60~80 kcal（250~330 kJ）/kg 开始，以后逐渐递增，当能量供给达每日 140 kcal（585 kJ）/kg 时，体重一般可获满意增长。中重度营养不良可从 45~55 kcal（165~230 kJ）/kg 开始，逐步少量增加，若消化吸收能力较好，可逐渐增加到 120~170 kcal（500~727 kJ）/kg。待体重接近正常后，恢复至正常需要量。

②蛋白质供给：蛋白质摄入量从每日 1.5~2.0 g/kg 开始，逐步增加到 3.0~4.5 g/kg。过早给予高蛋白食物可引起腹胀、肝大。选择优质蛋白，必要时给予酪蛋白水解物、氨基酸混合液。

③其他营养素的补充：治疗后组织修复加速，故食物中维生素和矿物质的供给量应大于每日推荐量。治疗早期应注意补充维生素 A、铁、锌、钾、镁等。

④喂养方式：鼓励母乳喂养，实行按需哺乳。人工喂养儿可从稀释乳开始，少量多次哺喂。幼儿应采取少量多餐，餐间加水果。待患儿消化功能恢复后，再恢复到正常饮食。进食困难者可用鼻饲，必要时采取静脉高营养，输液时速度宜慢，量不宜多。

（3）促进消化、改善食欲。

①建立良好的饮食习惯：纠正偏食、挑食、吃零食的习惯，小学生早餐要吃饱，午餐保证能量和蛋白质的摄入。

②创造一个良好的饮食环境：环境应安静、清洁舒适、空气清新、温度适宜。患儿在进食前避免劳累，保持良好的情绪。

③食物的多样化：注意食物的色、香、味，并经常变换食物的种类。

④药物：a. 胃蛋白酶、胰酶及B族维生素等可促进消化。b. 在供给充足热量和蛋白质的基础上应用蛋白质同化类固醇制剂如苯丙酸诺龙深部肌注，可促进蛋白质合成和增进食欲。c. 胰岛素可降低血糖，增加饥饿感以增进食欲。注射前先服葡萄糖20～30 g，胰岛素2～3 U，皮下注射，每日一次，1～2周为一个疗程。d. 锌剂可提高味觉敏感度，增进食欲，每日口服元素锌0.5～1.0 mg/kg。

2. 有感染危险的护理

（1）预防呼吸道感染：保持环境适宜的温湿度，注意及时增减衣物，少去人群拥挤的场所。

（2）预防消化道感染：注意饮食卫生，养成饭前便后洗手的习惯，加强口腔护理。

（3）预防皮肤感染：保持皮肤清洁。水肿患儿避免肌注药物，必须采用时进针宜深，拔针后应用干棉签局部压迫数分钟。长期卧床者，床铺要平整，衣被要柔软，定时协助翻身，局部受压部位经常按摩，必要时可垫气圈等。

（4）防止交叉感染：注意做好保护性隔离。

3. 潜在并发症的护理

（1）不能进食者可按医嘱静脉输入葡萄糖溶液。

（2）密切观察病情，特别在夜间或清晨时，一旦发生低血糖，需立即注射25%～50%葡萄糖溶液进行抢救。

4. 健康指导

向家长介绍营养不良的病因，指导科学喂养方法；宣传定期健康检查的重要性；解释调整饮食的基本方法及意义；指导及时治疗各种疾病；指导合理安排生活制度，按时预防接种，加强体格锻炼，保证睡眠充足；教会家长观察病情。

（黄玉霞）

任务二　单纯性肥胖症患儿的护理

单纯性肥胖症是由于能量摄入长期超过人体的消耗，使体内脂肪过度积聚，体重超过一定范围的一种慢性营养障碍性疾病。小儿体重超过同性别、同身高正常小儿均值20%以上者即为肥胖，超过20%～29%者为轻度肥胖，超过30%～49%者为中度肥胖，超过50%者为重度肥胖。肥胖不仅影响小儿健康，小儿期肥胖还可延续至成年，增加患糖尿病、高血压、冠心病、高脂血症、胆石症、痛风等疾病的风险。

一、病因

肥胖患儿中，95%～97%属于单纯性肥胖症，不伴有明显的内分泌和代谢性疾病。其发生可能与以下因素有关。

1. 能量摄入过多

能量摄入多于能量消耗，多余部分便会转化为脂肪储存在体内。

2. 活动过少

活动过少和缺乏适当的体育锻炼是发生肥胖的重要因素，即使摄入不多，但因消耗过低，也可引起肥胖，肥胖儿大多不喜活动，形成恶性循环。

3. 遗传因素

肥胖有高度遗传性，肥胖双亲的后代发生肥胖者高达70%～80%，双亲一方肥胖者，后代一方发生率为40%～50%，双亲正常的后代发生肥胖者仅为10%～14%。

4. 其他因素

饥饱中枢失衡以致多食、进食速度过快，精神创伤及心理异常等因素也可致小儿进食过多出现肥胖。

二、病理生理

引起肥胖的原因包括脂肪细胞的体积增大和数量增多。人体脂肪细胞的数量在出生前3个月、生后第1年及11～13岁三个阶段增多显著。如果肥胖发生在这三个阶段，可引起增生性肥胖，治疗困难且易复发。

肥胖最根本的病理变化是脂代谢紊乱，常伴有血清三酰甘油、总胆固醇、极低密度脂蛋白、游离脂肪酸增高，但高密度脂蛋白降低，故以后易合并心血管疾病和胆石症；肥胖者有高胰岛素血症的同时又存在胰岛素抵抗，导致糖代谢异常，易患糖尿病；嘌呤代谢异常，血尿酸水平增高，易发生痛风症；对环境温度变化的应激能力降低，用于产热的能量消耗少,有低体温倾向;男性患儿的雄激素水平可降低,女性患儿雌激素水平可增高;生长激素水平降低,但胰岛素样生长因子1(IGF-1)分泌正常,故患儿无明显生长发育障碍。

三、护理评估

1. 健康史

了解患儿有无长期热量摄入过多或活动过少,有无精神受创伤的经历及心理发育是否异常,双亲是否肥胖等。

2. 身体状况

(1)肥胖可发生于任何年龄,常见于婴儿期、5~6岁及青春期。

(2)肥胖患儿食欲旺盛,喜食甜食和高脂食物。

(3)肥胖患儿因行动不便不喜活动,动作笨拙,明显肥胖的小儿常有疲乏感,用力时出现气短或腿痛。

(4)严重肥胖者可因脂肪过度堆积而限制胸廓扩展及膈肌运动,导致肺通气不良,引起低氧血症、红细胞增多、发绀,严重时心脏扩大、心力衰竭,甚至死亡,称肥胖-换气不良综合征。

(5)体格检查可见皮下脂肪丰满,分布均匀,严重者胸腹部、臀部及大腿皮肤可出现白纹或紫纹。

(6)少数患儿因体重过重、走路时双下肢负荷过大致膝外翻和扁平足。

(7)肥胖男孩因阴茎隐匿在会阴部堆积的脂肪组织中而被误认为外生殖器发育不良。

(8)肥胖女孩月经初潮常提前,胸部脂肪过多应与乳房发育相鉴别(后者可触到乳腺组织的硬结)。

(9)肥胖小儿性发育常较早,故最终身高常略低于正常小儿。

3. 心理社会状况

年幼肥胖儿家长多不重视肥胖的危害,甚至认为小孩胖得较可爱。年长肥胖儿由于体态胖被别人讥笑而不愿与其他小儿交往,出现心理上的障碍,如自卑、胆怯、孤独等。

4. 辅助检查

血清三酰甘油、总胆固醇、极低密度脂蛋白、游离脂肪酸、胰岛素、血尿酸可增高,高密度脂蛋白、生长激素水平可降低。超声检查常有脂肪肝。

5. 治疗要点

应采用控制饮食、适量运动、消除心理障碍的综合治疗措施。饮食疗法和运动疗法是最主要的两项措施。

四、护理诊断与合作性问题

1. 营养失调：高于机体需要量

与高能量食物摄入过多、运动量过少有关。

2. 社交障碍

与肥胖引起心理障碍有关。

3. 自我形象紊乱

与肥胖引起自身形体改变有关。

4. 知识缺乏

患儿及其家长缺乏合理营养意识。

五、护理措施

1. 营养失调的护理

（1）行为矫正：通过改变家庭不良饮食习惯和生活方式纠正患儿不良饮食习惯，增加咀嚼次数，减慢进食速度，避免边吃边玩或边吃边看电视、玩游戏时间太长，杜绝过饱、挑食、偏食、吃零食、吃夜宵的习惯。

（2）小儿正处于生长发育阶段，加上治疗的长期性，故多采用低脂肪、低碳水化合物、高蛋白的膳食方案。

（3）为避免饥饿感，应鼓励患儿多吃体积大而能量低的蔬菜类食物，如黄瓜、芹菜、萝卜、莴苣、竹笋等。

（4）增加运动：适量运动能促使脂肪分解，减少胰岛素分泌，减少脂肪合成，促进蛋白质合成，有利于肌肉发育。应鼓励患儿选择喜欢的、有效又容易坚持的运动如跑步、跳绳等，每天坚持至少半小时，避免剧烈运动增进食欲，以运动后轻松愉快、不感疲劳为宜。

2. 社交障碍的护理

（1）指导家长对患儿表达关心，避免经常指责患儿的饮食习惯。

（2）指导家长避免因对肥胖过分担忧而四处求医给患儿带来精神压力。

（3）引导患儿正确对待存在的问题，改进进食行为。

（4）鼓励患儿说出害怕及担忧的心理感受，帮助患儿接纳自身形象，消除自卑。

（5）鼓励患儿参加正常的社交活动，以缓解胆怯、孤独等心理问题。

3. 健康指导

宣传肥胖的危害性，引起家长对小儿肥胖的重视，定期测量小儿的体重；家长应做好模范作用，改变不良的饮食习惯；鼓励患儿树立信心，坚持执行饮食计划和体格锻炼；不宜采用药物、禁食、手术等方法治疗小儿肥胖症。

（黄玉霞）

任务三　营养性维生素D缺乏性佝偻病患儿的护理

营养性维生素D缺乏性佝偻病是由于小儿体内维生素D不足引起钙、磷代谢失常，产生的以骨骼病变为特征的一种全身慢性营养性疾病。3个月至2岁婴幼儿最常见，是我国小儿保健重点防治的"四病"之一。北方佝偻病患病率高于南方。近年来，随着社会经济文化水平的提高，我国营养性维生素D缺乏性佝偻病发病率逐年降低，病情也趋于轻度。

一、维生素D简介

1. 人体维生素D的来源

婴幼儿体内维生素D来源有以下三种途径：

（1）母体-胎儿的转运：胎儿可通过胎盘从母体获得维生素D，胎儿体内25-$(OH)D_3$的储存可满足生后一段时间的生长需要。早期新生儿体内维生素D的量与母体的维生素D的营养状况及胎龄有关。

（2）食物中的维生素D：天然食物及母乳中含维生素D的量很少，但婴幼儿可从配方奶粉、米粉等强化维生素D的食品中获得充足的维生素D。

（3）皮肤的光照合成，即内源性维生素D：皮肤中的7-脱氢胆固醇在日光中紫外线照射下生成的内源性维生素D_3（胆骨化醇），为人体维生素D的主要来源。

2. 维生素D的体内转化

维生素D在体内必须经过两次羟化作用后才能发挥生物效应。维生素D首先在肝细胞羟化生成25-羟基胆骨化醇，即25-$(OH)D_3$，再在肾脏羟化生成具有很强生物活性的1,25-二羟基胆骨化醇,即1,25-(OH)$_2$D$_3$。

3. 维生素D的生理功能

1,25-(OH)$_2$D$_3$主要通过作用于靶器官(肠、肾、骨)而发挥其抗佝偻病的生理功能:促进小肠黏膜对钙、磷的吸收;促进肾小管对钙、磷的重吸收;促进钙、磷在骨样组织的沉积,促进旧骨中的骨盐溶解。

二、病因

1. 围生期维生素D不足

母亲妊娠后期维生素D营养不足,以及早产、双胎均可导致婴儿体内维生素D储存不足。

2. 日光照射不足

这是最主要的病因。紫外线不能透过玻璃,婴幼儿过多的室内活动,使内源性维生素D生成不足。城市高大建筑、烟雾、尘埃、气候等因素,均影响内源性维生素D的生成。

3. 维生素D摄入不足

因天然食物及母乳中含维生素D较少,婴儿因户外活动少也易患佝偻病。

4. 生长速度快,需要量增加

如早产及双胎婴儿生后生长发育快,需要维生素D的量较多,且体内储存的维生素D不足。婴儿早期生长速度较快,也易导致维生素D的不足。

5. 疾病及药物影响

胃肠道及肝胆疾病会影响维生素D的吸收,肝肾严重损害可导致维生素D羟化障碍,长期服用抗惊厥药物可加速维生素D和25-(OH)D$_3$分解,糖皮质激素有对抗维生素D对钙的转运作用。

三、发病机制

维生素D缺乏时,肠道吸收钙、磷减少,血钙、血磷水平降低。血钙降低刺激甲状旁腺分泌甲状旁腺素增加,从而加速旧骨溶解,释放骨钙入血,以维持血钙接近正常水平。但因甲状旁腺素抑制肾小管对磷的重吸收、尿磷排出增加,使血磷降低,导致钙磷乘积降低,最终骨样组织钙化不良,成骨细胞代偿性增生,局部骨样组织堆积,碱性磷酸酶增多,从而形成骨骼改变和一系列佝偻病症状体征,以及血液生化改变(图7-1)。

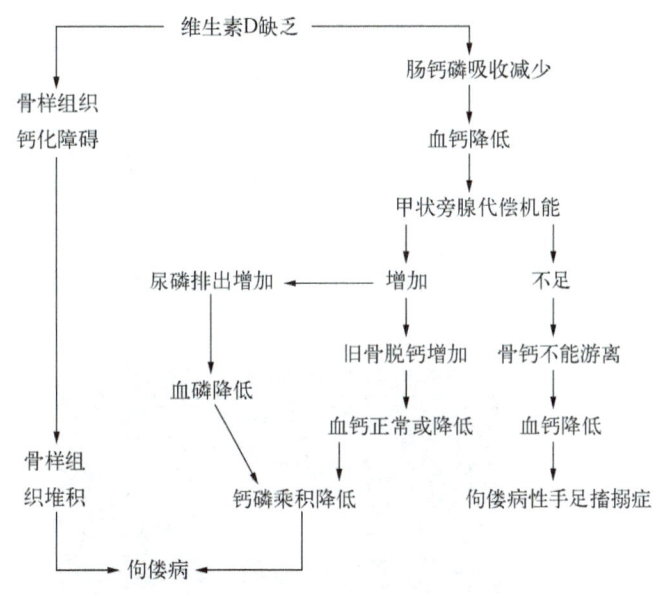

图7-1 维生素D缺乏性佝偻病和手足搐搦症的发病机制

案例导入

患儿，男，11个月，冬季出生，人工喂养。因"哭闹、多汗、夜惊1个月"来院就诊。体检：发育尚可，前囟2 cm×2 cm，有枕秃、手镯征，乳牙未出，心肺检查（−），腹软，肝肋下2 cm，质软，脾未触及。辅助检查：血钙降低、血磷降低、碱性磷酸酶升高。长骨X线显示骨骺端钙化带消失。初步诊断：维生素D缺乏性佝偻病。作为护士你应从哪几方面为患儿进行评估？通过评估你认为患儿存在哪些健康问题？应采取哪些护理措施？

四、护理评估

1. 健康史

了解患儿出生季节、生活地区（日照长短、大气污染、高层建筑）、户外活动时间、在阳台上晒太阳开不开玻璃窗等；了解患儿的喂养方式，有无添加富含维生素D的食物或补充维生素D制剂；了解患儿是否早产、双胎或多胎，生长速度是否过快；了解患儿的疾病史和用药史，有无肝胆、胃肠、肾疾病，有无长期服用苯妥英钠、苯巴比妥、糖皮质激素等药物。

2. 身体状况

本病主要表现为生长中的骨骼改变、肌肉松弛和非特异性神经精神症状。临床上将其分为初期、激期、恢复期和后遗症期。

（1）初期（早期）：多见于6个月内，特别是3个月内的小婴儿，主要表现为神经精神症状，如易激惹、烦躁不安、夜惊、夜啼、睡眠不安、多汗（常与室温、季节无关）、头部汗液增多而刺激头皮，致婴儿摇头擦枕，出现枕秃（图7-2）。但这些并非佝偻病的特异症状。

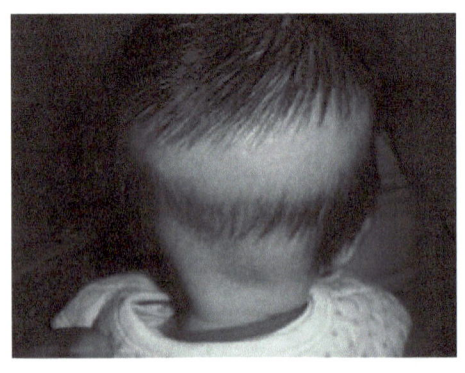

图7-2　枕秃

（2）激期（活动期）：除上述症状外，主要表现为骨骼改变和运动功能发育迟缓。

①骨骼改变。由于不同年龄的骨骼生长速度不同，所以维生素D缺乏性佝偻病的骨骼改变与年龄密切相关。a. 头部：3～6个月患儿可见颅骨软化，即用手指轻压枕骨或顶骨中央可感觉颅骨内陷，手放松时又复原；7～8个月患儿可出现方颅（图7-3），即额骨和顶骨双侧骨样组织增生呈对称性隆起，严重时呈鞍状或十字状头颅；前囟增大或闭合延迟；乳牙萌出延迟或牙釉质发育差。b. 胸部：胸廓畸形多见于1岁左右小儿。肋骨与肋软骨交界处因骨样组织堆积呈钝圆形隆起，上下排列如串珠状，称肋骨串珠，以第7～10肋最为明显；因肋骨软化，膈肌附着处的肋骨受膈肌牵拉而内陷形成一条沿肋骨走向的横沟，称为肋膈沟，又称郝氏沟（图7-4）；第7、8、9肋骨与胸骨相连处软化内陷，致胸骨柄向前凸出，形成鸡胸（图7-5）；如胸骨剑突部向内凹陷，可形成漏斗胸（图7-6）。这些胸廓病变均会影响呼吸功能。c. 四肢：6个月以上患儿，手腕、足踝部骨样组织堆积形成钝圆形环状隆起，称佝偻病手镯、足镯征（图7-7）；1岁左右患儿由于骨质软化与肌肉韧带松弛，双下肢因负重可出现下肢弯曲，形成"O"形腿（膝内翻）（图7-8）或"X"形腿（膝外翻）（图7-9）。d. 脊柱、骨盆：患儿会坐或站立后，因韧带松弛可致脊柱后凸、侧弯、扁平骨盆。

②运动功能发育迟缓。严重低血磷致肌肉中糖代谢障碍，引起肌张力降低，肌肉、韧

带松弛乏力，坐、立、行等运动发育落后，腹肌张力低下、腹部膨隆如蛙状腹（图7-10）。

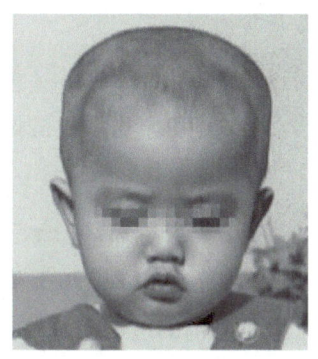

图7-3　方颅

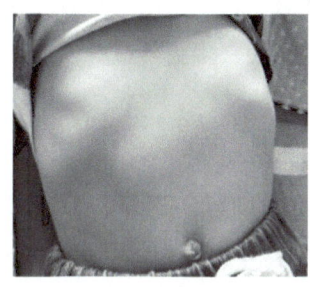

图7-4　肋膈沟

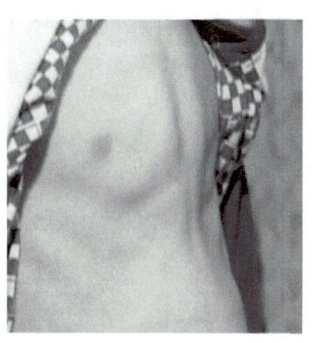

图7-5　鸡胸

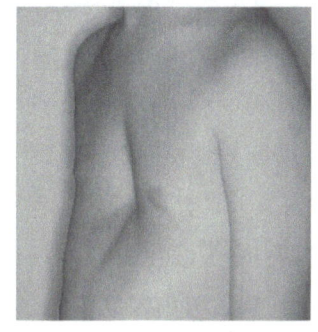

图7-6　漏斗胸

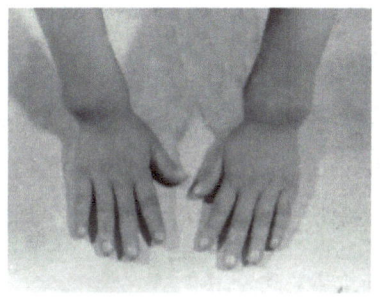

图7-7　手镯征

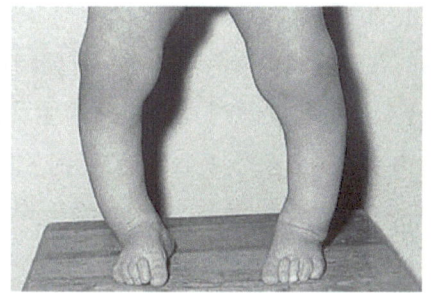

图7-8　"O"形腿

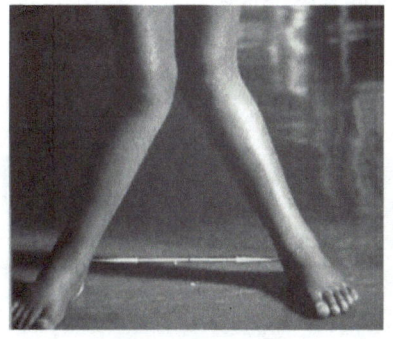

图7-9　"X"形腿

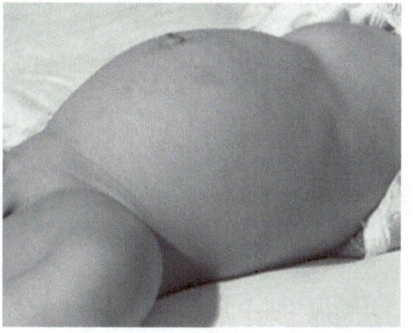

图7-10　蛙状腹

③神经、精神发育迟缓。重症患儿神经系统发育落后，表情淡漠，语言发育迟缓，条件反射形成缓慢；免疫力低下易合并感染及贫血。

（3）恢复期：患儿经治疗及日光照射后症状和体征逐渐减轻、消失。

（4）后遗症期：多见于2岁以上小儿，少数重症患儿除残留骨骼畸形外其余均恢复正常。

3. 心理社会状况

了解患儿有无烦躁、夜惊、感知觉发育落后等。重症患儿可留有骨骼畸形，随年龄的增长，产生自卑心理。了解患儿家长对患儿病情的进展有无焦虑情绪。

4. 辅助检查

（1）初期：骨X线可正常或钙化带稍模糊，血清25-(OH)D_3下降（早期诊断的可靠指标），甲状旁腺激素（PTH）升高，碱性磷酸酶正常或稍高，血钙正常或稍低，血磷降低。

（2）激期：骨X线显示长骨干骺端钙化带模糊或消失，呈毛刷样改变，软骨带增宽（>2 mm），骨密度降低。血生化检测除血钙稍低外，其余较初期改变明显。

（3）恢复期：骨X线在2~3周后逐渐改善，出现不规则的钙化线，骨密度逐渐恢复正常；血钙、血磷数天内恢复正常，血碱性磷酸酶1~2个月后降至正常。

（4）后遗症期：X线检查骨骼干骺端病变消失，血生化正常。

5. 治疗要点

目的在于控制病情活动，防止骨骼畸形。

（1）维生素D制剂：以口服为主，2000~4000 IU/d（50~100 μg/d）或1, 25-(OH)$_2D_3$ 0.5~2.0 μg/d，1个月后改预防量400 IU/d（10 μg/d）。对重症佝偻病有并发症或无法口服者可一次肌内注射维生素D_3 20万~30万IU，2~3个月后改为口服预防量。

（2）钙剂：治疗期间如膳食中钙摄入不足时应注意适当补充钙剂。

（3）手术矫治：严重骨骼畸形者4岁后可考虑手术矫正。

五、护理诊断与合作性问题

1. 营养失调：低于机体需要量

与日光照射不足和（或）维生素D摄入不足等有关。

2. 有感染的危险

与免疫功能低下有关。

3. 潜在并发症

骨骼畸形、骨折、维生素 D 过量中毒。

4. 知识缺乏

患儿家长缺乏佝偻病的预防及护理知识。

六、护理措施

1. 营养失调

维生素 D 低于机体需要量的护理。

（1）增加日光照射：指导家长每天带患儿接受日光照射。每日接受日光照射由开始的 5~10 分钟渐延长到 1~2 小时。冬季在背风处、夏季在阴凉处，室内活动时应打开玻璃窗，尽量多暴露皮肤。

（2）调整饮食：提倡母乳喂养，按时添加富含维生素 D、钙、磷和蛋白质的食物，如动物肝（鱼肝）、蛋、蘑菇、酵母等。

（3）补充维生素 D 制剂：口服维生素 D 可将浓缩鱼肝油（维生素 AD 制剂）直接滴于婴儿口内以保证用量。剂量大时宜使用单纯维生素 D 制剂，以免发生维生素 A 中毒；注射大剂量维生素 D 前应先补钙 2~3 天，以防发生低钙惊厥，宜选择较粗的针头，深部肌内注射，如需再次注射要更换注射部位，以利于吸收。

2. 有感染危险的护理

纠正营养失调，提高机体免疫力。居室应安静、整洁、通风、光照好。患儿出汗多，应保持皮肤清洁，勤换内衣、被褥、枕套。接受日光照射时应注意保暖，避免去人多的场所。

3. 潜在并发症的护理

（1）预防骨骼畸形：患儿运动发育落后，但不能为了促进运动发育，过早、过久地坐、站、走，以免发生或加重骨骼畸形。患儿衣着应柔软、宽松，床铺要松软。若已有畸形发生可进行矫正，如胸部畸形可做俯卧位抬头展胸运动，"O"形腿按摩下肢外侧肌群，"X"形腿按摩下肢内侧肌群，以增强肌张力，矫正畸形。

（2）预防骨折：护理操作时动作要轻柔，忌重压、强力牵拉。

（3）预防维生素 D 中毒：严格按照医嘱补充维生素 D 制剂。密切观察病情，如出现厌食、烦躁、呕吐、头痛、腹泻、顽固性便秘、体重下降、多饮、多尿、夜尿增多、嗜睡、表情淡漠等表现，应考虑维生素 D 中毒的可能。中毒应立即处理：a. 停服维生素 D；b. 如血钙过高应停止摄入钙盐；c. 减少钙的吸收，如口服泼尼松，重症口服氢氧化铝或依地酸二钠，也可试用降钙素。

4. 健康指导

指导家长掌握护理要点,正确补充维生素D;介绍矫正骨骼畸形的方法;改善患儿的社区环境和居住条件;介绍佝偻病的预防方法,强调应从胎儿期开始。

(1)胎儿期:孕妇应多晒太阳,每日应在1~2小时以上;多食富含钙、磷、维生素D的食物;妊娠后期口服维生素D制剂400~800 IU/d。

(2)婴幼儿期:足月儿生后2~3周起开始接受日光照射,逐渐延长至每天1~2小时;提倡母乳喂养,及时添加富含钙、磷、蛋白质、维生素D的辅食;生后2周开始口服维生素D制剂,足月儿400 IU/d,早产、双胎、低出生体重儿800 IU/d,3个月后改为400 IU/d,可补充至2岁。

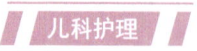

知识链接

维生素D中毒的原因

维生素D中毒多由以下原因所致:a. 短期内多次给予大剂量维生素D治疗佝偻病。b. 预防量过大,每日摄入维生素D过多,或大剂量维生素D数月内反复肌注。c. 误将其他骨骼代谢性疾病或内分泌疾病诊断为佝偻病而长期大剂量摄入维生素D。维生素D中毒剂量的个体差异大,一般小儿每日服500~1250 μg(2万~5万IU)或每日50 μg/kg(200 IU/kg),连续数周或数月即可发生中毒,敏感小儿每日100 μg(400 IU)连续1~3个月即可中毒。

(陈 琴)

任务四 维生素D缺乏性手足搐搦症患儿的护理

维生素D缺乏性手足搐搦症又称佝偻病性手足抽搐症或佝偻病性低钙惊厥,是由于维生素D缺乏,血钙降低致神经肌肉兴奋性增高,而出现惊厥、手足搐搦或喉痉挛等症状,多见于6个月内的婴儿。

一、病因和发病机制

维生素D缺乏时，血钙降低，而甲状旁腺分泌不足，导致血钙持续下降，当血总钙浓度低于1.75～1.88 mmol/L（7.0～7.5 mg/dL）或血清钙离子浓度降至1.0 mmol/L（4 mg/dL）以下时，即可导致神经肌肉兴奋性增高，出现抽搐。维生素D缺乏时，机体出现甲状旁腺功能低下的原因尚不清楚，导致本病的主要因素有：春季接受日光照射急骤增加或大量补充维生素D而未及时补钙；发热、感染、饥饿时组织细胞分解释放出磷，致血磷增加，抑制25-（OH）D_3羟化生成1，25-（OH）$_2D_3$。

案例导入

患儿，男，8个月，人工喂养，因"惊厥发作"来院就诊。患儿今天突发惊厥，发作时两眼上翻、四肢抽搐、神志不清，发作持续约1分钟后入睡，清醒后一切如常。体检：发育尚可，体温36.7 ℃，前囟2 cm×2 cm，有枕秃，乳牙未出，心肺检查（-），腹软，肝肋下2 cm，质软，脾未触及。辅助检查：血钙6 mg/dL。初步诊断：维生素D缺乏性手足搐搦症。作为护士你应从哪几方面为患儿进行评估？通过评估你认为患儿存在哪些健康问题？应采取哪些护理措施？

二、护理评估

1. 健康史

了解患儿出生史，是否为早产儿、多胞胎儿，孕母是否有维生素D缺乏史；了解患儿喂养史，是否为人工喂养，有无接受日光照射、补充维生素D等；询问近期有无发热、感染、腹泻或接受大剂量维生素D等。

2. 身体状况

（1）症状：主要为惊厥、喉痉挛和手足搐搦，并有程度不等的佝偻病表现。

①惊厥：最常见症状。多见于婴儿期，患儿突然发生四肢抽动、眼球上翻、面肌颤动、神志不清。发作持续数秒或数分钟，可数日1次或1日数次，甚至数十次。发作停止后，意识恢复，精神萎靡入睡，醒后活泼如常，一般不发热。轻者仅为短暂眼球上翻和面肌抽动，神志清楚。

②手足搐搦：多见于较大婴幼儿，发作时腕关节屈曲、拇指贴于掌心、其余四指

伸直，似"助产士手"（图7-11）；足部踝关节伸直、足趾向下弯曲，似"芭蕾舞足"（图7-12）。

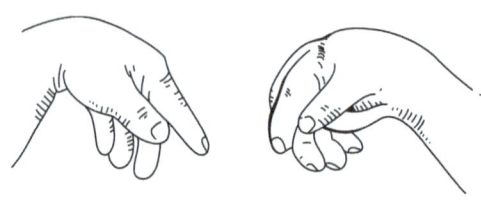

图7-11　助产士手

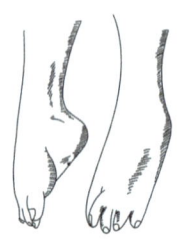

图7-12　芭蕾舞足

③喉痉挛：婴儿多见，喉部肌肉及声门痉挛，出现呼吸困难，吸气时喉鸣，可突发窒息甚至死亡。

（2）隐性体征：不发作时可引出下列体征。

①面神经征：用指尖或叩诊锤轻叩颧弓与口角间的面颊部，出现眼睑和口角抽动为阳性。

②腓反射：用叩诊锤叩击膝下外侧腓神经处，引起足向外侧收缩为阳性。

③陶瑟征：用血压计袖带包裹上臂，使袖带的压力维持在收缩压与舒张压之间，5分钟内出现该手痉挛为阳性。

3. 心理社会状况

评估患儿及其家长有无因惊厥发作、窒息而感到紧张、焦虑、恐惧。

4. 辅助检查

血清钙低于1.75～1.88 mmol/L（7～7.5 mg/dL）或血清离子钙低于1.0 mmol/L（4 mg/dL）。

5. 治疗要点

（1）急救处理：立即吸氧，保持呼吸道通畅；迅速控制惊厥或喉痉挛，可用10%水合氯醛保留灌肠，每次40～50 mg/kg；或地西泮（安定）肌内或静脉注射，每次

0.1~0.3 mg/kg，静脉注射时速度要慢，每分钟不超过1 mg，以免抑制呼吸。

（2）补充钙剂：静脉注射钙剂，常用10%葡萄糖酸钙5~10 mL加入10%葡萄糖溶液稀释1~3倍后缓慢静脉推注（时间≥10分钟，防止速度过快导致心搏骤停），必要时每日可重复2~3次，惊厥停止后用10%氯化钙加糖水稀释口服，5~10 mL/次，每日3次，3~5天后改口服葡萄糖酸钙，以免发生高氯性酸中毒。

（3）补充维生素D：症状控制后可按维生素D缺乏性佝偻病补充维生素D。

三、护理诊断与合作性问题

1. 有窒息的危险

与惊厥、喉痉挛有关。

2. 有受伤的危险

与惊厥有关。

3. 营养失调：低于机体需要量

与维生素D缺乏有关。

四、护理措施

1. 有窒息危险的护理

（1）惊厥发作时，应就地抢救。患儿平卧位，有呕吐时头偏一侧，及时清除口鼻腔分泌物，松开衣领，头稍向后仰，以保持呼吸道通畅。保持环境安静，避免家长大声呼叫，减少不良刺激。不可强行喂食、喂水以防窒息。备好各种抢救器材、药物，准备抢救。

（2）喉痉挛者须立即将舌头拉出口外，并进行口对口人工呼吸或加压给氧，必要时行气管插管或气管切开。

（3）按医嘱立即使用抗惊厥药物，无条件使用抗惊厥药物时，可试用指压人中、十宣穴止惊。

（4）按医嘱及时补充钙剂，注射时应选择较大的血管，避免使用头皮静脉，以防钙剂外渗而造成组织坏死，一旦渗出可用2%普鲁卡因局部封闭。口服钙剂应与乳类分开服用，以免影响钙的吸收。

（5）按医嘱补充维生素D（参考佝偻病患儿的护理）。

2. 有受伤危险的护理

惊厥发作时应移开周围一切硬物，防止碰伤；切勿强行牵拉或按压肢体，防止骨折或关节脱位；加设床挡，防止坠床、摔伤；在患儿手心、腋下放置纱布卷或软布，防止皮肤摩擦受损；在患儿上下白齿之间放置用纱布包裹的压舌板，防止舌（唇）咬伤。

3. 健康指导

教会家长惊厥发作、喉痉挛时的处理方法；解释病因及预后，一般不会造成严重后遗症，减轻家长心理压力；遵医嘱补充钙剂和维生素D，强调口服钙剂的注意事项；指导家长合理喂养小儿，坚持每天带小儿进行户外活动。

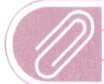

项目小结

蛋白质-能量营养不良是由缺乏能量和（或）蛋白质所致的一种营养缺乏症，喂养不当是导致营养不良的重要原因，体重不增是最早出现的症状，临床特征为体重下降、渐进性消瘦或水肿、皮下脂肪减少或消失，常伴有各器官系统功能紊乱，饮食护理要注意根据病情轻重和消化功能来调节饮食的量及种类，强调循序渐进、逐渐添加的原则。维生素D缺乏性佝偻病是由于小儿体内维生素D不足引起钙、磷代谢失常，产生的以骨骼病变为特征的一种全身慢性营养性疾病，日照不足、摄入不足、生长过速是其主要病因，初期主要表现为非特异性神经精神症状，应激期主要表现为骨骼改变，主要采取增加户外活动、补充维生素D、预防骨骼畸形和骨折等护理措施。维生素D缺乏性手足搐搦症强调控制惊厥和喉痉挛的急救护理。

（胡晓霞）

 目标检测

1. 营养不良主要是由于（　　）。

A. 体内缺乏维生素A、D B. 体内蛋白质、热量不足

C. 体内缺乏铁 D. 体内缺乏维生素B_{12}或叶酸

E. 体内钙、磷不足

2. 营养不良最早出现的症状是（   ）。

A. 消瘦　　　　　　　　　　　　B. 肌张力低下

C. 身高低于正常　　　　　　　　D. 体重不增

E. 皮下脂肪减少

3. 营养不良患儿皮下脂肪减少或消失的顺序是（   ）。

A. 腹部、躯干、臀部、四肢、面部　　B. 躯干、腹部、四肢、臀部、面部

C. 腹部、四肢、躯干、臀部、面部　　D. 面部、躯干、四肢、臀部、腹部

E. 四肢、躯干、臀部、腹部、面部

4. 关于营养不良的治疗错误的是（   ）。

A. 改善喂养，调整饮食　　　　　B. 注意补充热量和蛋白质

C. 补液时速度宜慢　　　　　　　D. 重度营养不良应早期供应足够的热量

E. 不应过快地改善原有饮食

（5～7题共用题干）患儿，男，5岁，体重12 kg，身高98 cm，经常烦躁不安，皮肤干燥苍白，腹部皮下脂肪0.3 cm，肌肉松弛。

5. 护士判断该患儿是（   ）。

A. 轻度营养不良　　　　　　　　B. 中度营养不良

C. 重度营养不良　　　　　　　　D. 营养不良性贫血

E. 中度脱水

6. 该患儿次日起床后，突然出现心悸、出汗、头晕、呼吸急促、脉搏减弱、意识模糊，护士首先应考虑该患儿发生了（   ）。

A. 心力衰竭　　　　　　　　　　B. 低血糖

C. 脱水　　　　　　　　　　　　D. 低血钙

E. 缺氧

7. 此时，首先应做的治疗是（   ）。

A. 静脉缓慢推注25%葡萄糖　　　B. 输入生理盐水

C. 给予强心剂　　　　　　　　　D. 补钙

E. 吸氧

8. 肥胖是体重超过同性别、同身高正常小儿均值的（   ）以上。

A. 10%　　　　　　　　　　　　B. 15%

C. 20%　　　　　　　　　　　　D. 25%

E. 40%

9. 肥胖患儿的饮食护理应提供（   ）。

A. 高热量、高蛋白食物　　　　　B. 患儿喜欢的食物

C. 高蛋白、高脂食物　　　　　　D. 低热量、低蛋白食物

E. 低脂、低糖、高蛋白食物

10. 患维生素D缺乏性佝偻病的7~8个月婴儿多见的骨骼改变是（   ）。

   A. 颅骨软化　　　　　　　　　　B. 肋骨串珠

   C. 方颅　　　　　　　　　　　　D. 鸡胸

   E. 肋膈沟

11. 1岁半小儿，佝偻病激期，为避免其"O"形腿加重，宜采用（   ）项预防措施。

   A. 补充维生素D　　　　　　　　B. 补充钙剂

   C. 多晒太阳　　　　　　　　　　D. 减少行走

   E. 外矫形术

（12~15题共用题干）患儿，男，1岁半，多汗，睡眠不安。查体：可见肋缘外翻。X线检查显示长骨钙化带消失，干骺端呈毛刷样改变，骨骺软骨带增宽，骨密度减低，初步诊断为维生素D缺乏性佝偻病激期。

12. 护士评估此类疾病患儿最主要的病因是（   ）。

   A. 维生素D摄入不足　　　　　　B. 生长发育过快

   C. 肝肾功能不全　　　　　　　　D. 日光照射不足

   E. 胃肠道疾病

13. 此患儿可留有的后遗症是（   ）。

   A. 方颅　　　　　　　　　　　　B. 蛙状腹

   C. "X"形腿　　　　　　　　　　D. 语言发育迟缓

   E. 肌肉韧带松弛

14. 治疗该患儿，口服维生素D的剂量每天为（   ）。

   A. 400 IU　　　　　　　　　　　B. 600 IU

   C. 800 IU　　　　　　　　　　　D. 1000 IU

   E. 2000 IU

15. 对于该患儿，护士采取的护理措施不恰当的是（   ）。

   A. 动作轻柔　　　　　　　　　　B. 勤洗澡换内衣

   C. 多带患儿到户外晒太阳　　　　D. 添加富含维生素D的食物

   E. 积极进行站、立、行训练

16. 预防维生素D中毒的关键措施是（   ）。

   A. 定期测体重　　　　　　　　　B. 定期测血钙

   C. 间断应用维生素D　　　　　　D. 严格按医嘱用药

   E. 严密观察及时发现中毒症状

（17、18题共用题干）患儿，男，5个月，主诉因"惊厥5次"入院，生后人工喂养，未加辅食，查体：T 37.3 ℃，咽红，有颅骨软化。

17. 最可能的诊断是（　　）。

A. 癫痫　　　　　　　　　　　B. 低血糖

C. 高热惊厥　　　　　　　　　D. 化脓性脑膜炎

E. 维生素D缺乏性手足搐搦症

18. 应采取的措施为（　　）。

A. 缓慢推注20%甘露醇　　　　B. 静脉注射50%葡萄糖

C. 静脉给予大量抗生素　　　　D. 静脉给予镇静剂和钙剂

E. 静脉给予镇静剂和维生素D

19. 对于维生素D缺乏性手足搐搦症患儿，控制惊厥，补钙正确的方法是（　　）。

A. 肌内注射　　　　　　　　　B. 皮下注射

C. 口服补钙　　　　　　　　　D. 缓慢推注

E. 补维生素D后，再补钙

20. 维生素D缺乏性手足搐搦症的急救处理正确的是（　　）。

A. 补钙→止惊→补维生素D　　B. 止惊→补维生素D→补钙

C. 止惊→补钙→补维生素D　　D. 补维生素D→止惊→补钙

E. 补维生素D→补钙→止惊

项目八 消化系统疾病患儿的护理

学习目标

知识目标

掌握小儿口炎和腹泻的护理评估要点、主要护理诊断及合作性问题、护理措施。掌握常用混合溶液的组成、张力、用途及液体疗法的基本原则和护理。熟悉小儿口炎和腹泻的概念、病因、治疗要点。了解小儿消化系统解剖、生理特点及其与本系统疾病的关系。了解小儿体液特点。

技能目标

能对不同病原体引起的口炎患儿进行口腔护理。能应用护理程序为腹泻患儿实施整体护理。会配制常用混合溶液,协助医生为腹泻患儿进行液体疗法。能进行健康教育。

任务一　小儿消化系统解剖生理特点

一、口腔

足月新生儿出生后已具有较好的吸吮和吞咽能力；新生儿唾液腺发育不完善，口腔黏膜薄嫩、干燥，血管丰富，故容易损伤或发生局部感染；3个月内婴儿的唾液淀粉酶量不足，不宜过早喂淀粉类食物；3~4个月后唾液分泌开始增多，5~6个月时显著增多，但婴儿口底浅，不能及时吞咽所分泌的全部唾液，常发生生理性流涎。

二、食管

婴儿食管呈漏斗状，弹力组织和肌层不发达，食管下段贲门括约肌发育不成熟，常发生胃食管反流，一般8~10个月后症状消失。新生儿食管长度为8~10 cm，1岁为11~12 cm，5岁为16 cm，学龄小儿为20~25 cm。

三、胃

新生儿胃容量为30~60 mL，1~3个月为90~150 mL，1岁为250~300 mL。因哺乳后不久幽门即开放，胃内容物逐渐流入十二指肠，故实际一次哺乳量常超过上述胃容量。婴儿胃略呈水平位，贲门肌张力低，幽门括约肌发育较好，吸奶时常吞咽较多空气，故易发生幽门痉挛而出现呕吐。婴儿胃酸分泌量少，胃黏膜分泌的各种酶含量少且活性低，消化能力差。胃排空时间因食物种类不同而异，水为1~1.5小时，母乳为2~3小时，牛乳为3~4小时。早产儿胃排空慢，易发生胃潴留。

四、肠及肠道细菌

小儿肠管相对比成人长，为身长的5~7倍；肠壁薄，通透性高，有利于营养吸收，但毒素、消化不全产物和过敏原也易进入体内，引起全身感染和变态反应性疾病；肠黏膜肌层发育差，肠系膜长，易发生肠套叠、肠扭转。直肠相对长，黏膜与黏膜下层固定性差，易发生脱肛。胎儿期肠道是无菌的，生后数小时细菌即从口、鼻、肛门侵入肠道，主要分布在结肠和直肠；肠道细菌受食物影响，母乳喂养儿以双歧杆菌为主，人工喂养儿大肠埃希菌、嗜酸杆菌、双歧杆菌及肠球菌所占比例几乎相等。婴幼儿肠道菌群易受外界因素影响而失调，引起消化功能紊乱。

五、肝

年龄越小，肝脏相对越大。婴幼儿在右肋下可触及肝，5~6岁后则不易触及。婴儿肝功能不成熟，解毒能力差，故在感染、缺氧、中毒等情况下易发生肝大、变性。但肝细胞再生能力强，不易发生肝硬化。婴儿胆汁分泌较少，对脂肪的消化和吸收能力差。

六、胰腺

婴儿出生时胰液分泌量较少，3~4个月时增多，但6个月以内胰淀粉酶活性较低，1岁后才接近成人水平，故生后3~4个月内不宜过早地添加淀粉类食物。婴幼儿胰脂肪酶和胰蛋白酶的活性均较低，故对脂肪和蛋白质的消化和吸收不够完善，易发生消化不良。

七、健康小儿粪便

新生儿生后12小时内排出胎粪，由脱落的消化道上皮细胞、消化液及吞入的羊水组成，呈深墨绿色、黏稠、无臭味。若超过24小时胎粪未排出，应注意检查有无肛门闭锁等消化道畸形。喂奶2~3日后逐渐过渡到正常粪便。母乳喂养儿粪便为金黄色，糊状，不臭，呈酸性反应，每日排便2~4次。人工喂养儿粪便为淡黄色，较稠，有臭味，呈中性或碱性反应，每日排便1~2次，易发生便秘。混合喂养儿粪便与人工喂养儿相似，但较软、黄。添加辅食后，粪便外观接近成人，每日排便1次。

（陈　琴）

任务二　口炎患儿的护理

口炎是指口腔黏膜的炎症，如病变仅局限于舌、齿龈、口角亦可称为舌炎、齿龈炎、口角炎。本病多见于婴幼儿。可以单独发病，也可继发于急性感染、腹泻、营养不良、久病体弱和维生素B、维生素C缺乏等全身性疾病。多由病毒、真菌、细菌引起。机体免疫力降低、理化因素或不注意口腔及食具卫生等，均可导致口炎的发生。

一、病因

（1）鹅口疮又称雪口病，为白念珠菌感染所致，多见于新生儿和营养不良、腹泻及长期使用广谱抗生素或激素的婴幼儿。新生儿常因产道感染、乳头及乳具不洁或喂养者手指的污染传播。

（2）疱疹性口炎为单纯疱疹病毒Ⅰ型感染所致，多见于1～3岁小儿。可全年发病，传染性强，通过飞沫传播，可在集体托幼机构引起小流行。

（3）溃疡性口炎主要由链球菌、金黄色葡萄球菌、肺炎链球菌、大肠埃希菌等感染所致，多见于婴幼儿，口腔不洁或急性感染、长期腹泻等使机体免疫力降低时，更有利于细菌繁殖而致病。

案例导入

患儿，男，3个月，因"口腔黏膜白斑2天"入院就诊。询问病史，患儿10天前因间歇低热、咳嗽按"支气管炎"口服"青霉素类抗生素"。体检：体温37.8 ℃，口腔黏膜及咽喉部有白色点状和片状物，不易拭去，用棉签强行拭去后，黏膜潮红有溢血。辅助检查：取白膜少许置于玻片上加10%氢氧化钠1滴，显微镜下见真菌的菌丝和孢子。初步诊断：鹅口疮。作为护士你应从哪几方面为患儿进行评估？通过评估你认为患儿存在哪些健康问题？应采取哪些护理措施？

二、护理评估

1. 健康史

评估患儿喂养史、生长发育史、奶具消毒情况；有无饮食过热、过硬史；有无营养不良、腹泻、佝偻病、急性感染等疾病史；有无长期使用广谱抗生素及糖皮质激素史；疱疹性口炎患儿有无传染病接触史。

2. 身体状况

（1）鹅口疮：本病特征是口腔黏膜出现白色小点或小片状乳凝块样物，微高于黏膜表面，最常见于颊黏膜，可逐渐融合成大片，不易擦去，强行擦去后，局部黏膜潮红粗糙，可有溢血。患处不痛，无流涎，不影响吃奶；一般无全身症状。重症患儿整个口腔均被白色斑膜覆盖，甚至可向下蔓延至咽、喉、食管、气管、肺等处，出现呕吐、声音嘶哑、吞咽困难或呼吸困难。

（2）疱疹性口炎：起病时发热，可达38～40℃，齿龈红肿，触之易出血，继而在口腔黏膜处出现单个或成簇的小疱疹，直径约2 mm，周围有红晕，疱疹迅速破溃后形成浅表溃疡，有黄白色纤维素性分泌物覆盖，多个溃疡可融合成不规则的大溃疡。疱疹常见于齿龈、口唇、舌和颊黏膜，有时累及上腭及咽部。患处疼痛剧烈，患儿可表现流涎、烦躁、啼哭、拒食，颌下淋巴结肿大，有压痛。体温在3～5天后恢复正常，病程1～2周，颌下淋巴结肿大2～3周消退。

（3）溃疡性口炎：起病时体温较高，一般在39℃以上，初起口腔黏膜充血红肿，各部位均可发生，以舌、唇内、颊黏膜多见。继之出现大小不等的糜烂或溃疡，边界清楚，覆盖灰白色纤维素性分泌物，易于擦去，遗留溢血的创面，不久又覆盖假膜。患处疼痛剧烈，患儿可表现流涎、烦躁、啼哭、拒食，局部淋巴结肿大。体温1周左右恢复正常。

3. 心理社会状况

家长是否因患儿局部疼痛、拒食、哭闹等而产生焦虑、无能为力感。

4. 辅助检查

鹅口疮取白膜少许置于玻片上加10%氢氧化钠1滴，显微镜下可见真菌的菌丝和孢子。疱疹性口炎患儿白细胞计数多正常或降低。溃疡性口炎患儿白细胞总数和中性粒细胞增多，渗出物涂片可见大量细菌。

5. 治疗要点

保持口腔清洁，多喝水，选择适宜的食物；选用有效抗生素或抗病毒药物局部或全身用药以控制感染；对症及支持治疗。

三、护理诊断与合作性问题

1. 口腔黏膜改变

与口腔感染有关。

2. 疼痛

与口腔黏膜糜烂、溃疡有关。

3. 体温过高

与口腔炎症有关。

4. 知识缺乏

患儿及家长缺乏本病的预防及护理知识。

四、护理措施

1. 口腔黏膜改变的护理

（1）保持口腔清洁：年长儿可用含漱液漱口。鼓励患儿多饮水，进食后漱口，以去除食物碎屑，保持口腔黏膜湿润和清洁。流涎者，应及时清除流出物，保持口周皮肤清洁、干燥，以免发生皮肤糜烂。

（2）按医嘱正确涂药：鹅口疮可用2%碳酸氢钠溶液清洁口腔，局部涂10万～20万U/mL制霉菌素鱼肝油混悬溶液，每日2～3次；疱疹性口炎可涂碘苷，或西瓜霜、锡类散等，为预防继发感染可涂2.5%～5%金霉素鱼肝油；溃疡性口炎可用3%过氧化氢溶液或0.1%依沙吖啶（利凡诺）溶液清洁口腔，溃疡处涂以2.5%～5%金霉素鱼肝油。涂药前先清洗口腔，用无菌纱布或干棉球放在颊黏膜腮腺管开口处和舌系带两侧，以隔断唾液，再用干棉球吸干病变部黏膜表面；涂药时应使用棉签在溃疡面上进行滚动式涂药，且动作要轻、快、准，以免患儿疼痛加重或呕吐；涂药后嘱患儿闭口10分钟，然后取出隔断唾液的纱布或棉球并叮嘱患儿不要马上漱口、饮水、进食。

（3）促进口腔黏膜愈合：加强营养，提供高能量、高蛋白、富含维生素（B族维生素和维生素C）的食物。

（4）预防继发感染及交叉感染：隔离疱疹性口炎患儿；患儿的食具专用，应煮沸消毒或高压灭菌消毒；严格执行消毒隔离制度，母亲哺乳前应清洁乳头及双手，口腔护理前后要洗手。

2. 疼痛的护理

（1）提供温凉的流质或半流质饮食，避免摄入酸辣或粗硬的食物。对不能进食者，应给予肠道外营养，以确保营养及水分的供给。

（2）因疼痛影响进食者，可在进食前局部涂2%利多卡因。

（3）对疼痛患儿态度要和蔼、亲切，帮助稳定其情绪。

3. 体温过高的护理

监测体温变化，如体温超过38.5 ℃，给予松解衣服，置冷水袋、冰袋等物理降温，必要时给予药物降温。

4. 健康指导

向家长解释口炎的病因、诱因；示教局部涂药的方法；指导母亲哺乳前应清洁乳头及双手,做好小儿专用食具的清洁消毒;纠正小儿吸吮手指的不良习惯,养成勤漱口的良好习惯,保持口腔卫生;疱疹性口炎流行期间加强隔离;避免滥用抗生素而诱发鹅口疮;宣传科学喂养知识,提高小儿机体的抵抗力。

(何素健)

任务三 腹泻患儿的护理

小儿腹泻或称腹泻病,是由多病原、多因素引起的以大便次数增多和大便性状改变为特点的一组临床综合征,严重者可引起水、电解质和酸碱平衡紊乱。多发生于6个月至2岁的婴幼儿,其中1岁以下者约占半数,是我国小儿保健重点防治的"四病"之一。一年四季均可发病,但夏、秋季发病率最高。

一、分类

小儿腹泻根据病程分为急性腹泻(2周以内)、迁延性腹泻(2周至2个月)和慢性腹泻(超过2个月),根据病情分为轻型腹泻和重型腹泻,根据病因分为感染性腹泻和非感染性腹泻。

二、病因

1. 易感因素

婴幼儿易患腹泻与下列因素有关。

(1)消化系统特点:婴幼儿消化系统功能发育未成熟,胃酸和消化酶分泌量少,酶活性低,对食物质和量的较大变化耐受力差;因生长发育快,营养物质需要相对多,胃肠负担重。

(2)机体防御能力差:婴幼儿胃酸酸度低,胃排空快,胃酸对进入胃内的细菌杀灭能力弱;血清免疫球蛋白和胃肠道黏膜SIgA均较低;新生儿尚未建立正常肠道菌群,改变饮食或广谱抗生素的使用可使肠道菌群失调。

(3)人工喂养

牛乳中免疫物质缺乏,在加热过程中又易被破坏,且乳品与食具易受污染,故人工喂养儿肠道感染发生率明显高于母乳喂养儿。

2. 感染因素

（1）肠道内感染：又称肠炎，可由病毒、细菌、真菌、寄生虫等引起。a. 病毒感染：80%婴幼儿腹泻由病毒感染引起，尤其是人类轮状病毒导致的秋冬季腹泻最常见。其他有埃可病毒、柯萨奇病毒、腺病毒、冠状病毒等。b. 细菌感染（不包括法定传染病）：以致腹泻大肠埃希菌为主要病原体，包括致病性大肠埃希菌（EPEC）、产毒性大肠埃希菌（ETEC）、侵袭性大肠埃希菌（EIEC）、出血性大肠埃希菌（EGEC）和黏附-集聚型大肠埃希菌（EAEC）五大组，其次是空肠弯曲菌和耶尔森氏菌等。c. 真菌感染：以白念珠菌多见，长期应用广谱抗生素引起菌群失调或长期应用肾上腺皮质激素使机体免疫功能低下，易发生白念珠菌或其他机会致病菌肠炎而引起腹泻。d. 寄生虫感染：蓝氏贾第鞭毛虫、阿米巴原虫等常见。

（2）肠道外感染：可由于发热、病原体释放毒素导致消化功能紊乱，或肠道外感染的病原体（主要是病毒）同时感染肠道，所以当患中耳炎、上呼吸道感染、肺炎、尿路感染、皮肤感染时，可伴有腹泻。

3. 非感染因素

（1）饮食因素：如喂养不定时、量过多、突然改变食物种类、过早给淀粉类或脂肪类食物等；对牛奶蛋白、大豆蛋白等过敏而引起过敏性腹泻；双糖酶缺乏或活性降低，肠道对糖的消化吸收不良而引起腹泻。

（2）气候因素：气候突然变化，腹部受凉使肠蠕动增强；炎热使消化液分泌减少或口渴饮奶过多等都可能诱发消化功能紊乱致腹泻。

知识链接

抗生素相关性腹泻（AAD）是指应用抗生素后发生的与抗生素有关的腹泻。

抗生素相关性腹泻的病因、发病机制复杂。除一些抗生素可降低碳水化合物的运转和乳糖酶水平外，多数研究者认为，抗生素的使用破坏了肠道正常菌群，是引起腹泻最主要的病因。抗生素会破坏肠道正常菌群，引起肠道菌群失调。肠道菌群紊乱时益生菌数量明显下降，机会致病菌数量异常增多，肠道黏膜屏障损伤，消化吸收代谢受到影响，从而导致抗生素相关性腹泻。杜绝滥用抗生素是预防抗生素相关性腹泻的关键。

三、发病机制

导致腹泻发生的机制包括：肠腔内存在大量不能吸收的具有渗透活性的物质（渗透性腹泻）、肠腔内电解质分泌过多（分泌性腹泻）、炎症所致的液体大量渗出（渗出性腹泻）及肠道功能异常（肠道功能异常性腹泻）等。但临床上腹泻常常是多种机制共同作用的结果。

1. 感染性腹泻

大多数病原微生物通过污染的食物、水或通过污染的手、玩具及日用品，或带菌者传播进入消化道。当机体的防御功能下降、大量的微生物侵袭并产生毒力时可引起腹泻。

（1）病毒性肠炎：如轮状病毒侵入小肠黏膜绒毛上皮细胞并复制，使绒毛破坏、受累的肠黏膜上皮细胞脱落，消化吸收面积减少，导致小肠黏膜回吸收水、电解质能力下降，肠液在肠腔内大量集聚而引起腹泻；同时继发双糖酶活性降低，肠腔渗透压增加，加重腹泻。

（2）肠毒素性肠炎：如产毒性大肠埃希菌等不侵入肠黏膜，而是附着到小肠黏膜上进行繁殖释放肠毒素。肠毒素可抑制小肠绒毛上皮细胞吸收 Na^+、Cl^- 和水并促进肠腺分泌 Cl^-，肠液中 Na^+、Cl^- 和水量增多，超过结肠吸收能力，排出大量水样便，导致患儿脱水和电解质紊乱。

（3）侵袭性肠炎：如志贺菌属、沙门菌属、侵袭性大肠埃希菌、空肠弯曲菌等直接侵入小肠或结肠黏膜，导致黏膜充血、水肿、炎性细胞浸润、溃疡和渗出等病变，产生广泛的炎性反应，大便中可有大量白细胞和红细胞，甚至出现脓血便。结肠由于炎症反应不能充分吸收来自小肠的液体，且某些致病菌还会产生肠毒素，故也可出现水样便。

2. 非感染性腹泻

非感染性腹泻主要由饮食不当引起。当饮食不当或量摄入过多时，消化过程出现障碍，不能被充分消化的食物积聚在小肠上端，使肠腔内酸度降低，肠道下部的细菌趁机上移，引起内源性感染，使食物发酵和腐败，生成大量的短链有机酸，致肠腔的渗透压增高，同时协同腐败毒性产物如胺类刺激肠壁使肠蠕动增强引起腹泻，进而发生脱水和电解质紊乱。

案例导入

患儿，男，9个月，因"呕吐、腹泻2天，发热1天"入院。2天前开始出现呕吐，5~6次/日，量少，为胃内容物，后开始腹泻，每日10余次，水样便，量较多，不臭，无脓血，1天前开始发热，呕吐、腹泻加重。体检：T 38.3 ℃，P 130次/分，R 36次/分，体重6.5 kg，精神萎靡，皮肤黏膜极度干燥，前囟、眼窝深度凹陷，哭时无泪，口唇呈现樱桃红。呼吸深而快，四肢厥冷，皮肤有花纹。辅助检查：血WBC $9×10^9/L$，大便检查脂肪球（++），未见白细胞。初步诊断：轮状病毒性肠炎。作为护士你应从哪几方面为患儿进行评估？通过评估你认为患儿存在哪些健康问题？应采取哪些护理措施？

四、护理评估

1. 健康史

评估喂养史，如喂养方式、添加辅食及喂奶情况；注意有无不洁饮食史、食物过敏、腹部受凉或过热致饮水过多；询问患儿粪便情况；了解有无肠道外感染病史等。

2. 身体状况

（1）轻型腹泻：多由饮食因素或肠道外感染引起，起病可急可缓。以胃肠道症状为主，表现为食欲减退，偶有呕吐，大便次数增多，一般每天在10次以内，每次大便量不多，呈稀便或蛋花汤样，有酸味，常见白色或黄白色奶瓣和泡沫。一般无脱水及全身中毒症状，多在数日内痊愈。

（2）重型腹泻：多由肠道内感染引起或由轻型腹泻加重而来，常急性起病。除有胃肠道症状外，还有水、电解质及酸碱平衡紊乱和全身中毒症状。

①胃肠道症状：食欲减退，呕吐频繁，严重者吐咖啡样液体，腹泻频繁，每日大便从十余次到数十次，每次大便量多，呈蛋花汤样或黄绿色水样便，可有少量黏液，常伴有腹胀、腹痛。由于大便的频繁刺激，肛门周围皮肤可发生糜烂，出现臀红。

②水、电解质和酸碱平衡紊乱：a. 脱水。由吐泻丢失体液和摄入量不足所致，按程度可分为轻、中、重度脱水（表8-1），按性质可分为低渗性、等渗性、高渗性脱水（表8-2）。b. 代谢性酸中毒。由于腹泻丢失大量碱性肠液；摄入能量不足引起脂肪分解增加，酮体生成增多；脱水时血容量减少，血液浓缩使血流缓慢，组织缺氧引起乳酸堆积；脱水使肾血流量不足，酸性代谢产物排出减少。因此，腹泻时，绝大多数患

儿都存在代谢性酸中毒，且脱水越重，酸中毒越严重。患儿酸中毒时可出现精神不振、口唇樱红、呼吸深快等症状，轻度或小婴儿酸中毒时常缺乏典型症状。酸中毒分为轻、中、重三度（表8-3）。c. 低钾血症。由于腹泻、呕吐丢失大量含钾较多的胃肠液；进食量少致钾摄入不足；肾脏保钾能力比保钠差，缺钾时仍继续排出一定量的钾，故腹泻患儿常有体内缺钾，尤其是久泻和营养不良的患儿。但在脱水未纠正前，由于血液浓缩、酸中毒时细胞内钾离子向细胞外转移、尿少致排钾量减少等原因，体内钾总量虽减少，但血钾浓度多正常。随着血液被稀释、脱水和酸中毒被纠正、尿量增多后排钾增加、腹泻继续失钾等因素，血钾迅速下降。当血清钾浓度低于3.5 mmol/L时出现低钾血症表现，如肌肉软弱无力、腱反射消失、腹胀、肠鸣音减弱、肠麻痹、呼吸肌麻痹、心音低钝、心动过速，心电图示T波低平、S-T段降低、Q-T间期延长、出现U波，重者可出现心律失常而危及生命。d. 低钙、低镁血症：由于进食量少致钙、镁摄入不足；腹泻、呕吐丢失钙、镁增多，患儿多有钙、镁缺乏，特别是病程长、营养不良和佝偻病患儿更多见。但在未进行液体疗法前，由于脱水致血液浓缩、酸中毒时离子钙增多等原因不出现相应的症状，当脱水和酸中毒被纠正后可出现低钙症状。如腹泻患儿在补液后出现手足搐搦或惊厥，应考虑低钙血症。用钙剂治疗无效时应考虑低镁血症的可能。

表8-1 不同程度脱水的临床特点

	轻度	中度	重度
失水占体重比重	<5%	5%～10%	>10%
累计损失量	30～50 mL/kg	50～100 mL/kg	100～120 mL/kg
精神状态	稍差、略烦躁	烦躁或萎靡	昏睡或昏迷
皮肤（弹性）	稍干燥、稍差	干燥、苍白、差	极干燥、花纹、极差
口腔黏膜	稍干燥	干燥	极干燥
前囟、眼窝	稍凹陷	明显凹陷	深凹陷
眼泪	哭时有泪	哭时泪少	哭时无泪
尿量	稍减少	减少	少尿或无尿
四肢	温	稍凉	厥冷
周围循环衰竭	无	不明显	有，脉细，血压下降

表8-2 不同性质脱水的临床特点

	等渗性脱水	低渗性脱水	高渗性脱水
水、电解质丢失	大致相同	电解质丢失大于水的丢失	水丢失大于电解质的丢失
血钠/（mmol/L）	130~150	<130	>150
主要脱水部位	细胞外液	细胞外液	细胞内液
皮肤弹性	稍差	极差	尚可
口渴	明显	不明显	极明显，烦渴
血压	低	很低，易休克	正常或稍低
精神状态	精神萎靡	嗜睡、昏迷或惊厥	惊厥、肌张力增高
原因	常见于急性腹泻	营养不良伴腹泻	高热、大汗

表8-3 不同程度代谢性酸中毒的临床特点

	轻度	中度	重度
CO_2CP/（mmol/L）	13~18	9~13	<9
精神状态	正常	精神萎靡、烦躁不安	昏睡、昏迷
呼吸改变	呼吸稍快	呼吸深大	呼吸深快、节律不整、有烂苹果味
口唇颜色	正常	樱红	发绀

（3）几种常见类型肠炎。

①轮状病毒肠炎：好发于秋冬季节，又称为秋季腹泻；主要经粪-口传播，也可通过气溶胶形式经呼吸道感染而致病；多见于6~24个月的婴幼儿；潜伏期1~3日，起病急，常伴发热和上呼吸道感染的症状，多无明显中毒症状。病初即出现呕吐；大便次数多、量多、水分多，为黄色水样或蛋花汤样便，带少量黏液，无腥臭味，大便镜检可见脂肪球，偶有少量白细胞；常并发水、电解质及酸碱平衡紊乱；本病为自限性疾病，自然病程3~8日。

②产毒性细菌引起的肠炎：好发于夏季；主要经粪-口传播；潜伏期1~2日，起病较急；病情轻重不等，轻症仅大便次数稍增，性状轻微改变。重症腹泻频繁，量多，呈水样或蛋花汤样，大便镜检无白细胞。常伴呕吐，严重者可伴发热、脱水，电解质和酸碱平衡紊乱。本病为自限性疾病，自然病程3~7日或较长。

③侵袭性细菌包括侵袭性大肠埃希菌、空肠弯曲菌、耶尔森氏菌、鼠伤寒杆菌等细菌导致的肠炎：全年可发病，多见于夏季；起病急，有高热，腹泻频繁，大便呈黏液状，带脓血，有腥臭味；常伴恶心、呕吐、腹痛和里急后重，全身中毒症状明显，

重者可发生感染性休克；大便镜检有大量白细胞及数量不等的红细胞；粪便细菌培养可找到相应的致病菌。

④出血性大肠埃希菌引起的肠炎：大便次数增多，开始为黄色水样便，后转为血水便，有特殊臭味，常伴腹痛，大便镜检有大量红细胞，常无白细胞。

⑤抗生素诱发的肠炎：a. 金黄色葡萄球菌肠炎，多因大量使用抗生素后，引起肠道菌群失调所致；起病急，中毒症状重，主要表现为高热、呕吐、腹泻；轻症大便次数稍多，为黄绿色糊状便，重症大便次数频，每日数十次，脱水、电解质紊乱和酸中毒严重，甚至休克；典型大便呈暗绿色，量多带黏液，有腥臭味，少数为血便；大便镜检可见大量脓细胞和成堆的革兰氏阳性球菌，大便培养金黄色葡萄球菌生长，即可明确诊断。b. 真菌性肠炎，多并发于其他感染或肠道菌群失调时，多为白念珠菌引起；2岁以下婴幼儿多见；常伴有鹅口疮，病程迁延；大便次数多，为黄色稀便，泡沫多，有黏液，有时可见豆腐渣样细块；大便镜检下可见真菌孢子和菌丝。

（4）生理性腹泻：多见于6个月内伴虚胖、湿疹的婴儿；出生后不久即腹泻，除大便次数增多外无其他症状，食欲好，生长发育正常；多数在添加辅食后大便即逐渐转为正常。近年研究发现此类腹泻可能为乳糖不耐受的一种特殊类型。

（5）迁延性和慢性腹泻：多与营养不良和急性腹泻未彻底治疗或治疗不当有关；以人工喂养儿、营养不良儿多见，表现为病情反复，迁延不愈，粪便次数和性状不稳定，严重时出现水、电解质和酸碱平衡紊乱；其中营养不良是危险因素，它与腹泻互为因果，形成恶性循环。

3. 心理社会状况

评估患儿家庭居住条件、经济状况；了解家长对本病的认知程度，是否缺乏科学喂养、饮食卫生、疾病护理等方面的知识，是否因担心危重患儿的预后而焦虑；住院患儿是否因呕吐、腹痛、腹泻而出现烦躁、焦虑和恐惧；年长患儿是否因呕吐物或粪便污染衣物、床铺致自责、自尊心下降。

4. 辅助检查

（1）血液检查。细菌感染时白细胞计数及中性粒细胞增多，病毒感染白细胞计数正常或降低。血生化检查可判断水、电解质及酸碱平衡紊乱的程度和性质。

（2）大便检查。侵袭性细菌引起的肠炎，大便镜检可见较多的白细胞，有时可见红细胞，大便培养可培养出致病菌。侵袭性细菌以外病因引起的腹泻，大便镜检可见脂肪滴和少量黏液，无或偶见少量白细胞。真菌性肠炎可见真菌孢子和菌丝。

5. 治疗要点

调整饮食，预防和纠正水、电解质及酸碱平衡紊乱；合理用药，控制感染，对症支持治疗，加强护理，预防并发症。

五、护理诊断与合作性问题

1. 腹泻

与感染、饮食因素、肠道功能紊乱等有关。

2. 体液不足

与吐泻致体液丢失量过多及摄入量不足有关。

3. 有皮肤黏膜完整性受损的可能

与大便次数增多，大便刺激臀部皮肤等有关。

4. 营养失调，低于机体需要量

与腹泻、呕吐丢失过多和摄入不足有关。

5. 体温过高

与肠道感染有关。

6. 知识缺乏

家长缺乏喂养的知识及相关的护理知识。

六、护理措施

1. 腹泻的护理

（1）调整饮食：限制饮食过严或禁食过久常造成营养不良，并发酸中毒，为了不影响腹泻患儿的生长发育、促进受累肠黏膜的修复，应强调继续喂养。但腹泻患儿消化功能紊乱，故应根据病情适当调整饮食，达到减轻胃肠道负担、恢复消化功能的目的。

①频繁呕吐者，暂禁食（不禁水）4～6小时，待好转后继续进食。

②母乳喂养者，继续哺乳，暂停辅食添加，缩短每次哺乳时间，延长喂养间隔时间。

③人工喂养者，6个月以内婴儿采用稀释乳或发酵乳、脱脂乳；6个月以上应先喂清淡饮食（面条、稀粥等），随消化功能的好转，逐步过渡到正常饮食。

④病毒性肠炎者，多有双糖酶（主要是乳糖酶）缺乏，不宜用蔗糖，应暂停乳类喂养，改为豆浆、发酵乳或去乳糖配方奶粉等。

⑤过敏性腹泻者，停喂过敏性食物，改喂其他食物。

⑥严重腹泻不能耐受经口进食的患儿应加强支持疗法，必要时可用静脉高营养。

（2）防止交叉感染：严格执行消毒隔离制度，包括患儿排泄物、标本及用物的处置。食具、衣物、尿布应专用。对传染性较强的腹泻患儿，应使用一次性尿布，并做焚烧处理。护理患儿前后认真洗手。指导家属及探视人员执行隔离制度，特别是洗手措施。

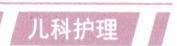

（3）按医嘱用药及其他措施。

①抗生素：大便检查见较多白细胞者，应根据临床特点经验性选用抗生素，再结合大便培养和药敏试验结果进行调整。大肠埃希菌、空肠弯曲菌等感染常选用抗革兰氏阴性杆菌抗生素及大环内酯类抗生素。金黄色葡萄球菌性肠炎、真菌性肠炎应立即停用原使用的抗生素，按症状选用万古霉素、新青霉素或抗真菌药物治疗。大便检查无或偶见白细胞者，一般不用抗生素，但如中毒症状明显不能用脱水解释者，尤其是对重症患儿、新生儿、小婴儿和免疫功能低下者应选用抗生素治疗。

②肠黏膜保护剂：感染控制后可适当使用，可吸附病原体和毒素，增强肠道屏障功能，如蒙脱石散。

③微生态制剂：帮助恢复肠道正常菌群，抑制病原菌生长、繁殖。常用双歧杆菌、嗜乳酸杆菌等制剂。

④止泻剂：因可增加细菌繁殖和毒素的吸收，加重中毒症状，一般应避免使用。只有感染被控制、全身中毒症状消失，但腹泻仍频繁时谨慎使用。

⑤针灸、穴位封闭、推拿对迁延性腹泻效果较好。

（4）心理护理：如患儿吐泻后弄脏衣裤、床铺，应表示理解并宽慰，以保护小儿的自尊心，并及时清理被污染的床褥、衣物等。

2. 体液不足的护理

参照液体疗法。

3. 有皮肤黏膜完整性受损可能的护理

（1）加强臀部皮肤的护理，每次便后用温水清洗臀部并吸干，保持臀部及会阴部皮肤清洁干燥，防止臀红的发生；发生臀红时按臀红护理。

（2）口腔护理：呕吐后用温开水漱口，每日口腔护理1~2次，勤喂水。

（3）眼部护理：重度脱水者应用抗生素滴眼液及用纱布遮盖眼睛，防止损伤。

（4）会阴部护理：女婴尿道接近肛门，应注意会阴部护理，预防上行性尿路感染。

4. 潜在并发症的护理

密切观察病情，如患儿出现呼吸深长、口唇樱红、精神萎靡，应考虑代谢性酸中毒。如患儿出现心音低钝、乏力、反应迟钝、肌张力低下、腹胀、肠鸣音减弱或消失等，应考虑低钾血症。如患儿在输液后出现手足搐搦或惊厥，应考虑低钙或低镁血症。并给予相应的处理（参照液体疗法）。

5. 健康指导

（1）指导护理腹泻患儿的相关知识：介绍腹泻的病因、并发症及相关的治疗措施；强调饮食调整的重要性；指导喂奶前或护理患儿前正确洗手及排便后的处理；指导家长正确配制和使用口服补液盐。

（2）宣传预防腹泻的相关知识：养成良好的卫生习惯，勤剪指甲，饭前、便后洗手；注意食品卫生及食具、玩具的定期消毒；居室要通风，避免过热或受凉；合理喂养，提倡母乳喂养，及时添加辅食，适时断乳，人工喂养选择适宜的代乳品；避免长期滥用广谱抗生素，使用时应加用微生态制剂；生理性腹泻患儿不需治疗，应按时添加辅食；做好感染性腹泻患儿的消毒隔离工作；加强体格锻炼，适当进行户外活动，增强体质。

知识链接

臀红的预防及护理：

臀红是婴儿臀部皮肤长期受尿液、粪便以及漂洗不净的湿尿布刺激、摩擦或局部湿热（用塑料膜、橡皮布等），引起皮肤潮红、溃破，甚至糜烂及表皮剥脱，故又称尿布皮炎。臀红多发生于外生殖器、会阴及臀部。

1. 臀红的分度

根据皮肤受损的程度，分为轻度（表皮潮红）和重度，重度又分为三度，即重Ⅰ度（局部皮肤潮红，伴有皮疹）、重Ⅱ度（除以上表现外，并有皮肤溃破、脱皮）、重Ⅲ度（局部大片糜烂或表皮剥脱，可继发细菌或真菌感染）。

2. 臀红的预防

（1）保持臀部清洁干燥，勤换尿布。

（2）腹泻患儿应勤洗臀部，涂油保护。

（3）勿用油布或塑料布直接包裹患儿臀部。

（4）选用消毒、透气、柔软、吸水性强的棉布尿布。

（5）洗涤尿布应漂净肥皂沫。

3. 臀红的处理

（1）阳光或红外线照射：臀部皮肤暴露于阳光下照射10~20分钟（注意保暖），或用红外线灯或鹅颈灯照射（灯泡功率25~40W，灯泡距离臀部皮肤30~40cm，每次照射15~20分钟，专人看护防止烫伤）。

（2）涂药：涂药时应用棉签在皮肤表面轻柔滚动涂药，避免涂擦造成患儿疼痛和局部皮肤破损。轻度臀红，涂紫草油或鞣酸软膏；重Ⅰ度、重Ⅱ度臀红，涂鱼肝油软膏；重Ⅲ度臀红，涂鱼肝油软膏或康复新溶液（中药），每日3~4次。继发细菌或真菌感染时，可用0.02%高锰酸钾溶液冲洗吸干，然后涂红霉素软膏或硝酸咪康唑霜（达克宁霜），每日2次，用至局部感染控制。

（何素健）

任务四　液体疗法

体液是人体的重要组成部分，保持体液平衡是维持生命的重要条件。体液平衡包括水、电解质、酸碱度、渗透压的平衡，主要依赖神经、内分泌系统，以及肺、肾等器官的正常调节功能。小儿由于体液占体重比例较大、器官功能发育未成熟，容易发生体液平衡紊乱，如处理不当，可危及生命。因此液体疗法是儿科治疗中的重要内容。

一、小儿体液平衡的特点

1. 体液的总量与分布

体液包括细胞内液和细胞外液，细胞外液包括间质液和血浆。体液的总量和分布与年龄有关，年龄越小，体液总量占体重的比例越大，尤其是间质液的比例高；而细胞内液和血浆的比例相对稳定，与成人相接近（表8-4）。

表8-4　不同年龄小儿的体液分布

单位：%

	新生儿	0~1岁	2~14岁	成人
体液总量	80	70	65	55~60
细胞内液	35	40	40	40~45
细胞外液-间质液	40	25	20	10~15
细胞外液-血浆	5	5	5	5

2. 体液的电解质组成

生后数日内的新生儿血钾、氯、磷和乳酸偏高，血钠、钙和碳酸氢盐偏低，其他年龄小儿体液的电解质组成与成人相似。细胞外液的电解质以Na^+、Cl^-、HCO_3^-等为主，

细胞内以 K^+、Ca^{2+}、Mg^{2+}、HPO_4^{2-} 等为主，共同维持着细胞内外的渗透压平衡。

3. 水代谢的特点

（1）水的需要量相对较大，交换率高：小儿由于新陈代谢旺盛，年龄越小，水的出入量相对越大，水的交换率越快，婴儿每日水的交换量约等于细胞外液的1/2，而成人仅占1/7，水的交换率比成人快3~4倍。另外，小儿年龄越小，体表面积相对越大、呼吸频率越快，不显性失水相对越多，故需水量亦相对越多，所以对缺水的耐受力越差，比成人容易出现脱水。婴儿每天需水量约为150 mL/kg，以后每增长3岁，减少约25 mL/kg，成人每天需水量约为50 mL/kg。

（2）体液平衡调节功能不成熟：维持机体的体液平衡主要靠肾、肺、神经内分泌系统及血浆中的缓冲系统，其中肾对体液平衡调节起重要作用。小儿年龄越小，肾功能越不成熟，对体液平衡的调节能力越差。婴儿肾的浓缩能力差，排除同量溶质所需水量较成人多，当入水量不足或失水量增加时易出现脱水；小儿肾的稀释能力相对好，但肾小球滤过率低，水的排泄速度慢，故水的入量过多时易引起水肿和低钠血症。此外，小儿肾脏排钠、排酸能力差，也易发生高钠血症和酸中毒。

二、液体疗法

1. 常用溶液及其配制

溶液张力是指溶液中电解质所产生的渗透压。如等于血浆渗透压为1个张力，即等渗；低于血浆渗透压为低渗；高于血浆渗透压为高渗。

（1）非电解质溶液：常用5%或10%的葡萄糖溶液，5%葡萄糖溶液为等渗液，10%葡萄糖溶液为高渗液，但在进入机体后葡萄糖会迅速氧化生成水和二氧化碳，失去其渗透压的作用，故在液体疗法时，不计算葡萄糖的渗透压。主要用以补充水分和部分热量。

（2）电解质溶液：主要用以补充损失的液体和所需的电解质，纠正体液的渗透压和酸碱平衡失调。

①0.9%氯化钠溶液（生理盐水）为等渗液，Na^+含量（154 mmol/L）与血浆（142 mmol/L）近似，但Cl^-的含量（154 mmol/L）比血浆含量（103 mmol/L）高，大量输注可致高氯性酸中毒，故临床常以2份0.9%氯化钠与1份1.4%碳酸氢钠（或1.87%乳酸钠）混合，使其钠与氯之比为3:2，与血浆中钠氯之比接近，可避免发生高氯性酸中毒，又可纠正代谢性酸中毒。

②复方氯化钠溶液（林格氏液）：亦为等渗液，由0.86%氯化钠、0.03%氯化钾、0.03%氯化钙组成，其作用及特点与生理盐水相似，但可避免输液时发生低血钾和低

血钙。

③碱性溶液：主要用于纠正酸中毒。

碳酸氢钠溶液：1.4%碳酸氢钠为等渗液；5%碳酸氢钠溶液为高渗液，可用5%或10%的葡萄糖液稀释3.5倍即成为等渗的1.4%碳酸氢钠溶液，抢救重度酸中毒时，可不稀释直接静脉注射，但多次使用后可使细胞外液渗透压增高，故不宜多用，小婴儿慎用。

乳酸钠溶液：1.87%乳酸钠溶液为等渗液，11.2%乳酸钠溶液为高渗液，可用5%或10%的葡萄糖液稀释6倍即成为等渗的1.87%乳酸钠溶液，需在有氧条件下，经过肝脏代谢生成HCO_3^-后才起纠酸作用，显效缓慢。故缺氧、休克、肝功能不全、新生儿或乳酸潴留性酸中毒时，不宜使用。

④氯化钾溶液：用于纠正低钾血症。常用10%氯化钾溶液，不能直接静脉推注，须稀释至0.2%~0.3%浓度静脉滴注，输注浓度过高或速度过快可发生心肌抑制致心搏骤停而死亡。

（3）混合溶液：为减少或避免使用某一种溶液的缺点，临床上常根据不同情况的需要，将几种溶液按不同比例配成混合溶液。混合溶液的配制方法见表8-5。

表8-5　几种常用混合液的组成、张力、配制

溶液种类	生理盐水	5%或10%葡萄糖溶液	1.4%碳酸氢钠	渗透压或张力
2∶1等张含钠液	2份	—	1份	等张
1∶1液	1份	1份	—	1/2
1∶2液	1份	2份	—	1/3
1∶4液	1份	4份	—	1/5
2∶3∶1液	2份	3份	1份	1/2
4∶3∶2液	4份	3份	2份	2/3

注：1∶4液1000 mL+10%氯化钾15 mL配成的液体即生理维持液。

（4）口服补液盐溶液（ORS）：是世界卫生组织（WHO）推荐用于治疗急性腹泻合并脱水的一种溶液。配方有：氯化钠0.35 g、枸橼酸钠0.25 g、氯化钾0.15 g、葡萄糖2 g，加温开水至100 mL配制而成，如不计算葡萄糖渗透压为2/3张。适用于预防脱水及轻、中度脱水无呕吐、腹胀者的治疗。

2. 液体疗法

液体疗法的目的是纠正水、电解质和酸碱平衡紊乱，以恢复机体的正常生理功能。补液方案应根据病史、临床表现及必要的实验室检查结果，综合分析水和电解质紊乱程度、性质而定。补液实施过程中应做到三定（定量、定性、定速）、三先（先浓后

淡、先盐后糖、先快后慢）及三补（见尿补钾、见酸补碱、见惊补钙或镁）。液体疗法包括补充累计损失量、继续损失量及生理需要量三个方面。

（1）累计损失量的补充：累计损失量是指自发病后到补液时水和电解质的总丢失量。

①补液量（定量）：补液量应根据脱水程度而定，原则上婴幼儿轻度脱水 30～50 mL/kg，中度脱水 50～100 mL/kg，重度脱水 100～120 mL/kg。

②补液种类（定性）：补液的种类根据脱水的性质而定，低渗性脱水补 2/3 张等张含钠液，等渗脱水补 1/2 张含钠液，高渗脱水补 1/5～1/3 张含钠液。如临床判断脱水性质有困难，可先按等渗性脱水处理。

③补液速度（定速）：补液的速度取决于脱水的程度，原则上先快后慢。累计损失量应在 8～12 小时内补足，滴速为每小时 8～10 mL/kg。重度脱水或有周围循环衰竭者应首先静脉推注或静脉快速滴入 2∶1 等张含钠液 20 mL/kg（总量不超过 300 mL），于 30～60 分钟内静脉输入，以扩充血容量。

（2）继续损失量的补充。继续损失量是指补液开始后，由于呕吐、腹泻等情况继续丢失的液体量，应按实际损失量及性质给予补充。腹泻患儿一般按每日 10～40 mL/kg 计算，补充继续损失量常用 1/3～1/2 张含钠液。

（3）生理需要量的补充：供给基础代谢所需要的水分，每日 60～80 mL/kg，用 1/5～1/4 张含钠液补充。

继续损失量和生理需要量在后 12～16 小时内输入。滴速为每小时约 5 mL/kg。

在实际补液过程中，要对以上三部分需要进行综合分析，第一天的补液总量为轻度脱水 90～120 mL/kg，中度脱水 120～150 mL/kg，重度脱水 150～180 mL/kg。

3. 腹泻患儿的液体疗法

腹泻患儿的补液方法包括口服补液法和静脉补液法两种。

（1）口服补液法：用于腹泻患儿预防脱水以及轻、中度脱水，患儿的累计损失量和继续损失量的补充。新生儿以及心肾功能不全、休克、呕吐次数多、腹胀者不宜用。

①溶液种类：ORS 液；米汤口服液，取米汤 500 mL，加细盐 1.75 g（约半啤酒瓶盖）；糖盐水，取白开水 500 mL，加细盐 1.75 g、白糖 10 g。

②补液量：腹泻患儿预防脱水可选择上述任何一种溶液，补液量 20～40 mL/kg，4 小时内服完，以后能喝多少喝多少。补充累计损失量，轻度脱水 50～80 mL/kg，中度脱水 80～100 mL/kg，8～12 小时内服完；继续损失量按实际损失给予补充。

③补液方法：少量多次口服，2 岁以下患儿用勺口服，每 1～2 分钟喂 1 勺（约 5 mL），如遇恶心，可停 10 分钟，改为每 2～3 分钟 1 勺（约 5 mL），年长儿可直接用杯

子少量多次饮用。

④护理：ORS液含电解质较多，张力较高，久用可引起高钠血症，故口服补液期间应让患儿喝白开水，密切观察患儿病情变化。如预防补液患儿腹泻停止或治疗补液患儿脱水被纠正应停服。如出现眼睑水肿，应停服ORS液，改服白开水。如病情加重应改用静脉补液。

（2）静脉补液法：适用于严重呕吐、腹泻，伴中、重度脱水的患儿，可快速纠正水、电解质及酸碱平衡紊乱。腹泻患儿第一天补液如下：

①溶液总量（定量）：根据脱水的程度而定。

②溶液种类（定性）：按脱水性质选择溶液种类。补充累计损失量时等渗性脱水用1/2张含钠液，低渗性脱水用2/3张含钠液，高渗性脱水用1/5~1/3张含钠液。如暂时不能判断脱水性质时，可按等渗性脱水补液。继续损失用1/3~1/2张含钠液。生理需要量用1/5~1/3张含钠液。

③输注速度（定速）：原则为先快后慢。凡重度脱水伴有周围循环障碍者，须首先扩充血容量，用2∶1等张含钠液或1.4%碳酸氢钠20 mL/kg（总量≤300 mL）在30~60分钟内快速静脉输入，以扩充血容量。扩容的液体量应包含在累计损失量内。累计损失量（约为补液总量的1/2）应于8~12小时内输完，输注速度为每小时8~10 mL/kg。低渗性脱水的累计损失量的输注速度可稍快，高渗性脱水应略慢，因快速输入低渗液，细胞外液的渗透压降低，水易进入细胞内引起脑水肿。余量（包括继续损失量和生理需要量）在后12~16小时内输完，约每小时5 mL/kg。

④纠正酸中毒：轻度酸中毒，因输入溶液中含碱性溶液，可得到纠正。一般pH<7.3时即可用碱性溶液，常首选碳酸氢钠溶液，可根据血气分析结果按公式计算，5%碳酸氢钠量（mL）=剩余碱（-BE）×0.5×体重（kg），一般稀释成1.4%溶液输入，首次给计算量的1/2，后依据病情决定是否继续使用。

⑤补钾：按氯化钾每日200~300 mg/kg给予。轻度低钾血症可口服，低钾症状明显者需静脉补钾。静脉补钾时禁止静脉推注；全日总量应均匀分布于全日静脉输液中，浓度不超过0.3%；必须见尿补钾（近6小时有排尿或膀胱中有潴留尿）；每日补钾总量静滴时间不少于6~8小时。为纠正细胞内缺钾，补钾应持续至少4~6日，低钾的症状好转后可改为口服补钾，饮食恢复至正常饮食一半后，可停止补钾。

⑥补钙或补镁：补液过程中如出现惊厥、抽搐等症状，应首先考虑低钙血症，用10%葡萄糖酸钙5~10 mL加双倍量葡萄糖液稀释后缓慢静脉注射，如补钙后症状未改善考虑低镁血症，可测定血镁浓度，同时深部肌内注射25%硫酸镁，每次0.1 mL/kg，每日3~4次，症状缓解后停用。

第二天及以后的补液主要补充生理需要量和继续损失量,继续补钾、纠酸。一般可改为口服补液,如仍需静脉补液者,应重新估算补液量。继续损失量的补充遵循"丢多少补多少"的原则,用 1/3～1/2 张含钠液。生理需要量每天 60～80 mL/kg,用 1/5 张含钠液;总量在 12～24 小时内均匀静脉滴注。

⑦护理。

补液前准备,全面掌握患儿的病情及补液的目的和意义。掌握常用溶液的作用和配制方法,按补液的顺序准备好溶液及物品。做好"三查七对"。向患儿家属解释静脉补液的目的以取得合作。帮助患儿消除恐惧心理。对不合作的患儿进行适当约束或给予镇静剂。

补液时,严格执行无菌操作制度。严格执行医嘱规定的输液速度(新生儿及心、肺功能异常的使用输液泵)。

补液中,经常检查输液速度,密切观察,若患儿出现烦躁不安、呼吸加快、脉率增快、口吐粉红色泡沫样痰等,应考虑是否发生心衰或急性肺水肿。观察患儿面色及肌张力改变,有无心音低钝或心律不齐、腹胀、腱反射减弱或消失等,有无发生低血钾。观察患儿面色及呼吸改变,小婴儿有无精神萎靡,有无酸中毒。观察补液效果,如补液 3～4 小时后开始排尿,提示血容量恢复,24 小时后皮肤弹性恢复,眼窝凹陷消失,皮肤、黏膜干燥好转,无口渴,表明脱水已被纠正。如补液后眼睑出现水肿,应考虑输入溶液张力过高。如尿量恢复但脱水未被纠正,应考虑输入溶液张力过低。

准确记录 24 小时液体出入量。入量包括静脉补液量、口服补液量和食物中含水量。出量包括大小便丢失的液量(用称尿布法计算婴幼儿大小便丢失的液量)、呕吐物中的液量和不显性失水量。

(3) 几种特殊情况患儿的液体疗法:

①新生儿:新生儿对水、电解质、酸碱平衡的调节功能不完善,补液总量及速度应严格控制,电解质溶液应减少。新生儿血钾偏高(生理性溶血),故围生期新生儿输液时一般不需补钾。

②营养不良伴腹泻:营养不良伴腹泻患儿大多为低渗性脱水,且在判断脱水程度时易判断过重,故补液总量按现有体重计算后应减少 1/3;输入的溶液张力应高些;补液速度宜慢。

③婴幼儿肺炎:重症肺炎患儿,因进食少、呼吸快、体温高、多汗,或伴有吐泻,导致体液丢失而出现脱水,并常伴有混合性酸中毒及心功能不全,故补液时总量不能过多,电解质浓度不能过高,补液速度宜慢,纠正酸中毒时尽量少用碱性溶液,应以改善肺的通气、换气功能为主。

项目小结

本项目重点掌握腹泻的护理及液体疗法。肠道内、外感染,菌群紊乱,饮食不当以及气候因素等均可引起腹泻。肠道内感染中,病毒以轮状病毒最常见,是婴幼儿秋冬季腹泻的主要病原,细菌以致腹泻大肠埃希菌多见。轻型腹泻以胃肠道症状为主;重型腹泻除有较重的胃肠道症状外,还有明显的全身中毒症状和脱水、酸中毒及电解质紊乱。治疗原则以调整饮食,预防和纠正水、电解质及酸碱平衡紊乱,合理用药,控制感染,预防并发症为主。护理措施主要有调整饮食、恢复并维持体液平衡、加强臀部皮肤护理、密切观察病情等。液体疗法常用的溶液有葡萄糖溶液,各种电解质溶液,混合溶液,口服补液盐等;补液实施过程中应做到三定(定量、定性、定速)、三先(先浓后淡、先盐后糖、先快后慢)及三补(见尿补钾、见酸补碱、见惊补钙或镁)。液体疗法包括补充累计损失量、继续损失量及生理需要量三个方面。

(何素健)

 目标检测

1. 婴儿易发生溢乳的主要原因是( )。
   A. 食管下段括约肌发育不成熟　　B. 胃呈水平位,贲门肌张力低
   C. 胃容量小　　D. 食管呈漏斗状
   E. 幽门括约肌发育差
2. 母乳喂养儿肠道细菌以( )为主。
   A. 链球菌　　B. 大肠杆菌
   C. 双歧杆菌　　D. 变形杆菌
   E. 嗜酸杆菌
3. 鹅口疮患儿,清洁口腔常用( )。
   A. 温开水　　B. 生理盐水
   C. 0.1%醋酸　　D. 2%碳酸氢钠溶液
   E. 3%过氧化氢溶液

4. 鹅口疮的局部用药最好选择（　　）。

A. 碘苷　　　　　　　　　　B. 锡类散

C. 5%金霉素鱼肝油　　　　　D. 西瓜霜

E. 制霉菌素

（5～7题共用题干）患儿，2岁，发热、拒食。查体：口角、舌面及齿龈处出现成簇小疱疹，部分破溃成溃疡，颌下淋巴结肿大，咽充血，心肺正常。

5. 最可能的诊断是（　　）。

A. 鹅口疮　　　　　　　　　B. 疱疹性口炎

C. 溃疡性口腔炎　　　　　　D. 疱疹性咽峡炎

E. 咽结合膜热

6. 引起该患儿口炎的病原体是（　　）。

A. 白念珠菌　　　　　　　　B. 单纯疱疹病毒

C. 链球菌　　　　　　　　　D. 金黄色葡萄球菌

E. 腺病毒

7. 局部涂药护理措施不当的是（　　）。

A. 先清洗口腔

B. 涂药前应堵住三大唾液腺的开口

C. 涂药前用干棉球吸干病变部黏膜表面

D. 涂药时应使用棉签在溃疡面上进行滚动式涂药

E. 涂药时动作要慢

8. 秋冬季小儿腹泻的病原体主要是（　　）。

A. 脊髓灰质炎病毒　　　　　B. 腺病毒

C. 大肠埃希菌　　　　　　　D. 埃可病毒

E. 轮状病毒

9. 迁延性小儿腹泻的病程是（　　）。

A. 1～4周　　　　　　　　　B. 2～4周

C. 1～8周　　　　　　　　　D. 2～8周

E. 3～12周

10. 婴儿重型与轻型腹泻的主要区别是（　　）。

A. 病程长短　　　　　　　　B. 热度高低

C. 大便次数　　　　　　　　D. 呕吐次数

E. 有无水、电解质及酸碱平衡紊乱

11. 小儿轻型腹泻胃肠道症状不包括（　　）。

　　A. 食欲减退　　　　　　　　B. 偶有呕吐

　　C. 大便次数<10次/日　　　　D. 大便量少，呈稀糊便

　　E. 大便检查常见白色奶瓣

12. 护理评估婴儿腹泻重度脱水的主要依据是（　　）。

　　A. 眼窝、前囟深凹　　　　　B. 皮肤弹性极差

　　C. 哭无泪，尿量极少　　　　D. 精神极度萎靡

　　E. 外周循环衰竭

13. 等渗性脱水时血清钠浓度是（　　）。

　　A. 100～120 mmol/L　　　　 B. 130～150 mmol/L

　　C. 100～130 mmol/L　　　　 D. 120～140 mmol/L

　　E. 150～180 mmol/L

14. 一重型腹泻婴儿，经输液6小时后排尿，但出现精神萎靡、心音低钝、四肢无力、腹胀、肠鸣音减弱、应考虑为（　　）。

　　A. 酸中毒　　　　　　　　　B. 低血钠

　　C. 低血钾　　　　　　　　　D. 低血钙

　　E. 低血镁

15. 患儿，男，3个月，母乳喂养。腹泻2个月，大便3～6次/天，稀糊状，无脓血。食欲好，面有湿疹，体重5.6 kg。最可能的诊断是（　　）。

　　A. 迁延性腹泻　　　　　　　B. 慢性腹泻

　　C. 生理性腹泻　　　　　　　D. 饮食性腹泻

　　E. 感染性腹泻

（16～19题共用题干）患儿，女，6个月，体重5 kg，唇腭裂，腹部皮下脂肪0.3 cm，腹泻3天，大便呈蛋花汤样，7～8次/天，无腥臭，曾奶后呕吐2次。面色稍苍白，精神稍差，皮肤弹性较差，眼窝及前囟凹陷，哭时有泪。血清钠132 mmol/L。

16. 该患儿的脱水程度及性质为（　　）。

　　A. 轻度低渗性脱水　　　　　B. 中度等渗性脱水

　　C. 轻度等渗性脱水　　　　　D. 中度低渗性脱水

　　E. 重度等渗性脱水

17. 其第1天补液总量应为（　　）。

　　A. 60～80 mL/kg　　　　　　B. 80～100 mL/kg

　　C. 90～120 mL/kg　　　　　 D. 120～150 mL/kg

　　E. 150～180 mL/kg

18. 第1天补液，累计损失量宜用下列（　　）种液体。

A. 1/2张含钠液　　　　　　　　B. 1/3张含钠液

C. 1/4张含钠液　　　　　　　　D. 2/3张含钠液

E. 等张含钠液

19. 其中累计损失量应于（　　）小时内补完。

A. 0.5～1小时　　　　　　　　B. 4～6小时

C. 6～8小时　　　　　　　　　D. 8～12小时

E. 10～12小时

20. 腹泻患儿，脱水明显伴有周围循环障碍者，扩容选用（　　）。

A. 2/3张含钠液 20 mL/kg　　　　B. 2/3张含钠液 40 mL/kg

C. 2∶1液 20 mL/kg　　　　　　D. 2∶1液 30 mL/kg

E. 2∶1液 40 mL/kg

21. 扩容液一般应在（　　）内输完。

A. 10分钟　　　　　　　　　　B. 20分钟

C. 30～60分钟　　　　　　　　D. 2小时

E. 4小时

22. 有关臀红患儿臀部皮肤护理不正确的是（　　）。

A. 勤换尿布　　　　　　　　　B. 便后及时用温水洗净，涂鞣酸软膏

C. 臀部用塑料布包裹　　　　　D. 红外线照射，每次15～20分钟

E. 重度臀红时用抗生素软膏

23. 不属于轮状病毒肠炎特点的是（　　）。

A. 多见于6个月至2岁的小儿　　B. 多见于秋季

C. 常伴有上呼吸道感染　　　　D. 全身中毒症状不明显

E. 大便为黄色水样或蛋花汤样，有腥臭味

24. 脱水患儿经补液后血容量已恢复的主要证据是（　　）。

A. 皮肤弹性恢复　　　　　　　B. 血压恢复正常

C. 眼眶凹陷恢复　　　　　　　D. 口舌湿润，无口渴

E. 尿量增加

25. 一腹泻患儿，呕吐频繁，护士告诉家长患儿禁食的时间不宜超过（　　）。

A. 2～4小时　　　　　　　　　B. 4～6小时

C. 6～8小时　　　　　　　　　D. 8～10小时

E. 10～12小时

26. 一腹泻患儿经补液后出现低血钾症状，补钾措施不当的是（　　）。

A. 见尿补钾
B. 必要时可缓慢静脉推注
C. 静脉补钾时浓度不超过0.3%
D. 每日补钾总量静滴时间不少于6~8小时
E. 滴注速度不可过快

27. 患儿，男，3个月，腹泻3天，每天10余次稀水便，呕吐、尿少、前囟凹陷，精神萎靡，呼吸深快，口唇樱桃红，考虑该患儿腹泻伴有（　　）。

A. 休克
B. 酸中毒
C. 败血症
D. 低钾血症
E. 中毒性脑病

28. 在纠正脱水的维持补液阶段，补液的目的是（　　）。

A. 继续纠正脱水
B. 补充累计损失量
C. 迅速增加血容量
D. 改善循环及肾功能
E. 补充生理需要量和继续损失量

29. 病毒性肠炎治疗最好选用（　　）。

A. 饮食和支持疗法
B. 口服吗啉胍
C. 静脉滴注氨苄西林
D. 利巴韦林肌注
E. 口服庆大霉素

30. 小儿低钾血症的判断标准是血清钾浓度低于（　　）。

A. 2.5 mmol/L
B. 3.0 mmol/L
C. 3.5 mmol/L
D. 4.0 mmol/L
E. 4.5 mmol/L

项目九 呼吸系统疾病患儿的护理

学习目标

知识目标

了解小儿呼吸系统解剖、生理、免疫特点及其与本系统疾病的关系。熟悉小儿急性上呼吸道感染、急性支气管炎、肺炎的概念、病因、治疗要点。掌握上述疾病护理评估要点、主要护理诊断及合作性问题、护理措施。

技能目标

能运用护理程序对急性上呼吸道感染、急性支气管炎、肺炎患儿进行整体护理。能配合医生对高热惊厥、肺炎伴心衰患儿实施急救。能进行健康教育。

任务一　小儿呼吸系统解剖生理特点

一、解剖特点

呼吸系统以环状软骨为界划分为上、下呼吸道。上呼吸道包括鼻、鼻窦、咽、咽鼓管、会厌及喉，下呼吸道包括气管、支气管、毛细支气管、呼吸性毛细支气管、肺泡管及肺泡。

1. 上呼吸道

婴幼儿鼻腔短小、无鼻毛，黏膜柔嫩且血管丰富，易于感染，并易引起鼻塞而致呼吸与吸吮困难；鼻窦口相对较大，且鼻窦黏膜与鼻腔黏膜相连，急性鼻炎时易致鼻窦炎，以上颌窦及筛窦最易感染；鼻泪管短，开口处瓣膜发育不全，上呼吸道感染时易致结膜炎；咽鼓管宽、短、平、直，鼻咽炎时易致中耳炎；腭扁桃体在1岁末逐渐增大，4～10岁发育达高峰，14～15岁后逐渐退化，故扁桃体炎多见于年长儿，婴儿少见；喉部呈漏斗状，喉腔与声门裂较窄，黏膜柔嫩且富有血管及淋巴组织，故轻微炎症即可引起喉头狭窄，导致呼吸困难和声音嘶哑。

2. 下呼吸道

婴幼儿气管、支气管相对窄，黏膜柔嫩且血管丰富，软骨柔软，缺乏弹力组织，黏液腺分泌不足，气道较干燥，纤毛运动差，清除能力弱，故气管、支气管易于感染，并可致呼吸道阻塞；右支气管粗短，为气管的直接延伸，异物易进入右支气管，并可引起右侧肺不张和肺气肿；肺的弹力纤维发育差，血管丰富，间质发育旺盛，肺泡小且数量少，使其含血量相对多而含气量少，肺部易感染，并易引起间质性炎症、肺不张或肺气肿等。

3. 胸廓

婴幼儿胸廓短，呈桶状，肋骨水平位，膈肌位置较高，胸腔较小而肺相对较大，呼吸肌发育差，呼吸时胸廓运动幅度小，使肺的扩张不充分，影响通气、换气，患病时易发生缺氧、发绀；纵隔相对较大，纵隔周围组织松软、富于弹性，胸腔积液或积气时易致纵隔移位。

二、生理特点

1. 呼吸频率、节律与呼吸类型

小儿代谢旺盛，需氧量高，潮气量小，故小儿年龄越小，呼吸频率越快（表9-1）。

小儿呼吸中枢调节能力差,易出现呼吸节律不齐,甚至呼吸暂停,尤以新生儿、早产儿最显著。婴幼儿肋间肌发育差,易疲劳,呼吸时呈腹式呼吸,随着年龄增长,肋间肌逐渐发育,膈肌下移,肋骨由水平逐渐变为斜位,胸廓前后径和横径增大,逐渐出现胸腹式呼吸。

表9-1　各年龄小儿呼吸和脉搏频率比较

年龄	呼吸/(次/分)	脉搏/(次/分)	呼吸：脉搏
新生儿	40～50	120～140	1：3
1岁以下	30～40	110～130	1：(3～4)
2～3岁	25～30	100～120	1：(3～4)
4～7岁	20～25	80～100	1：4
8～14岁	18～20	70～90	1：4

2. 呼吸功能的特点

小儿各项呼吸功能的储备能力均较低,当患呼吸道疾病时易发生呼吸功能不全。

(1) 肺活量：小儿为50～70 mL/kg,成人为70～80 mL/kg。

(2) 潮气量：年龄越小,潮气量越小,按体表面积计算亦小于成人。

(3) 每分通气量：正常婴幼儿每分通气量如按体表面积计算与成人近似。

(4) 气体弥散量：小儿肺泡毛细血管总面积与总容量均比成人小,气体弥散量也小,但以单位肺容积计算则与成人近似。

(5) 气道阻力：小儿气道阻力大于成人,随年龄增长气道管腔发育而递减。

三、免疫特点

小儿呼吸道的特异性和非特异性免疫功能均差。婴幼儿的SIgA、IgA、IgG含量均低,尤其以SIgA为低,肺泡巨噬细胞功能不足,乳铁蛋白、溶菌酶、干扰素、补体等的数量少且活性低。小婴儿鼻前庭无鼻毛,咳嗽反射弱,气道黏膜纤毛运动功能差,滤过及清除尘埃、异物的能力差。由于上述特点,小儿易发生呼吸系统感染性疾病,同时由于呼吸功能的储备能力低,又易发生呼吸衰竭。

(刘立杰)

任务二　急性上呼吸道感染患儿的护理

急性上呼吸道感染简称上感，是儿科最常见的疾病，是由各种致病性微生物引起的上呼吸道炎症的总称。如炎症局限在某部位，亦可称为急性鼻炎、急性咽炎、急性扁桃体炎等。

罹患疾病、气候改变、护理不当或生活环境不良等因素均可使小儿全身或呼吸道局部防御功能降低，从而诱发本病。病原体90%以上是病毒，如呼吸道合胞病毒、冠状病毒、副流感病毒、流感病毒、鼻病毒、腺病毒、柯萨奇病毒、EB病毒等。病毒感染后可继发细菌感染，最常见的是溶血性链球菌，其次为肺炎球菌、流感嗜血杆菌等。肺炎支原体也可引起。

案例导入

丽丽，女，2岁半，因受凉引起"鼻塞、流涕、发热1天"来院就诊。体检：发育可，体温39.2 ℃，咽红，心肺听诊（-）。辅助检查：WBC $8.0×10^9$/L，胸片显示正常。初步诊断：急性上呼吸道感染。作为护士你应从哪几方面为患儿进行评估？通过评估你认为患儿存在哪些健康问题？应采取哪些护理措施？

一、护理评估

1. 健康史

了解患儿的喂养史及患病史，有无维生素D缺乏性佝偻病、营养不良、贫血等疾病；评估患儿家庭居住环境，有无通风不良、居住拥挤、空气混浊、阳光照射不足等；询问病前有无受凉或过度保暖等诱因；有无与呼吸道感染患者接触史。

2. 身体状况

症状的轻重与年龄、病原和机体抵抗力有关。年长儿症状轻，以局部症状为主；婴幼儿症状重，常有明显的全身症状。

（1）一般类型上感。

①症状：a. 局部症状，如鼻塞、喷嚏、流涕、干咳、咽部不适、咽痛等；b. 全

身症状，如发热、头痛、食欲缺乏、乏力、全身不适等。婴幼儿多有高热，伴有呕吐、腹泻、烦躁，甚至高热惊厥。部分患儿有脐周阵发性腹痛，与发热所致肠痉挛或肠系膜淋巴结炎等有关。

②体征：咽部充血，扁桃体可充血肿大（图9-1）、表面可有炎性出物，颌下淋巴结肿痛，肺部听诊一般正常，肠道病毒引起者可有不同形态的皮疹。

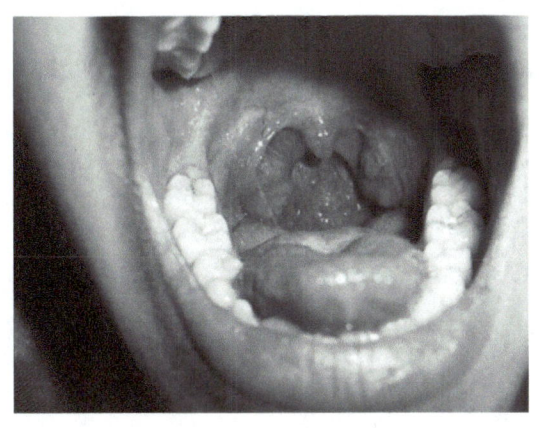

图9-1　扁桃体肿大

（2）三种特殊类型上感。

①疱疹性咽峡炎：由柯萨奇A组病毒引起，起病急，多发生于夏秋季。症状有高热、咽痛等。体征：咽部充血，腭咽弓、悬雍垂、软腭处可见数个2～4 mm大小的疱疹，周围绕有红晕，1～2日破溃后形成小溃疡。病程1周左右。

②咽结合膜热：由腺病毒所致，可在小儿集体机构中流行，多发生于春夏季。以发热、咽炎、眼结膜炎为特征，症状有高热、咽痛、流泪、眼部刺痛、消化道症状等。体征：咽部充血、一侧或双侧睑结膜及球结膜充血、颈部及耳后淋巴结肿大。病程1～2周。

③流行性感冒：由流感及副流感病毒引起，有明显流行病学史。主要症状有高热、头痛、咽痛、肌肉关节酸痛等，呼吸道卡他症状可不明显。

（3）并发症：婴幼儿多见。高热可引起热性惊厥；炎症波及邻近器官或向下蔓延，引起中耳炎、结膜炎、鼻窦炎、咽后壁脓肿、颈淋巴结炎、气管炎、肺炎等；年长儿如为链球菌感染者可引起急性肾炎、风湿热等。

3. 心理社会状况

因鼻塞影响患儿进食，可导致患儿烦躁、哭闹，家长产生焦虑。因患儿出现高热或惊厥等严重表现，家长易产生抱怨、急躁、紧张、恐惧等不良情绪。

4. 辅助检查

白细胞计数正常或偏低、中性粒细胞减少、淋巴细胞计数相对增高提示病毒感染，白细胞及中性粒细胞增高提示细菌感染。鼻咽分泌物病毒分离、血清学检测、咽拭子培养可明确病原。如为链球菌感染者，2~3周后血抗链球菌溶血素（ASO）滴度可增高。

5. 治疗要点

（1）一般治疗：注意休息、多饮水、补充维生素，做好呼吸道隔离，预防并发症。

（2）控制感染：病毒感染者常用利巴韦林（病毒唑、三氮唑核苷），细菌感染者常用青霉素类、头孢菌素类、大环类酯类。如为流感，可在病初使用磷酸奥司他韦口服；如为链球菌感染，常规使用青霉素10~14日。

（3）对症治疗：高热者采取降温措施，惊厥者止惊，咽痛者含服咽喉片，病毒性结膜炎者用0.1%阿昔洛韦滴眼，鼻塞严重妨碍吸吮者用0.5%麻黄碱滴鼻。

二、护理诊断与合作性问题

1. 体温过高

与上呼吸道感染有关。

2. 舒适度改变

与咽部不适、鼻塞等有关。

3. 潜在并发症

热性惊厥最为常见，其次为急性肾小球肾炎、风湿热、支气管炎等。

三、护理措施

1. 体温过高的护理

（1）一般护理：保持室内安静、通风良好（防止对流风）；衣被厚薄适当，不宜过度保暖；及时更换被汗水浸湿的衣被并用温水擦拭皮肤；注意补充水分，必要时静脉补液；进食富含维生素并易消化的清淡食物，宜少食多餐。

（2）降温措施：一般4小时测1次体温，如为超高热或有高热惊厥史者应1~2小时测量1次。当体温超过38.5 ℃时，可予以物理降温（如头部冷敷、温水浴等）或遵医嘱给予药物降温（如口服对乙酰氨基酚、布洛芬等，或安乃近溶液滴鼻，用药过程中要注意多饮水，防止大量出汗后虚脱），若既往有高热惊厥病史，则应及早处理。退热措施实施30分钟后复测体温，并做好记录，观察效果及有无副作用的发生。

（3）遵医嘱用药：按医嘱使用抗病毒药物，如利巴韦林（3~5日为一个疗程），合并细菌感染者按医嘱使用抗生素。

（4）预防高热惊厥：关键在于有效控制患儿体温；减少声、光等不良刺激；密切观察惊厥先兆表现，若高热患儿出现兴奋、烦躁、惊跳等先兆症状，应立即通知医生并遵医嘱给予镇静剂（注意注射速度、有无呼吸抑制）。

2. 舒适度改变的护理

（1）室温维持在18～22 ℃、湿度50%～60%，有利于鼻腔分泌物湿润、排出。

（2）及时清除鼻腔分泌物，如因鼻塞而严重妨碍吸吮的婴儿，宜在哺乳前10～15分钟清除鼻腔分泌物后用0.5%麻黄碱滴鼻，每次1～2滴（过频或量过多可引起心悸），使鼻腔通畅，保证吸吮。

（3）咽部不适或咽痛时可给予含服咽喉片或雾化吸入。

（4）婴幼儿进食后喂少许温开水清洗口腔，年长儿饭后漱口，保持口腔清洁。

3. 潜在并发症的护理

注意咳嗽的性质、有无出现皮疹、神经系统症状等，以便早期发现传染病及时采取措施。如为链球菌感染，应足量规范使用抗生素（首选青霉素），彻底清除病灶，防止发生急性肾炎、风湿热；如患儿病情加重，高热持续不退，应考虑炎症病灶有无转移，需及时报告和处理。

4. 健康指导

（1）指导护理上呼吸道感染患儿的相关知识。介绍上呼吸道感染的病因、并发症及相关的治疗措施；强调注意休息，多饮水，做好呼吸道隔离；指导正确擤鼻涕，避免用力以防止发生鼻窦炎、中耳炎；不随意使用抗生素，因为本病绝大多数是由病毒引起；指导如何预防高热惊厥及发生时如何处理。

（2）宣传预防上呼吸道感染的相关知识。

①增强机体抵抗力和适应气候变化的能力是关键。科学喂养，提倡母乳喂养，及时添加辅食，保证足量蛋白质和维生素的摄入；加强体格锻炼，多进行户外活动；积极防治各种营养障碍性疾病，如佝偻病、营养不良及贫血等；根据气候变化及时增减衣物，避免过热或过冷。

②小儿居室采取湿式消毒，保持清洁。注意通风，保持空气新鲜。

③在呼吸道疾病流行期间，避免去人多拥挤的公共场所，居室可用食醋熏蒸法进行消毒（按每立方米用食醋5～10 mL，加水1～2倍，加热熏蒸到全部汽化），可服用板蓝根等预防。

知识链接

小儿捂热综合征

常发生在寒冷季节,多数是1岁以下婴儿。由于过度保暖和捂闷过久,如衣被过多、包裹过严,以及室内温度过高,孩子缺氧、窒息、不能有效散热而发病。常表现为高热、体温41～43 ℃,全身大汗、面色苍白,哭声低弱。若未及时处理可进一步加重,大汗过后体温突然下降,出现烦躁不安、抽搐、尿少、呼吸暂停、全身皮肤发花等,呈呼吸循环衰竭状态,同时因脑缺氧引起脑水肿。严重者可留下癫痫、瘫痪等后遗症,甚至导致死亡。

(刘立杰)

任务三 急性支气管炎患儿的护理

急性支气管炎是支气管黏膜的急性炎症,多继发于上呼吸道感染,婴幼儿多见。因为气管常同时受累,故又称为急性气管支气管炎。

凡能引起上呼吸道感染的病原体都可引起支气管炎。可为病毒、细菌或混合感染,特异性体质、免疫功能低下、营养障碍性疾病等常易使患儿反复发生支气管炎,气候变化、空气污染、化学因素的刺激为本病的诱发因素。

案例导入

菲菲,女,3岁半,因"发热、咳嗽5天"来院就诊。主诉5天前因受凉出现咳嗽,初为干咳,后转为有痰咳嗽。社区门诊予以"小儿止咳糖浆"口服,"青霉素"输液3天,未见明显好转,遂来我院就诊。体检:发育可,体温39.2 ℃,咽红,P 130次/分,R 36次/分,双肺呼吸音粗糙,可闻及不固定的干、湿啰音。辅助检查:WBC 12×10^9/L。胸片显示肺纹理增粗。初步诊断:急性支气管炎。作为护士你应从哪几方面为患儿进行评估？通过评估你认为患儿存在哪些健康问题？应采取哪些护理措施？

一、护理评估

1. 健康史

了解患儿的喂养史及患病史，有无维生素D缺乏性佝偻病、营养不良、慢性鼻窦炎、贫血等疾病；评估患儿家庭居住环境，有无通风不良、居住拥挤、空气混浊、化学刺激、阳光照射不足等；询问病前有无受凉或过度保暖等诱因；有无与呼吸道感染患者接触史，病前有无上呼吸道感染史；有无湿疹或过敏史；有无反复发作史。

2. 身体状况

症状以咳嗽为主（初为干咳，后有痰）。婴幼儿全身症状重，常有发热、呕吐、腹泻等。体征有双肺呼吸音粗及不固定的散在干、湿啰音。

婴幼儿可发生一种特殊类型的支气管炎，称为哮喘性支气管炎，也称喘息性支气管炎，是以喘息为突出表现的婴幼儿急性支气管炎，其特点为：a. 多见于3岁以下，常有湿疹或其他过敏史；b. 有类似哮喘的症状，如呼气性呼吸困难，肺部叩诊过清音，双肺听诊满布哮鸣音及少量粗湿啰音；c. 常有反复发作倾向，一般随年龄增长发作渐减少，至学龄期痊愈，少数可发展为支气管哮喘（表9-2）。

表9-2 哮喘性支气管炎与支气管哮喘比较

	哮喘性支气管炎	支气管哮喘
好发年龄	3岁以下	大多3岁以上
过敏史	有	有
家族史	一般没有	有
类似哮喘表现	有	有
治疗	抗炎、平喘	抗炎、平喘，可用免疫抑制剂
预后	良好，大多在6岁后自愈	差，常终生反复发作

知识链接

支气管哮喘简称哮喘，是由多种细胞（肥大细胞、嗜酸性粒细胞、T淋巴细胞为主）参与的气道慢性炎症性反应，这种慢性炎症与气道高反应性相关，临床表现为反复发作的喘息、气促、胸闷、咳嗽，常在夜间和（或）清晨发作或加剧，多数患儿可经治疗后缓解或自行缓解。

哮喘的病因主要与遗传和环境因素有关。患儿多有过敏体质（特异反应性体质），是一种多基因遗传病，多数患儿有其他过敏史，如湿疹、变应性鼻炎、药物或食物过敏等。

小儿支气管哮喘根据临床表现不同分成两种：小儿哮喘和咳嗽变异性哮喘。

（1）小儿哮喘的特点：喘息反复发作，发作时肺部出现哮鸣音，平喘治疗有显著疗效，除外其他引起喘息的疾病。

（2）咳嗽变异性哮喘的特点：夜间或清晨发作性咳嗽持续＞1个月，无喘息，运动后加剧，痰少；有效抗生素治疗无效；支气管扩张剂可使咳嗽发作缓解；有个人或家族过敏史；气道呈高反应性，支气管激发试验阳性；除外其他引起慢性咳嗽的疾病。

3. 心理社会状况

家长有无因患儿反复发作担心会发展成为支气管哮喘而产生焦虑或恐惧。患儿有无因呼吸困难而烦躁或因陌生的住院环境及与父母分离而出现恐惧、焦虑。

4. 辅助检查

血常规检查同上感。胸片正常，或有肺纹理增粗。

5. 治疗要点

a. 一般治疗，同急性上呼吸道感染患儿的护理；b. 控制感染，同急性上呼吸道感染患儿的护理；c. 对症治疗，一般不用镇静或镇咳药，咳嗽重者可用复方甘草合剂，痰稠者可用10%氯化铵，喘息者可用支气管扩张剂，如喘乐宁雾化吸入、超声雾化吸入（每天1~2次，每次20分钟）、氨茶碱口服或静脉用药，喘憋严重者可短期使用糖皮质激素。

二、护理诊断与合作性问题

1. 清理呼吸道无效

与痰液黏稠不易排出有关。

2. 体温过高

与细菌或病毒感染有关。

3. 舒适度改变

与咳嗽、喘憋有关。

三、护理措施

1. 清理呼吸道无效的护理

（1）减少呼吸道分泌物的生成：遵医嘱用抗生素（青霉素、红霉素、头孢菌素等）或抗病毒药物（利巴韦林、干扰素等）。

（2）稀释痰液：居室空气新鲜，室温18～22 ℃，湿度50%～60%；保证充足的水分摄入，鼓励患儿多饮水；痰液黏稠者给予10%氯化铵，每次0.1～0.2 mL/kg；超声雾化吸入（糜蛋白酶、庆大霉素、利巴韦林等）。

（3）促进痰液排出：卧床时经常变换体位，翻身拍背（五指并拢呈瓮型，自下而上、自外而内，边拍小儿背部边鼓励咳嗽），指导患儿有效咳嗽，必要时可用吸引器吸痰。

（4）扩张支气管：氨茶碱，口服每次2～4 mg/kg，每6小时1次。用药过程中应注意监测血药浓度。泼尼松，每天1 mg/kg，1～3天。

（5）注意观察：有无缺氧症状，必要时应给予吸氧。

2. 体温过高的护理

参照急性上呼吸道感染患儿的护理。

3. 舒适度改变的护理

（1）给予易消化、营养丰富的食物，少食多餐，避免增加胃肠道负担及刺激咳嗽诱发呕吐。

（2）保持口腔卫生，做好口腔护理。婴幼儿在进食后喂少许温开水，年长儿勤漱口。

（3）咳嗽重者可口服复方甘草合剂、小儿止咳糖浆、夜咳灵等，口服后不要立即喝水。

（4）喘息者可应用氨茶碱。喘息严重者可短期使用糖皮质激素。

4. 健康指导

（1）指导护理急性支气管炎患儿的相关知识：介绍急性支气管炎的病因、相关的治疗措施及预后，树立治疗信心，减轻焦虑和恐惧心理；强调注意休息、多饮水、做好呼吸道隔离、饮食清淡。

（2）宣传预防急性支气管炎的相关知识：参照急性上呼吸道感染患儿的护理。

（刘立杰）

任务四　肺炎患儿的护理

肺炎是指由不同病原体或其他因素所致的肺部炎症，主要表现有发热、咳嗽、气促、呼吸困难及肺部固定湿啰音，是婴幼儿时期重要的常见病，占我国住院小儿死亡的第1位，是我国小儿保健重点防治的"四病"之一，多见于2岁以内的小儿，冬春寒冷季节及气候骤变时多见。

案例导入

晨晨，男，4个月，因"发热、咳喘2天，加重1天"来院就诊。患儿2天前出现干咳，呼吸急促，有时有喘憋，无发绀，体温35 ℃左右。近1天来咳喘症状加重，体温达38 ℃以上。体检：T 39.3 ℃，P 138次/分，R 44次/分，发育中等，鼻翼翕动，咽部充血，口周发绀。双肺可闻及干、湿啰音。辅助检查：WBC 15×10^9/L。胸片显示双肺纹理增粗，有点状、小斑片状阴影。初步诊断：支气管肺炎。作为护士你应从哪几方面为患儿进行评估？通过评估你认为患儿存在哪些健康问题？应采取哪些护理措施？

一、护理评估

1. 健康史

了解患儿出生史，有无羊水或胎粪吸入；了解患儿喂养史，有无溢乳、呛咳等；了解患儿患病史及过敏史，有无先天性心脏病、营养缺乏性疾病；有无上呼吸道感染或支气管炎病史；有无肺炎患者接触史；有无如受凉、室内空气污浊等诱因。

2. 身体状况

（1）支气管肺炎：是小儿最常见的肺炎。

①轻症：大多起病急，以呼吸系统症状为主，主要表现有发热、咳嗽、气促。a. 体温可达38～40℃，热型不定，多为不规则发热，或为弛张热、稽留热，新生儿、幼婴及重度营养不良患儿可不发热或体温不升。b. 咳嗽较频繁，初为刺激性干咳，极期咳嗽反而减轻，恢复期咳嗽有痰，新生儿、早产儿则表现为口吐白沫。c. 气促多发生在发热、咳嗽之后，呼吸频率可达40～80次/分。d. 肺部体征早期不明显或仅呼吸音粗糙，典型病例肺部可闻及固定的中、细湿啰音，以背部两肺下方脊柱旁多见，吸气末更加明显，如病灶融合，有肺实变体征。e. 常有食欲减退、烦躁、呕吐等全身症状。WHO小儿急性呼吸道感染防治规划特别强调呼吸加快是肺炎的主要表现。呼吸急促指：小于2月龄，呼吸≥60次；2～12月龄，呼吸≥50次；1～5岁，呼吸≥40次。重症肺炎指征为激惹或嗜睡、拒食、下胸壁凹陷和发绀。

②重症：除呼吸系统症状及全身中毒症状加重外，还可累及循环、消化及神经等系统。

循环系统：可出现心肌炎和心力衰竭。心肌炎表现：面色苍白、心动过速、心音低钝、心律不齐，心电图S-T段下移，T波低平、倒置。心力衰竭表现：a. 呼吸频率突然加快，大于60次/分；b. 心率突然加快，婴儿＞180次/分，幼儿＞160次/分；c. 突然极度烦躁不安、明显发绀、面色苍灰；d. 心音低钝，奔马律，颈静脉怒张；e. 肝脏迅速增大，超过肋下3 cm或短时内增加大于1 cm；f. 尿少或无尿，颜面或双下肢水肿。

消化系统：常有食欲减退、呕吐、腹胀、腹泻等。严重者可出现中毒性肠麻痹，肠鸣音消失，严重腹胀可加重呼吸困难。消化道出血可吐咖啡样物及便血。

神经系统：烦躁不安、嗜睡。脑水肿时可有意识障碍、惊厥、呼吸不规则、前囟隆起、脑膜刺激征、瞳孔对光反射迟钝或消失。

（2）几种不同病原体所致肺炎的特点。

①呼吸道合胞病毒性肺炎：呼吸道合胞病毒感染所致，是最常见的病毒性肺炎。主要病理改变为肺泡间隔增宽和以单核细胞为主的间质渗出。本病特点：a. 2～6个月小儿多见，起病急骤。b. 轻者可有发热、咳喘等症状，重者呼吸困难明显有喘憋，口周发绀、鼻翼扇动及三凹征（见图9-2）。c. 可闻及中、细湿啰音，喘憋时可闻及哮鸣音。d. 喘憋严重时可合并心衰、呼衰。e. 全身中毒症状和呼吸困难明显称喘憋性肺炎，胸部X线改变常见为小片阴影、肺纹理增多及肺气肿；中毒症状不严重，有喘

憋表现称毛细支气管炎，胸部X线以肺间质病变为主，常有肺气肿和支气管周围炎。

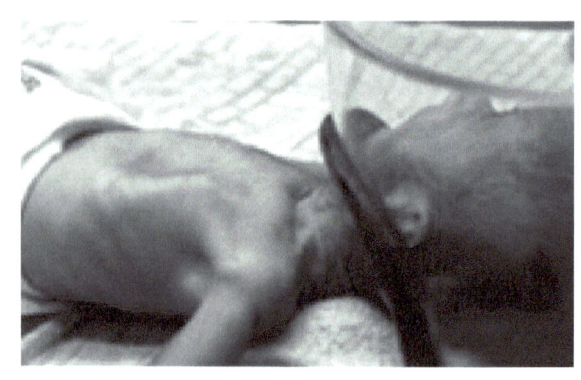

图9-2 三凹征

②腺病毒肺炎：主要是腺病毒3型、7型感染所致，主要病理改变为支气管和肺泡间质炎，病情较重，病程迁延，易发生肺功能损害。本病特点：a. 6个月至2岁小儿多见；b. 起病急，稽留高热，抗生素治疗无效，全身中毒症状明显；c. 咳嗽剧烈，频咳或阵咳，可出现喘憋、呼吸困难、发绀等；d. 肺部体征出现晚，发热，4~5日后始闻及湿啰音；e. 胸片改变出现较肺部体征早，特点为"四多三少两一致"（肺纹理多、肺气肿多、大病灶多、融合病灶多；圆形病灶少、肺大疱少、胸腔积液少；X线表现与临床症状一致）。病灶吸收缓慢，肺部阴影消失需1~3个月。

③金黄色葡萄球菌肺炎：金黄色葡萄球菌感染所致，主要病理改变是化脓性渗出或脓肿形成。本病特点：a. 新生儿、婴幼儿及免疫功能低下者多见；b. 起病急、病情重、病变进展迅速；c. 全身中毒症状明显，弛张高热（婴儿可稽留高热）；d. 皮肤常见猩红热或荨麻疹样皮疹；e. 肺部体征出现早，双肺可闻及中、细湿啰音；f. 易并发脓胸、脓气胸、肺大疱；g. 胸片特点：症状与胸片不一致、易变性、病灶阴影持续时间长（＞2个月）。

④流感嗜血杆菌肺炎：流感嗜血杆菌感染所致，病理改变可呈大叶性或小叶性，以前者多见。本病特点：a. ＜4岁多见，大多先有上感症状；b. 起病缓慢，病情重，全身中毒症状明显，可有发热、面色苍白、精神萎靡、痉挛性咳嗽等；c. 肺部有湿啰音或实变体征；d. 易并发脓胸、脑膜炎、心包炎、中耳炎等；e. 胸片表现多样，可呈粟粒状阴影，常伴胸腔积液。

⑤肺炎支原体肺炎：肺炎支原体感染所致。本病特点：a. 年长儿多见，但近年来婴幼儿感染率也高达25%~69%；b. 刺激性干咳为突出表现，有的酷似百日咳样咳嗽；c. 发热，热型不定，持续1~3周，同时伴有咽痛和肌肉酸痛；d. 肺部体征不明显，与症状不一致，婴幼儿可闻及干、湿啰音；e. 部分患儿可有多系统免疫损害，如心肌

炎、心包炎、肝炎、溶血性贫血、格林－巴利综合征等，X线改变以肺门阴影增浓为主；f. 胸片与体征不一致，其余有支气管肺炎改变、间质性肺炎改变、均一实变影；g. 红霉素治疗有效。

⑥衣原体肺炎：衣原体感染所致。衣原体有沙眼衣原体、肺炎衣原体、鹦鹉热衣原体及家畜衣原体，前两者与人类关系密切。

沙眼衣原体肺炎的特点：a. 1～3个月婴儿多见；b. 起病缓慢，一般无发热，1/2患儿可有结膜炎；c. 一般先有鼻塞、流涕，后出现气促、频咳（阵发性不连贯的咳嗽，无回声）；d. 肺部可闻及湿啰音；e. 胸部X线呈间质性改变和过度充气，或片状阴影；f. 持续1个月以上。

肺炎衣原体肺炎的特点：a. 多见于>5岁小儿；b. 起病隐匿，多为轻症，体温不高；c. 上感症状1～2周后逐渐消退，咳嗽逐渐加重，可持续1～2个月或更长；d. 两肺可闻及干、湿啰音；e. 胸部X线多呈单侧肺下叶浸润，少数呈广泛单侧或双侧肺浸润；f. 可有肺外表现，如结节红斑、甲状腺炎、格林-巴利综合征等。

（3）并发症：若患儿不能得到及时合理的治疗或病原体致病力强（金黄色葡萄球菌常见，革兰氏阴性杆菌次之），可出现并发症。如在治疗过程中，中毒症状或呼吸困难突然加重，体温持续不退或退而复升，均应考虑并发症的可能。

①脓胸：呼吸困难加重、患侧呼吸运动受限，语颤减弱，叩诊浊音，听诊呼吸音减弱或消失。X线显示患侧肋膈角变钝，积液多时，患侧呈一片致密阴影，肋间隙增大，纵隔、气管向健侧移位。

②脓气胸：肺脏边缘脓肿破裂与肺泡或小支气管相通即造成脓气胸。病情突然加重，咳嗽剧烈、烦躁不安、呼吸困难、面色青紫，肺部叩诊呈上方鼓音、下方浊音，呼吸音明显减弱或消失。若支气管破裂处形成活瓣，空气只进不出，即形成张力性气胸。X线可见液气面。

③肺大疱：细支气管管腔因炎性肿胀狭窄，渗出物黏稠，形成活瓣阻塞，空气只进不出或进多出少，导致肺泡扩大、破裂形成肺大疱。大小取决于肺泡内压力和破裂肺泡的多少。体积小者可无症状，体积大者引起呼吸困难。X线可见薄壁空洞。此外还有肺脓肿、化脓性心包炎、败血症等并发症。

3. 心理社会状况

患儿有无因发热、呼吸困难等而烦躁、哭闹不安；有无因与同学、父母的分离产生焦虑、抑郁；有无因陌生的住院环境或治疗措施产生恐惧、不合作。家长有无因患儿病情重、本病死亡率较高、病程较长等产生焦虑、自责、抱怨、恐惧等心理反应。

4. 辅助检查

（1）血液检查：如为细菌感染，白细胞总数和中性粒细胞数常增高，可见核左移。如为病毒感染，白细胞总数正常或降低。

（2）病原学检查：取血、痰、气管吸出物、胸腔积液、肺穿刺液、肺活检组织等做细菌培养，可明确病原菌，起病7日内取鼻咽拭子或气管分泌物做病毒分离，采用特殊分离培养明确肺炎支原体、沙眼衣原体、真菌。

（3）X线检查：早期肺纹理增粗，后出现小斑片状阴影，可融合成片，以双肺下野、中内带及心膈区居多，可伴肺不张或肺气肿。并发脓胸、脓气胸、肺大疱时则出现相应的X线改变。

5. 治疗要点

积极控制感染，改善肺通气功能，对症治疗，防治并发症。

（1）控制感染：①抗生素：重症肺炎多为细菌感染或病毒合并细菌感染。使用原则：a. 早期治疗。b. 联合用药。c. 足量、足疗程，疗程应持续至体温正常后5～7日，临床症状、体征消失后3日。支原体肺炎至少用药2～3周。葡萄球菌肺炎于体温正常后继续用药2周，总疗程6周。d. 选用敏感的药物。e. 选用在肺组织中有较高浓度的药物。f. 重症患儿宜静脉给药。②抗病毒药物：可用利巴韦林、干扰素等，雾化吸入效果佳。

（2）改善通气功能：保持室内空气清新，及时清除呼吸道分泌物或异物，变换体位，保持呼吸道通畅。

（3）对症治疗：高热者降温，缺氧者给氧，痰液黏稠者使用祛痰药，喘憋者使用支气管扩张剂，心衰者镇静、给氧、强心、利尿、扩血管，低钾者补钾，中毒性肠麻痹者应禁食、胃肠减压、皮下注射新斯的明、可联用酚妥拉明，中毒症状明显、严重喘憋、中毒性脑病、呼吸衰竭者用糖皮质激素减少炎性渗出，解除支气管痉挛，改善血管通透性和微循环，降低颅内压。恢复期可用红外线照射、超短波胸部理疗促进肺部炎症的吸收。

（4）并发症治疗：脓胸和脓气胸者应及时胸腔穿刺引流，如脓液黏稠经反复穿刺抽脓不畅或发生张力性气胸时，宜胸腔闭式引流。

二、护理诊断与合作性问题

1. 气体交换受损

与肺部炎症有关。

2. 清理呼吸道无效

与呼吸道分泌物过多、黏稠不易排出有关。

3. 体温过高

与肺部感染有关。

4. 营养失调

与摄入不足、消耗增加有关。

5. 潜在并发症

心力衰竭、中毒性脑病、脓胸、脓气胸和肺大疱等。

三、护理措施

1. 气体交换受损的护理

（1）保持呼吸道通畅。

①减少呼吸道分泌物的生成：遵医嘱用抗生素或抗病毒药物。

②稀释痰液：a. 居室空气新鲜，室温18～22 ℃，湿度50%～60%；b. 保证充足的水分摄入，鼓励患儿多饮水；c. 痰液黏稠者给予10%氯化铵，每次0.1～0.2 mL/kg；d. 雾化吸入（糜蛋白酶、庆大霉素、利巴韦林、地塞米松等），每日2次，每次20分钟。

③促进痰液排出：a. 卧床时帮助患儿变换体位，每2小时1次；b. 拍背（五指并拢呈瓮型，自下而上、自外而内，边拍边鼓励咳嗽）；c. 及时清除患儿口鼻分泌物；d. 指导患儿有效咳嗽；e. 必要时可用吸引器吸痰，但不宜过频（过频可刺激黏液产生增多、烦躁、增加氧耗量）、过慢（可妨碍呼吸，加重缺氧）或在哺乳后1小时内进行（可引起呕吐），吸痰后宜立即吸氧。

④扩张支气管：氨茶碱，口服，每次2～4 mg/kg，每6小时1次。用药过程中应注意监测血药浓度。泼尼松，每天1 mg/kg，1～3日。

（2）改善呼吸功能。

①环境：保持居室环境安静、清洁，定时通风换气（应避免对流风），空气新鲜，不同病原体肺炎患儿分室居住，有条件的，处于疾病不同阶段的患儿也分开。

②休息：各种护理操作应集中进行，对年长儿应做好解释工作，婴幼儿可采取抚摸、搂抱、轻拍等动作，尽量避免哭闹，必要时可考虑使用镇静剂。勤换尿布，使患儿舒适，保证患儿休息，减少活动，以减少氧的消耗。

③体位：根据病情采取相应的体位，一般取半卧位或头高位（床头抬高30°～60°）。

④饮食：少量多餐，避免过饱或进食不易消化的、易产气的食物，以免引起腹胀，影响呼吸。喂食时需耐心，应抱起患儿或将头部抬高，以免呛咳引起窒息。

⑤ 衣着：衣被要轻软，内衣宜宽松，以免影响呼吸。

⑥ 给氧：凡有低氧血症者应及早给氧。吸氧前应先清除鼻腔内分泌物；吸氧过程中应经常检查导管是否通畅；氧气应湿化，以免损伤气道黏膜纤毛上皮细胞或使痰液变黏稠，湿化瓶内蒸馏水应每日更换一次，也可将湿化液加温37 ℃使氧气加温、加湿；氧浓度不宜过高，持续时间不宜过长，以免发生晶体后纤维增生造成失明；一般采用鼻导管法给氧（图9-3），氧流量为0.5～1 L/min，氧浓度不超过40%，每日应更换鼻导管一次，两侧鼻孔宜交替使用；缺氧明显者可用面罩给氧（图9-4），氧流量为2～4 L/min，氧浓度50%～60%；如出现呼吸衰竭，应使用人工呼吸机。

⑦ 按医嘱用抗生素或抗病毒药物，控制肺部炎症，改善通气和换气功能。

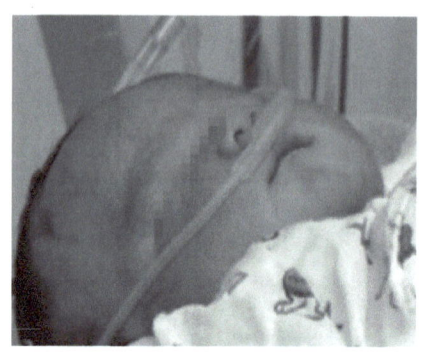

图9-3　鼻导管给氧

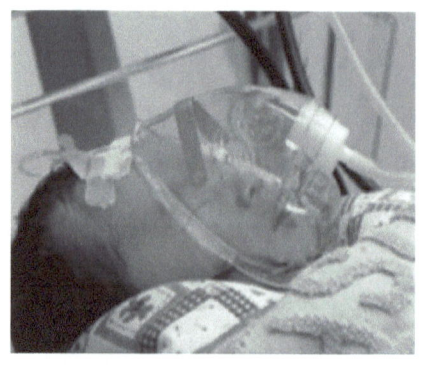

图9-4　面罩给氧

2. 体温过高的护理

参照上呼吸道感染患儿的护理。

3. 肺水肿、心力衰竭、腹胀、颅内压增高的护理

重症肺炎患儿应严格控制补液量和输液速度，以免发生肺水肿、心力衰竭，密切观察病情，注意其他系统受累的表现。

（1）如发现患儿咳粉红色泡沫样痰，应考虑肺水肿，可给患儿吸入20%～30%酒精湿化的氧气，每次吸入时间不宜超过20分钟。

（2）如患儿出现烦躁不安、面色苍白、气促、心率增快（婴儿＞180次/分，幼儿＞160次/分）、肝脏短时间内急剧增大等心力衰竭的表现，应及时报告医生，减慢输液速度并给氧，遵医嘱给予镇静、强心、利尿、扩血管等。洋地黄制剂的治疗量和中毒量较接近，易发生中毒，应做好用药护理。

①用药前：a. 每次用前应测量患儿脉搏，必要时测心率。如新生儿＜120次/分，婴儿＜100次/分，幼儿＜80次/分，学龄儿＜60次/分，应暂停用药并报告医生。b. 严格按剂量用药，保证剂量准确。如注射给药应先以生理盐水稀释，再用1 mL注射器准确抽吸。

②用药时：a. 应缓慢静脉注射（≥5分钟）；b. 避免合用钙剂（与洋地黄有协同作用）；c. 最好在心电监护条件下使用。

③用药后：注意疗效观察。洋地黄治疗有效的指标是气促改善、心率减慢、肝脏回缩、尿量增加、安静、食欲好转。

④用药期间：a. 定期检测血药浓度。b. 鼓励患儿进食富含钾的食物如香蕉、橘子等，或遵医嘱补钾，暂停进食含钙量高的食物。c. 备好钾盐及抗心律失常药物，如阿托品、苯妥英钠、利多卡因等。d. 密切观察患儿情况，有无出现毒性反应。例如，消化系统表现，如食欲减退、恶心、呕吐等；心律失常，如心动过缓或过速、期前收缩、房室传导阻滞等；神经系统表现，如视物模糊、黄（绿）视、嗜睡、昏迷等。一旦出现应及时报告医生，并遵医嘱处理。

（3）若患儿出现烦躁或嗜睡、惊厥、昏迷、肌张力增高、呼吸不规则等颅内压增高的表现，应考虑脑水肿，立即报告医生并共同抢救。

（4）密切观察患儿有无腹胀、肠鸣音减弱或消失、呕吐、便血等。如伴低钾血症应及时补钾。发生中毒性肠麻痹时出现腹胀、肠鸣音消失，应禁食、胃肠减压，皮下注射新斯的明，或联用酚妥拉明及间羟胺。

4. 潜在并发症的护理

密切观察，若患儿病情突然加重，出现烦躁不安、剧烈咳嗽、呼吸困难、胸痛、发绀、患侧呼吸运动受限，提示并发了脓胸或脓气胸，应及时配合进行胸穿抽脓、排气，必要时胸腔闭式引流。

5. 健康指导

（1）指导护理肺炎患儿的相关知识：介绍肺炎的病因、治疗要点及预后，使患儿及其家属树立治疗信心，减轻其焦虑和恐惧心理；强调休息、多饮水、做好呼吸道隔离、饮食清淡、勤翻身；示范翻身拍背，指导有效咳嗽；教育患儿咳嗽时用手帕或纸捂嘴、不随地吐痰；指导家属遵医嘱按时给患儿用药。

（2）宣传预防肺炎的相关知识：参照上呼吸道感染患儿的护理。

小儿由于呼吸系统的解剖生理特点，急性上呼吸道感染、急性支气管炎和支气管肺炎发病率高，约占儿科门诊的60%。在住院患儿中，肺炎最多见，且仍是全国5岁以下小儿第1位的死亡原因。据统计：全球<5岁小儿死于呼吸道感染1500万/年，其中400万人死于下呼吸道感染（肺炎），2/3为婴儿。中国<5岁小儿约30万/年死于肺炎。因此，需积极采取措施，降低小儿呼吸道感染的发病率和死亡率。本章重点介绍急性呼吸道感染性疾病。急性呼吸道感染是小儿最常见的疾病，其中以上感最多见，90%以上由病毒引起，婴幼儿全身症状重，年长儿以鼻咽部症状为主；急性支气管炎以咳嗽，肺部不固定的散在干、湿啰音为特点，无气促和发绀；肺炎主要表现为发热、咳嗽、气促、呼吸困难和肺部固定湿啰音。上述疾病的常见护理问题有气体交换受损、体温过高、清理呼吸道无效等。治疗原则多为抗炎、止咳、平喘以及对症治疗，主要采取改善呼吸功能、保持呼吸道通畅、维持体温正常、密切观察病情等护理措施。

（刘立杰）

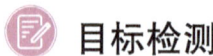

1. 小儿呼吸系统的解剖特点与相关疾病的关系描述不正确的是（　　）。

   A. 鼻腔短小、无鼻毛，易发生感染　　B. 鼻窦口相对大，且与鼻腔黏膜相连，易致鼻窦炎

   C. 鼻泪管短，易致结膜炎　　D. 咽鼓管宽、短、平、直，易致中耳炎

   E. 扁桃体炎多见于婴儿

2. 幼儿的呼吸频率一般为（　　）。

   A. 40～45次/分　　B. 30～40次/分

   C. 25～30次/分　　D. 20～25次/分

   E. 18～20次/分

3. 婴幼儿易患呼吸道感染的免疫因素主要是（   ）。

   A. 咳嗽反射弱　　　　　　　　B. 气道黏膜纤毛运动差

   C. 免疫球蛋白尤其是SIgA低　　D. 肺泡巨噬细胞功能不足

   E. 清蛋白活性低

4. 急性上呼吸道感染最常见的病原体是（   ）。

   A. 细菌　　　　　　　　　　　B. 病毒

   C. 支原体　　　　　　　　　　D. 真菌

   E. 衣原体

5. 引起疱疹性咽峡炎常见的病原体是（   ）。

   A. 流感病毒　　　　　　　　　B. 腺病毒

   C. 柯萨奇A组病毒　　　　　　D. 呼吸道合胞病毒

   E. 溶血性链球菌

6. 患儿，3岁，男，鼻塞、流涕2天，来医院就诊时，体温39.5 ℃，突然出现双手紧握、两眼凝视、呼之不应，持续2分钟。查体：精神萎靡，颈软无抵抗。该患儿首先应考虑为（   ）。

   A. 低钙血症　　　　　　　　　B. 中毒性脑病

   C. 化脓性脑膜炎　　　　　　　D. 高热惊厥

   E. 癫痫

7. 患儿，男，6个月。2天前受凉后出现发热、严重鼻塞，护士应（   ）为患儿用0.5%麻黄碱液滴鼻。

   A. 哺乳后5分钟　　　　　　　B. 哺乳前5分钟

   C. 哺乳前15分钟　　　　　　 D. 哺乳前30分钟

   E. 1次/小时

8. 如为链球菌感染引起的上感，应常规使用（   ）。

   A. 青霉素5～7日　　　　　　 B. 头孢菌素Ⅳ 5～7日

   C. 青霉素10～14日　　　　　 D. 头孢菌素Ⅳ 10～14日

   E. 红霉素10～14日

9. 关于哮喘性支气管炎的特点描述错误的是（   ）。

   A. 多见于3岁以下　　　　　　B. 常有湿疹或其他过敏史

   C. 有类似哮喘的症状　　　　　D. 常有反复发作倾向

   E. 一般到学龄前期痊愈

10. 下列为典型性肺炎病原体的是（   ）。

    A. 病毒　　　　　　　　　　　B. 细菌

    C. 军团菌　　　　　　　　　　D. 衣原体

    E. 肺炎支原体

11. 患儿，8个月，发热2天，稽留高热，体温高达38～39℃，咳嗽频繁，呼吸困难，双肺未闻及湿啰音，胸片改变特点为"四多三少两一致"，白细胞偏低，最可能的诊断是（   ）。

A. 金黄色葡萄球菌肺炎　　　　B. 呼吸道合胞病毒性肺炎

C. 肺炎链球菌肺炎　　　　　　D. 真菌性肺炎

E. 腺病毒肺炎

（12、13题共用题干）患儿，女，11岁，间断发热1周，伴咳嗽3天。体温最高39.1℃，咳嗽为阵发性刺激性咳嗽，少痰，不易咳出。肺部未闻及干湿啰音，病程1周时拍胸片提示：双肺纹理增粗，肺门阴影增浓。血常规正常。

12. 最可能的诊断是（   ）。

A. 金黄色葡萄球菌肺炎　　　　B. 呼吸道合胞病毒肺炎

C. 腺病毒性肺炎　　　　　　　D. 支气管哮喘

E. 支原体肺炎

13. 一般考虑使用的抗生素为（   ）。

A. 青霉素　　　　　　　　　　B. 头孢噻肟

C. 万古霉素　　　　　　　　　D. 红霉素

E. 氯唑西林

（14、15题共用题干）11个月患儿，发热、咳嗽2天，以肺炎收入院。入院第2天，突然烦躁不安、呼吸急促、发绀。查体：体温38℃，呼吸70次/分，心率186次/分，心音低钝，两肺细湿啰音增多，肝肋下3.5 cm。

14. 该患儿最可能并发了（   ）。

A. 中毒性脑病　　　　　　　　B. 急性呼吸衰竭

C. 脓气胸　　　　　　　　　　D. 肺大疱

E. 急性心力衰竭

15. 该患儿治疗措施最关键的是（   ）。

A. 使用镇静剂　　　　　　　　B. 间断吸氧

C. 使用利尿剂　　　　　　　　D. 快速使用洋地黄制剂

E. 吸痰

16. 肺炎患儿腹胀明显，腹部听诊肠鸣音消失，护士考虑该患儿最可能发生的是（   ）。

A. 低钾血症　　　　　　　　　B. 低钠血症

C. 坏死性小肠炎　　　　　　　D. 消化功能紊乱

E. 中毒性肠麻痹

17. 护士为肺炎患儿鼻导管给氧，吸氧的流量是（   ）。

A. 0.5～1 L/min　　　　　　　B. 1.5～2 L/min

C. 2.0～3 L/min　　　　　　　D. 3.0～4 L/min

E. 4 L/min以上

18. 扁桃体的发育高峰是（　　）。

A. 1～4岁
B. 3～6个月
C. 2～3岁
D. 10～15岁
E. 4～10岁

19. 婴幼儿急性上呼吸道感染早期重点预防的并发症是（　　）。

A. 热性惊厥
B. 中耳炎
C. 支气管炎
D. 结膜炎
E. 心衰

20. 婴儿时期最常见的肺炎是（　　）。

A. 大叶性肺炎
B. 支气管肺炎
C. 支原体肺炎
D. 衣原体肺炎
E. 吸入性肺炎

项目十 循环系统疾病患儿的护理

学习目标

知识目标

了解小儿循环系统解剖、生理特点。熟悉先天性心脏病、病毒性心肌炎的概念、病因，先天性心脏病分类及血流动力学改变。掌握常见先天性心脏病、病毒性心肌炎的护理评估要点、主要护理诊断及合作性问题、护理措施。

技能目标

能运用护理程序对室间隔缺损、房间隔缺损、动脉导管未闭、法洛四联症、病毒性心肌炎患儿进行整体护理。能配合医生对法洛四联症并发的急性脑缺氧患儿实施急救。能进行健康教育。

任务一　小儿循环系统解剖生理特点

一、心脏的胚胎发育

胚胎早期2~3周形成原始心脏，于胚胎第4周起有循环作用，第8周即发育成四腔心脏（图10-1）。故心脏胚胎发育的关键时期是胚胎第2~8周。

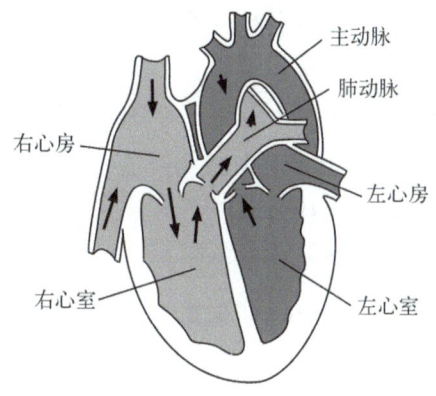

图10-1　正常心脏图示

二、胎儿血液循环和出生后的改变

1. 正常胎儿的血液循环

胎儿时期的营养和气体代谢是通过脐血管及胎盘与母体间通过弥散方式进行交换的。从胎盘来的动脉血经脐静脉进入胎儿体内至肝脏下缘，约50%血液流入肝脏与门静脉血流汇合，另一部分经静脉导管入下腔静脉，与来自下半身的静脉血混合，共同流入右心房。由于下腔静脉瓣的阻隔，来自下腔静脉的混合血（以动脉血为主）流入右心房后，约1/3经卵圆孔入左心房，再经左心室入升主动脉，主要供应心脏、脑及上肢，其余流向右心室。来自上半身的静脉血经上腔静脉流入右心房后，绝大部分流向右心室。右心室的血液流向肺动脉。由于胎儿肺脏呈压缩状态，故肺动脉的血液只有少量流入肺脏经肺静脉回到左心房，其余约80%的血液经动脉导管流向降主动脉（以静脉血为主），供应腹腔器官及下肢，同时经脐动脉回至胎盘重新进行营养和气体交换。

胎儿血液循环有以下特点。

a. 营养与气体交换是与母体通过胎盘与脐血管来完成的；b. 只有体循环，没有有效的肺循环；c. 左、右心室都向全身供血；d. 静脉导管、卵圆孔及动脉导管是胎儿血液循环的特殊通道；e. 胎儿肝脏的血氧含量最高，其次为心、脑及上肢，下半身血氧含量最低；f. 脐静脉内是动脉血，脐动脉内是静脉血，其余动脉为混合血。

2. 出生后血液循环的改变

（1）脐带结扎：出生后脐血管被阻断并在生后6~8周完全闭锁，形成韧带，脐动脉变成膀胱韧带，脐静脉变成肝圆韧带。

（2）卵圆孔关闭：呼吸建立致PaO_2增高，肺小动脉肌层逐渐退化，管壁变薄、扩张，肺循环压力降低，自右心室经肺动脉流入肺脏再经肺静脉回流至左心房的血量增多，体循环压力增高。当左心房压力超过右心房压力时，卵圆孔瓣膜先形成功能性关闭，到生后5~7个月时，形成解剖上关闭，留下卵圆窝。

（3）动脉导管闭合：出生后肺循环压力降低，体循环压力增高，当体循环压力超过肺循环压力时，动脉导管处逆转为左向右分流；自主呼吸建立致PaO_2增高，加上出生后前列腺素的减少，使动脉导管壁平滑肌收缩、管腔逐渐闭塞，约80%的足月儿在生后24小时形成功能性关闭。约80%的婴儿在生后3个月、95%的婴儿在生后1年内解剖上关闭，形成动脉韧带。

三、正常小儿心脏、血管、心率、血压的特点

1. 心脏

小儿心脏随年龄增长而变化。心脏体积相对大。心脏重量与体重的比值随年龄的增长下降。出生时左、右心室壁厚度相近（约5 mm），出生后左心室壁增厚比右心室壁快（体循环压力增大、肺循环压力降低致左心负荷比右心高）。新生儿心脏位置较高并呈横位，2岁后逐渐变为斜位。心尖主要组成由出生时的右心室变为左心室。心尖冲动，由出生时处于左侧第4肋间、锁骨中线外侧1.0~2.0 cm处逐渐移到左侧第5肋间、锁骨中线内侧0.5~1.0 cm处。心脏初为球形、圆锥形或椭圆形，逐渐变为长椭圆形。

2. 血管

小儿动脉比成人相对粗，随年龄增长动脉口径相对变窄。动静脉内径比新生儿为1:1，成人为1:2。另外，婴儿期肠、肺、肾及皮肤的微血管口径相对较成人粗大，血供好，有利于器官新陈代谢和发育。

3. 心率

小儿新陈代谢旺盛，需氧量高，但心脏每次搏出量有限。另外婴幼儿心脏交感神经占优势，故年龄愈小，心率愈快（表10-1）。小儿心率易受各种因素的影响，如发热、进食、活动、哭闹等，因此应在小儿安静或睡眠时测量。一般体温每升高1℃，

心率增快10~15次/分。凡心率显著增快且在睡眠时不见减慢者，应怀疑有器质性心脏病。

表10-1 不同年龄小儿的心率

年龄	新生儿	小于1岁	2~3岁	4~7岁	8~14岁
心率/（次/分）	120~140	110~130	100~120	80~100	70~90

4. 血压

动脉血压的高低主要取决于心搏输出量和外周血管阻力。小儿年龄愈小，血压愈低（心搏出量小，血管口径相对粗、管壁柔软致外周血管阻力小）。新生儿收缩压平均为60~70 mmHg（8~9.3 kPa），1岁为70~80 mmHg（9.3~10.7 kPa），2岁后收缩压可按公式计算：收缩压=（年龄×2）+80 mmHg。舒张压为收缩压的2/3。收缩压高于或低于此标准20 mmHg（2.67 kPa）以上分别为高血压、低血压。测血压时，血压计袖带应为小儿上臂长度的2/3，袖带过宽测得的血压偏低，袖带过窄测得的血压偏高。

（何素健）

任务二 先天性心脏病患儿的护理

先天性心脏病（CHD）简称先心病，是指胎儿时期心脏及大血管发育异常而致的心血管畸形，是小儿最常见的心脏病。发病率为活产婴儿的5‰~8‰。

CHD的病因可分为内因和外因两大类，目前认为，以外因多见。内因主要与遗传有关，包括染色体易位及畸变。外因中最为重要的是孕早期宫内感染，其他有吸烟、酗酒、吸食毒品、妊娠早期缺乏叶酸、大剂量接触放射线、服用药物、代谢紊乱性疾病及胎儿宫内缺氧等。CHD除可结合已知病因进行预防外，还可在妊娠早中期通过胎儿超声心动图及染色体、基因诊断等手段进行早期诊断、早期干预。

CHD根据左右心腔及大血管之间有无分流，以及临床表现有无青紫分为三大类。

a. 左向右分流型（潜伏青紫型）：此型主要有室间隔缺损、房间隔缺损、动脉导管未闭等。在左、右心或大血管间有异常通路及血液分流，正常情况下，体循环压力大于肺循环，血液一般自左向右分流，患儿不出现青紫。当患儿大哭、屏气或任何病理情况下致肺动脉或右心压力一过性增高并超过左心压力时，则可出现暂时性青紫（诱因去除后青紫便随之消退）。室间隔缺损的患儿随着病情进展，肺循环血量持续增加，肺小动脉痉挛，产生动力型肺动脉高压，继而引起肺小动脉内膜增厚、硬化，形成阻力型肺动脉高压，产生反向分流而出现持续青紫，称为艾森曼格综合征。b. 右向左分流型（青紫型）：此型包括法洛四联症、大动脉错位等，为先心病中最严重的一类。在左、右心或大血管之间有异常通道及分流，畸形的存在致右心室压力增高，并超过左心室压力，使血液从右向左分流，或因大动脉起源异常使大量静脉血流入体循环，出现持续性青紫。c. 无分流型（无青紫型）：此型有肺动脉瓣狭窄、主动脉缩窄、右位心等。体循环与肺循环之间无异常通道及分流，故不出现青紫。

案例导入

晨晨，男，4个月，因"青紫3月余，突发昏厥"急诊入院。父母称其出生后不久就有青紫表现，且随年龄增加而青紫加重，平时喜膝胸卧位，喜欢大人抱起时双下肢屈曲。今晨吃奶时发生溢乳，哭闹后出现呼吸困难、青紫加重，不久发生昏厥。体检：生长发育迟缓，唇、指（趾）甲床发绀，心前区稍隆起，胸骨左缘第2～4肋间可闻及Ⅱ级喷射性收缩期杂音，第二心音减弱。辅助检查：胸部X线检查提示右心室增大、肺动脉段凹陷、心尖上翘呈"靴形心"，肺门血管影缩小、肺纹理减少、透亮度增加。初步诊断：法洛四联症。作为护士你应从哪几方面为患儿进行评估？通过评估你认为患儿存在哪些健康问题？应采取哪些护理措施？

一、护理评估

1. 健康史

了解患儿家族中有无先天性心脏病患者。了解患儿母亲吸烟、饮酒史，有无使用毒品史，孕早期有无风疹、流行性感冒、腮腺炎及柯萨奇病毒感染等，有无叶酸缺乏，有无大剂量接触放射线（尤其是腹部及盆腔部），有无服用抗癫痫药、抗癌药等，是否患糖尿病、高钙血症及可引起宫内缺氧的慢性疾病。了解患儿出现临床症状的时间，详细询问有无青紫及出现青紫的时间，小儿生长发育情况，有无喂养困难、声音嘶哑、反复呼吸道感染，是否喜欢蹲踞，有无阵发性呼吸困难或突然昏厥发作。

2. 身体状况

（1）室间隔缺损（VSD）（图10-2）：是CHD中最常见的类型，占先天性心脏病总数的25%~40%。缺损部位有膜部（最常见）、流出道、肌部（少见）等。VSD血液通过缺损的室间隔自左室流向右室，右室血量增多、扩大，肺动脉扩张，肺循环血量增多，体循环血量减少。分流量的多少取决于左右心室压力差、缺损的大小及肺动脉的压力。小型缺损（<0.5 cm），分流量很小；中型缺损（0.5~1 cm），肺循环血量超过正常2~3倍，肺动脉压力正常或轻度增高；大型缺损（>1 cm），肺循环血量可达体循环的3~5倍，肺动脉压力明显增高。发生艾森曼格综合征后，右室肥大，进入体循环的为混合血。临床表现取决于分流量的多少。小型缺损多无明显症状，仅活动后稍感疲乏。中、大型缺损，由于体循环血量减少，患儿多生长迟缓，体型瘦小，活动后易乏力、气短、多汗、心悸等，肺循环血量增多患儿有吮乳易中断、喂养困难，易反复发生呼吸道感染及心力衰竭，有时因扩张的肺动脉压迫喉返神经而引起声音嘶哑。当患儿大哭、屏气、合并肺炎或心力衰竭时，右室压力可超过左室，出现暂时性青紫。发生艾森曼格综合征后，患儿出现持续发绀。

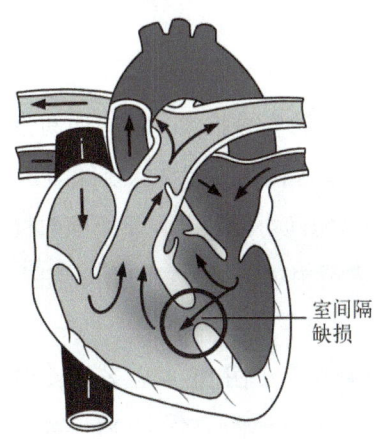

图10-2　室间隔缺损

体检可见心前区隆起，心界扩大，可扪及震颤。心脏听诊特点：a. 胸骨左缘第3~4肋间可闻及Ⅲ~Ⅳ级响亮、粗糙的全收缩期吹风样杂音，向心前区及后背传导。b. 分流量大时在心尖区可闻及二尖瓣相对狭窄所致的舒张期隆隆样杂音。c. 肺动脉压力增高时，肺动脉瓣区第2心音（P2）增强。艾森曼格综合征后，心脏杂音减轻，P2亢进。d. 左心室、右心室、左心房增大。

（2）房间隔缺损（ASD）（图10-3）：占总数的20%~30%，女孩多见。有卵圆孔未闭、第一房间孔缺损、第二房间孔缺损（常见）和静脉窦缺损。ASD血液通过缺损的房间隔自左房流向右房，右房血量增多、扩大，右室舒张期容量负荷过重，右室扩大，肺动脉扩张，肺循环血量增多，体循环血量减少。分流量的大小取决于缺损大小、左右心房压力差、心室的顺应性及体、肺循环的相对阻力。小型缺损，因两房压力差小故分流量小；大型缺损，肺循环血流量可达体循环的2~4倍。如分流量超过肺血管床容量的限度，可发生肺动脉高压。临床表现取决于分流量的多少。患儿症状同VSD，当患儿剧哭、屏气、合并肺炎或心力衰竭时，右房压力可超过左房，出现暂时性青紫。

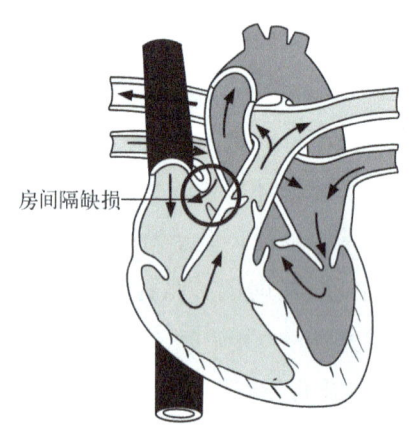

图10-3　房间隔缺损

体检可见心前区隆起，心浊音界扩大，心尖冲动弥散，一般无震颤。心脏听诊特点：a. 肺动脉瓣区第2心音增强；b. 肺动脉瓣区第2心音固定分裂；c. 相对肺动脉瓣狭窄，致胸骨左缘第2~3肋间可闻及Ⅱ~Ⅲ级喷射性收缩期杂音；d. 分流量大时，在胸骨左缘下方可闻及三尖瓣相对狭窄所致的舒张期隆隆样杂音；e. 右心房、右心室增大。

（3）动脉导管未闭（PDA）（图10-4）：若小儿出生后动脉导管持续开放并出现病理生理改变即称为PDA，占总数的15%~20%，女孩多见，可分为管型、漏斗型、窗型。PDA血液通过未闭的动脉导管自降主动脉流向肺动脉，肺动脉血流增多、扩张，肺循环充血，肺动脉压力增高，回流至左房、左室的血量增多，左房扩大，左室肥厚扩大，升主动脉血量增多，降主动脉血量减少，体循环缺血。分流量的大小取决于导管的粗细及主、肺动脉的压力差。长期大量血流冲击肺血管，形成肺动脉高压。患儿症状同VSD，当患儿剧哭、屏气、合并肺炎或心力衰竭时，肺动脉压力可超过主动脉，出现暂时性、差异性青紫（下半身青紫，左上肢轻度青紫，右上肢正常）。也可出现艾森曼格综合征，临床出现持续发绀。偶因扩张的肺动脉压迫喉返神经而引起声音嘶哑。

体检可见心前区隆起，心尖冲动增强，可扪及震颤。动脉舒张压降低，脉压增宽，可出现周围血管体征，如水冲脉、毛细血管搏动征、股动脉枪击音等。心脏听诊特点：

a. 胸骨左缘第2肋间可闻及粗糙响亮的连续性机器样杂音，向左锁骨下、颈部和背部传导；b. 肺动脉瓣区第2心音增强或亢进；c. 分流量大的患儿在心尖部可闻及二尖瓣相对狭窄所致的舒张期隆隆样杂音；d. 左心房、左心室增大。

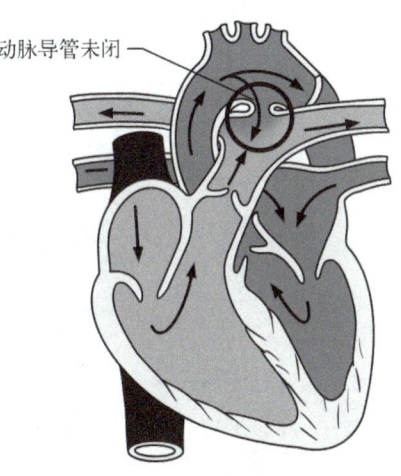

图10-4　动脉导管未闭

以上左向右分流型先天性心脏病的常见并发症有反复呼吸道感染（如肺炎）、充血性心力衰竭、肺水肿及感染性心内膜炎等。

（4）法洛四联症（TOF）：是存活婴幼儿中最常见的青紫型先天性心脏病，占总数的10%~15%。TOF由4种畸形（图10-5）组成：肺动脉狭窄、室间隔缺损、主动脉骑跨、右心室肥大，其中以肺动脉狭窄程度为主要畸形。患儿临床表现的轻重与肺动脉狭窄程度有关：a. 青紫为主要表现。因刚出生时动脉导管未闭合，3~6个月后渐显。多见于毛细血管丰富的浅表部位，青紫可不明显，如唇、指（趾）甲床、球结合膜等。因血氧含量下降，活动耐力差，当啼哭、情绪激动、体力劳动及寒冷时，即可出现气急及青紫加重。b. 蹲踞症状。患儿行走、游戏时常有蹲踞现象。此时，下肢屈曲使静脉回心血量减少，减轻了右心负荷，同时下肢动脉受压，体循环阻力增加，使右向左分流量减少，从而可暂时缓解缺氧症状。婴儿常喜欢胸膝卧位或喜欢被抱起，同时双下肢屈曲状。c. 杵状指（趾）。患儿长期缺氧，指（趾）端毛细血管扩张、增生，局部软组织和骨组织也增生肥大，指（趾）端膨大如鼓槌状。d. 阵发性脑缺氧发作。多见于婴儿，常在吃奶、哭闹、情绪激动、排便时，因狭窄的肺动脉漏斗部突发痉挛，引起一过性肺动脉梗阻，加重脑缺氧而出现阵发性呼吸困难、青紫加重，严重者突然昏厥、抽搐。年长儿常自诉头痛、头昏。

体检可见患儿生长发育迟缓，重者智力发育落后。心前区稍隆起，一般无震颤。心脏听诊特点：a. 胸骨左缘第2~4肋间可闻及Ⅱ~Ⅲ级粗糙喷射性收缩期杂音。其响度取决于肺动脉狭窄程度,但极度狭窄者,因流经肺动脉的血量少,杂音反而减弱,漏斗部痉挛时杂音消失。b. P2减弱或消失。c. 右心室增大,呈现"靴形心"(图10-6)。法洛四联症患儿因长期缺氧致红细胞生成增多,血液黏稠,易并发血栓形成(脑血栓多见),若为细菌性血栓,则易形成脑脓肿,此外也可发生感染性心内膜炎。

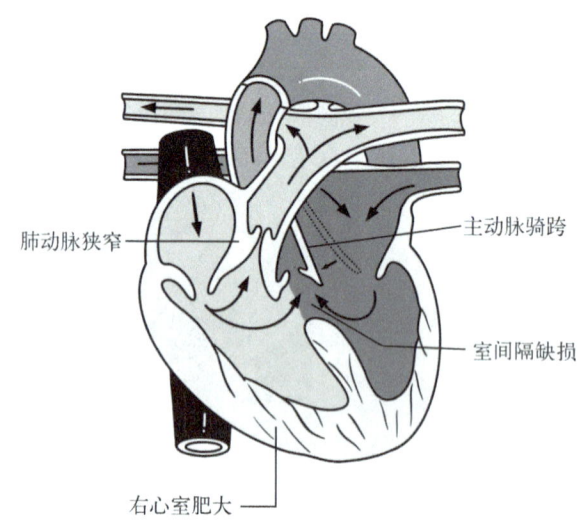

图10-5 法洛四联症的四种畸形

3. 心理社会状况

评估患儿是否因生长发育迟缓、活动受限、呼吸困难、缺氧发作等而出现焦虑、抑郁、自卑、恐惧等心理,是否因家长过度呵护而产生依赖、脆弱及以自我为中心的个性。患儿父母是否因小儿患病而自责,是否因抚育患儿困难、复杂的检查与治疗、高昂的费用、较大的手术风险及难以预测的预后等而出现焦虑和恐惧等心理。评估家庭经济状况及亲子关系。

4. 辅助检查

(1) X线检查:左向右分流型CHD,分流量小者可无明显改变;分流量大者,可见肺野充血、肺动脉段凸出、肺门血管影增粗且搏动增强,称"肺门舞蹈"征。VSD患儿可见左心房、左心室增大,主动脉影正常或缩小;ASD患儿可见右心房、右心室增大;PDA患儿可见左心房轻度增大、左心室增大,主动脉结正常或凸出。TOF患儿可见右心室增大、肺门血管影缩小、肺纹理减少、透亮度增加、心尖上翘呈"靴形"、升主动脉可扩张。

(2) 心电图检查:VSD小型缺损者正常,中型缺损者左心室肥大,大型缺损者左右心室肥大。ASD典型病例表现为电轴右偏和不完全性右束支传导阻滞,部分病例有右心房、右心室肥大。PDA左心室肥大,偶有左心房肥大,合并肺动脉高压者右心室肥大。TOF右心室肥大，右心房也可肥大。

（3）超声心动图检查：能显示心脏内部结构的精确图像，确定缺损部位、分流方向及分流量。

（4）其他：心导管检查、心血管造影、放射性核素心血管造影、磁共振成像等。

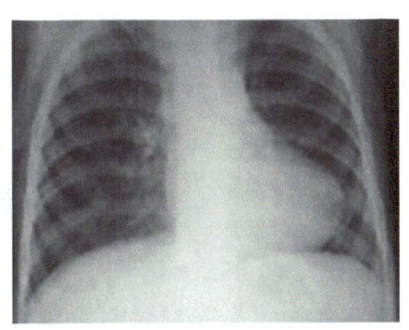

图10-6　靴形心

5. 治疗要点

通过建立合理的生活制度加强营养、控制感染、纠正缺氧及防治并发症等，使患儿能安全到达适宜手术的年龄。左向右分流型CHD，小、中型缺损可自然闭合，以VSD自然闭合率最高；PDA患儿生后1周内可使用吲哚美辛（消炎痛）诱导导管闭合；分流量小但有症状的患儿，一般宜在4~6岁进行手术；但分流量大、症状明显或并发心力衰竭者，手术可不受年龄限制。

二、护理诊断与合作性问题

1. 活动无耐力

与体循环血量减少或SaO_2降低有关。

2. 潜在并发症

呼吸道感染、感染性心内膜炎、心力衰竭及脑血栓。

三、护理措施

1. 活动无耐力的护理

（1）建立合理的生活制度：为患儿提供良好的生活环境，空气新鲜，温度18~20 ℃，湿度55%~65%；保证患儿的睡眠；根据病情安排适当的活动量，活动前、活动后即刻及休息3分钟后分别测量生命体征。若休息3分钟后，血压、呼吸恢复到活动前水平，脉率增快≤6次/分，则说明活动适度，若患儿出现面苍、发绀、眩晕、胸闷、心悸等症状时，应立即停止活动，卧床休息、抬高床头、吸氧，并及时通知医生；重症患儿卧床休息，保持安静，护理及诊疗操作集中进行，避免患儿烦躁、哭闹。

（2）TOF患儿处于蹲踞体位时，不可强行拉起，应等患儿自行起立，或帮助患儿取胸膝卧位（见图10-7）。应避免患儿哭闹、情绪激动、排便屏气、罹患贫血或感染等，一旦发生脑缺氧发作，应及时处理：a. 取膝胸卧位；b. 吸氧；c. 静脉注射去氧肾上腺素（新福林）0.05 mg/kg，或普萘洛尔（心得安）0.1 mg/kg，必要时皮下注射吗啡0.1～0.2 mg/kg；d. 静脉注射5%碳酸氢钠1.5～5.0 mL/kg，纠正酸中毒；e. 经常发作者，可口服普萘洛尔1～3 mg/kg。

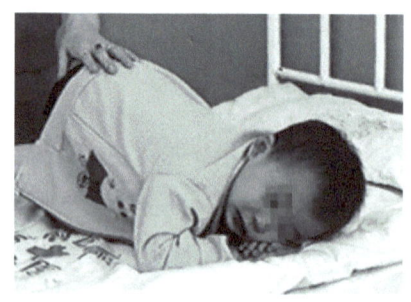

图10-7　膝胸卧位

2. 潜在并发症的护理

（1）预防感染。

①供给高蛋白、高维生素、易消化的食物，注意食物的色、香、味，保证小儿营养需要，增强小儿体质，少量多餐，勿一次进食过饱，以免影响呼吸。心衰者采用无盐或低盐饮食，婴儿哺乳前可先吸氧，斜抱位间歇喂乳。

②根据气候变化及时增减衣物，保持皮肤清洁，防止受凉引起呼吸道感染。做好保护性隔离，预防交叉感染。做拔牙、扁桃体切除等小手术前后应给予足量抗生素，预防感染性心内膜炎的发生。

（2）预防充血性心力衰竭。

①减轻心脏负荷。患儿取半卧位或坐位，双腿下垂；限制钠、水的摄入；严格控制输液速度和量；多食富含膳食纤维的蔬菜和水果，尽量避免用力排便；遵医嘱应用血管扩张剂及利尿剂。

②降低氧耗量。根据病情安排适度的活动量；重症患儿卧床休息，限制活动，吸氧；保持安静，必要时遵医嘱应用镇静药物；急性肺水肿患儿可用20%～30%酒精湿化的氧气吸入，每次吸入时间不宜超过20分钟。

密切观察病情，如发现患儿面色苍白、烦躁、呼吸困难、端坐呼吸、肝脏增大、水肿等表现，应考虑心衰的发生，及时告知医生，做好洋地黄制剂的用药护理（参照肺炎患儿的护理）。

③预防脑血栓。TOF患儿血液黏稠度高,应注意适度活动,改善微循环。当发热、出汗、呕泻时,体液量减少,更易形成血栓,此时应注意补充水分,必要时静脉补液。

3. 健康指导

向患儿及其家长进行CHD相关知识的解释、宣传,增强其治愈信心,使其积极配合检查、治疗;帮助患儿建立合理的生活制度;指导家长合理安排患儿饮食;强调预防感染等并发症的重要性;要求定期复查,调整心功能到最佳状态,使患儿能安全到达手术适宜年龄。

(刘志勇)

任务三 病毒性心肌炎患儿的护理

病毒性心肌炎是病毒侵犯心脏所致的炎性过程,以心肌炎性病变为主,部分病例可伴有心包炎和心内膜炎。

柯萨奇病毒、埃可病毒、脊髓灰质炎病毒、腺病毒、流感及副流感病毒、传染性肝炎病毒、麻疹病毒、单纯疱疹病毒、流行性腮腺炎病毒等感染均可能累及心脏,以柯萨奇病毒B组(1~6型)最常见。其发病机制尚不完全清楚,一般认为与病毒及其毒素直接损害心肌细胞和病毒感染后引起变态反应或自身免疫反应损伤心肌有关。

案例导入

华华,男,8岁,肠道感染后出现乏力、胸闷、心悸、心前区不适等症状。体检:心率130次/分,血压正常。心电图检查:四肢发凉,心动过速。血清心肌酶谱测定:血清肌酸激酶(CK)、乳酸脱氢酶(LDH)增高。X线检查:心影增大。诊断为病毒性心肌炎。作为护士你应从哪几方面为患儿进行评估?通过评估你认为患儿存在哪些健康问题?应采取哪些护理措施?

一、护理评估

1. 健康史

询问患儿近期有无呼吸道、消化道病毒感染史及传染病接触史等,有无发热、胸闷、心悸、乏力、心前区不适等,收集患儿活动耐力变化的情况。

2. 身体状况

患儿发病前1～3周常有呼吸道或胃肠道前驱病毒感染史。轻者可无明显不适症状,体检可见心动过速、期前收缩等。典型病例常诉疲乏、气促、胸闷、心悸、心前区不适等,体检可见心脏扩大、心动过速、第一心音低钝、奔马律,有心包炎者可闻及心包摩擦音。严重者可发生心力衰竭、心源性休克,甚至猝死。

3. 心理社会状况

评估患儿及其家属对本病的认知水平,有无焦虑、恐惧。

4. 辅助检查

(1) 心电图检查:心律失常以期前收缩为主,尚可见到部分或完全性传导阻滞。

(2) 病原学检查:早期可取咽拭子、粪便、血液、心包积液分离病毒,恢复期血清检测相应抗体。

(3) 血清心肌酶谱测定:血清肌酸激酶(CK)及其同工酶(CK-MB)、乳酸脱氢酶(LDH)及其同工酶1(LDH1)增高,心肌肌钙蛋白(cTnI或cTnT)增高。

(4) X线检查:心影正常或增大,合并心包积液、心力衰竭者心影显著增大、心搏动减弱。心功能不全时肺部呈淤血表现。

5. 治疗要点

本病为自限性疾病,主要是减轻心脏负担,改善心肌代谢及心功能,促进心肌修复。

(1) 休息:急性期需卧床休息,减轻心脏负荷。

(2) 改善心肌代谢及心功能,促进心肌修复:1,6-二磷酸果糖(FDP)100～250 mg/kg,静脉滴注,疗程10～14日。维生素C 100～200 mg/kg静脉注射,急性期每日1次,疗程1个月。能量合剂,常用三磷腺苷20 mg、辅酶A 50 U、胰岛素4～6 U、10%氯化钾8 mL溶于10%葡萄糖250 mL中静脉滴注,每日或隔日1次,持续2～3周。大剂量丙种球蛋白2 g/kg,2～3日内分次静脉滴注。中药生脉饮、黄芪口服液等。

(3) 抗病毒:早期患儿可采用抗病毒治疗。

(4) 肾上腺皮质激素:早期和轻症患儿不主张使用,重症可应用地塞米松。

(5) 控制心力衰竭:使用小于常规剂量的洋地黄类药物及利尿剂、血管活性药物,并注意补充氯化钾。

二、护理诊断与合作性问题

1. 活动无耐力

与心肌受损、收缩无力等有关。

2. 潜在并发症

心律失常、心力衰竭、心源性休克。

三、护理措施

1. 活动无耐力的护理

急性期卧床休息至少3~4周；重症患儿应绝对卧床至心功能改善、心脏大小恢复正常；恢复期逐渐增加活动量，以不出现心悸为宜，一般总休息时间不少于6个月。

2. 潜在并发症的护理

密切观察和记录患儿精神状态、面色、心律、心率、脉搏、呼吸、体温和血压的变化。病情严重者应进行心电监护，一旦发生心律失常应立即报告并配合医生采取措施。胸闷、气促、心悸者应注意休息并及时给氧。烦躁不安者根据医嘱给予镇静剂。心力衰竭者置于半卧位，遵医嘱使用洋地黄类药物；心源性休克者使用血管活性药物和扩张血管药物。密切观察有无洋地黄中毒表现。注意准确控制补液量和滴速，最好使用输液泵以避免血压剧烈波动。

3. 健康指导

宣教积极防治呼吸道感染和消化道感染对预防本病的意义；向患儿及其家属介绍本病的治疗过程及预后，减轻其焦虑和恐惧，强调患儿休息的重要性，带药出院的患儿，应让患儿及其家属了解药物的名称、用法、剂量及不良反应；嘱咐患儿及其家属出院后应遵医嘱用药并定期到门诊复查。

项目小结

先心病分为左向右分流型（室间隔缺损、房间隔缺损、动脉导管未闭）、右向左分流型（法洛四联症、大动脉错位）和无分流型（肺动脉瓣狭窄、主动脉缩窄、右位心）三类。左向右分流型先心病的主要临床表现为乏力，活动后气短，生长发育落后，易发生肺部感染，胸骨左缘有心脏杂音，晚期肺动脉高压时出现青紫；右向左分流型先心病主要表现为青紫、蹲踞、缺氧发作。先天性心脏病的护理措施：建立合理的休息及生活制度，合理供给营养，预防感染，正确应用洋地黄制剂等药物，严格控制静脉输液的量和速度，密切观察病情，防止并发症的发生。病毒性心肌炎的护理应重视患儿的充分休息，减少氧耗，减轻心脏负荷，并加强病情观察，防止并发症的发生。心力衰竭的护理重点是严密观察病情，遵医嘱使用洋地黄药物并观察其副作用。

（魏华学）

目标检测

1. 影响胚胎心脏形成的关键时期是胚胎的（　　）。
   A. 2周前　　　　　　　　　　B. 2～6周
   C. 2～8周　　　　　　　　　　D. 4～8周
   E. 4～10周

2. 胎儿时期血氧含量最高的器官是（　　）。
   A. 心　　　　　　　　　　　　B. 脑
   C. 肝　　　　　　　　　　　　D. 肺
   E. 肾

3. CHD的病因中，目前认为最重要的是（　　）。
   A. 孕早期宫内感染　　　　　　B. 吸烟、酗酒
   C. 妊娠早期缺乏叶酸　　　　　D. 大剂量接触放射线
   E. 宫内缺氧

4. 哪种先心病自然闭合的可能性最大（　　）。
   A. 室间隔缺损　　　　　　　　B. 房间隔缺损
   C. 动脉导管未闭　　　　　　　D. 法洛四联症
   E. 动脉瓣狭窄

（5、6题共用题干）患儿，男，出生3天，发现心脏杂音，哭吵后口周青紫，无抽搐。体检：胸骨左缘第1～2肋间可闻及Ⅲ级收缩期杂音，P2亢进，胸片显示肺血增多。

5. 最可能的诊断是（　　）。
   A. 房间隔缺损　　　　　　　　B. 室间隔缺损
   C. 动脉导管未闭　　　　　　　D. 肺动脉狭窄
   E. 法洛四联症

6. 此型先心病属于（   ）。

A. 左向右分流型　　　　　　B. 右向左分流型

C. 无分流型　　　　　　　　D. 青紫型

E. 无青紫型

（7、8题共用题干）患儿，女，3岁。自幼发现心脏杂音，经常患肺炎，查体胸骨左缘第3~4肋间可闻及Ⅳ级粗糙的收缩期杂音，心电图显示左室及右室均肥大，X线显示肺血增多。

7. 该患儿最可能的诊断是（   ）。

A. 室间隔缺损　　　　　　　B. 房间隔缺损

C. 动脉导管未闭　　　　　　D. 法洛四联症

E. 肺动脉狭窄

8. 此病最常见的并发症是（   ）。

A. 脑出血　　　　　　　　　B. 脑栓塞

C. 脑脓肿　　　　　　　　　D. 呼吸衰竭

E. 呼吸道感染

（9~12题共用题干）患儿，3岁，男，从生后3个月开始出现口唇青紫，并逐渐加重，活动后喜蹲踞。查体：胸骨左缘第3肋间有Ⅲ级粗糙的收缩期喷射性杂音，肺动脉瓣区第2心音明显减弱。

9. 最有可能的诊断是（   ）。

A. 室间隔缺损　　　　　　　B. 房间隔缺损

C. 动脉导管未闭　　　　　　D. 大动脉转位

E. 法洛四联症

10. 患儿哭闹后，出现面色青紫，呼之不应，可能是（   ）。

A. 肺动脉高压　　　　　　　B. 缺氧发作

C. 脑出血　　　　　　　　　D. 脑栓塞

E. 心力衰竭

11. 如突然出现头晕、左侧肢体活动无力，该患儿可能并发了（   ）。

A. 脑血栓　　　　　　　　　B. 脑膜脑炎

C. 硬膜下积液　　　　　　　D. 脑室膜炎

E. 侧脑室炎

12. 护理该患儿尤其应注意（   ）。

A. 预防感染　　　　　　　　B. 给氧

C. 休息　　　　　　　　　　D. 补充水分

E. 合理喂养

13. 病毒性心肌炎最常见的病原体是（　　）。

A. 柯萨奇病毒　　　　　　　　B. 流感和副流感病毒

C. 埃可病毒　　　　　　　　　D. 脊髓灰质炎病毒

E. 腺病毒

14. 病毒性心肌炎的患儿一般总的休息时间不少于（　　）。

A. 1个月　　　　　　　　　　B. 2个月

C. 4个月　　　　　　　　　　D. 6个月

E. 8个月

15. 下列治疗病毒性心肌炎的药物中，通过免疫调节作用减轻心肌细胞损害的是（　　）。

A. 维生素C　　　　　　　　　B. FDP

C. 辅酶Q_{10}　　　　　　　　D. 丙种球蛋白

E. 利尿剂

16. 2～3岁小儿的心率是（　　）次/分。

A. 120～140　　　　　　　　B. 110～130

C. 100～120　　　　　　　　D. 80～100

E. 70～90

17. 下列（　　）不属于左向右分流型先心病。

A. 肺动脉缩窄　　　　　　　　B. 室间隔缺损

C. 动脉导管未闭　　　　　　　D. 房间隔缺损

18. 法洛四联症最重要的畸形是（　　）。

A. 肺动脉狭窄　　　　　　　　B. 室间隔缺损

C. 主动脉骑跨　　　　　　　　D. 右心室肥大

19. 胸部透视有肺门舞蹈征的先心病是（　　）。

A. 法洛四联症　　　　　　　　B. 肺动脉狭窄

C. 主动脉狭窄　　　　　　　　D. 房间隔缺损

20. 卵圆孔解剖上关闭的年龄大多是（　　）。

A. 1～2个月　　　　　　　　　B. 2～4个月

C. 5～7个月　　　　　　　　　D. 8～10个月

项目十一 泌尿系统疾病患儿的护理

学习目标

知识目标

了解小儿泌尿系统解剖、生理特点。熟悉急性肾炎、肾病综合征、尿路感染的概念、病因及防治原则。掌握上述疾病护理评估要点、主要护理诊断及合作性问题、护理措施。

技能目标

能运用护理程序对急性肾小球肾炎、肾病综合征、尿路感染患儿进行整体护理。能配合医生对急性肾炎并发症患儿实施急救。能进行健康教育。

任务一 小儿泌尿系统解剖生理特点

一、解剖特点

1. 肾脏

小儿年龄越小,肾脏相对越大。婴儿期肾下极位于髂嵴以下第4腰椎水平,以后始达髂嵴上方,右肾位置略低于左肾,故2岁以内健康小儿腹部深触诊时可扪及肾脏。新生儿肾表面呈分叶状,至2~4岁时消失,若继续存在,可视为分叶畸形。

2. 输尿管

婴幼儿输尿管长而弯曲,管壁肌肉和弹力纤维发育不良,故易被压扁或扭曲而导致梗阻,诱发尿路感染。

3. 膀胱

婴儿膀胱位置相对较高,尿液充盈时,其顶部常在耻骨联合上方,腹部触诊易扪及。随着年龄增长,逐渐下降至盆腔。

4. 尿道

女婴尿道较短,仅1~3 cm(性成熟期3~5 cm),外口暴露且接近肛门,故易受粪便细菌污染发生上行感染。男婴尿道虽较长(5~6 cm),但常因包茎尿垢积聚,也可引起上行感染。此外,若婴儿存在泌尿系统畸形,也易反复发生泌尿系统感染。

二、生理特点

胚胎9~12周,肾脏已经开始形成尿液,并参与羊水的生成。新生儿出生时肾单位数量已达到成人水平,但其生理功能尚不完善,调节机制不充足。出生时肾小球滤过率是成人的1/4,早产儿更低,3~6个月是成人的1/2,6~12个月是成人的3/4,故此期间不能有效地排出过量的水分和溶质。另外,肾小管重吸收、排泄、浓缩和稀释功能均不够成熟,对水及电解质的平衡调节较差,在应激状态下,易发生脱水、水肿、电解质紊乱及酸中毒等。新生儿对药物排泄功能差,应慎重选择用药种类及剂量。一般到1~1.5岁时小儿肾功能始达成人水平。

三、小儿排尿及尿液特点

1. 排尿次数

新生儿一般在生后24~48小时内排尿。生后最初几日内，因摄入量少，每日排尿仅4~5次；1周后突增至20~25次/日；1岁时为15~16次/日；学龄前和学龄期减至6~7次/日。

2. 尿量

影响小儿每日尿量的因素较多，个体差异亦较大。新生儿期生后2日内，每日尿量为15~30 mL/kg，3日后每日为100~300 mL；婴儿为400~500 mL；幼儿为500~600 mL；学龄前期儿为600~800 mL；学龄期儿为800~1400 mL。若新生儿尿量每小时<1.0 mL/kg为少尿，每小时<0.5 mL/kg为无尿。婴幼儿每日尿量<200 mL，学龄前<300 mL，学龄儿<400 mL，为少尿；每日尿量<50 mL为无尿。

3. 尿液特点

（1）尿色和酸碱度：新生儿生后最初几日尿色较深，稍混浊，放置后有红褐色沉淀，此为尿酸盐结晶。在寒冷季节放置后可有盐类结晶析出而呈乳白色，正常婴幼儿尿色淡黄、透明，pH接近中性或弱酸性，为5~7。

（2）尿蛋白：正常小儿尿中仅含微量蛋白，定性为阴性，定量每日在100 mg以内，超过150~200 mg为异常。

（3）尿细胞和管型：正常小儿新鲜尿液离心后沉渣镜检，红细胞<3个/HP，白细胞<5个/HP，管型0个。12小时尿阿迪氏（Addis）计数：红细胞<50万个、白细胞<100万个、管型<5000个。

（陈　琴）

任务二　急性肾小球肾炎患儿的护理

急性肾小球肾炎（AGN），简称急性肾炎，是一组不同病因所致的感染后免疫反应引起的急性弥漫性双侧肾小球炎性病变。临床主要表现为急性起病，多有前驱感染，以血尿为主，伴不同程度蛋白尿、水肿和高血压，可有肾功能不全等特点。本病多见于5~14岁小儿，特别是6~7岁，男女比例2∶1。本病占小儿泌尿系统住院疾病的第1

位，其中95%以上的病例呈自限过程，预后良好，少数患儿可有持续性尿异常，死亡率在1%以下，急性肾衰为主要死因。

本病大多数发生于A组乙型溶血性链球菌中的致肾炎菌株急性感染后引起的免疫反应性肾炎，常继发于呼吸道和皮肤感染之后，被称为急性链球菌感染后肾炎（APSGN），即临床所谓的急性肾炎。而其他感染，如金黄色葡萄球菌、肺炎球菌和革兰阴性杆菌、流感病毒、乙肝病毒、肺炎支原体、真菌和疟原虫等也可导致急性非链球菌感染后肾炎。

目前认为，急性肾炎的发病机制主要是机体对A组溶血性链球菌中的某些抗原成分产生抗体，抗原抗体结合形成循环免疫复合物，随血流到达肾脏，沉积于肾小球基底膜上并激活补体系统，引起免疫损伤和炎症反应，使肾小球基底膜断裂，血液中蛋白、红细胞、白细胞漏出毛细血管出现在尿中。同时，各种细胞因子又可刺激肾小球内皮细胞和系膜细胞肿胀、增生，引起肾小球滤过率下降，导致钠、水潴留，临床出现水肿、尿少、高血压，严重者发生急性循环充血、高血压脑病和急性肾衰竭。

案例导入

兵兵，6岁，男，因"眼睑水肿、少尿、食欲减退4天"入院。3周前曾患"急性扁桃体炎"，近4天来除上述表现外还伴头痛、恶心、呕吐。体检：体温37℃，脉搏82次/分，呼吸22次/分，血压150/105 mmHg，眼睑水肿，尿少，呈洗肉水样，下肢轻度水肿，心肺正常。辅助检查：尿蛋白（+～+++），镜下大量红细胞，少量白细胞和管型；血沉上升，补体C3下降。初步诊断为急性肾小球肾炎。作为护士你应从哪几方面为患儿进行评估？通过评估你认为患儿存在哪些健康问题？应采取哪些护理措施？

一、护理评估

1. 健康史

询问患儿在发病前1～4周有无上呼吸道或皮肤感染史。目前有无发热、乏力、头痛、呕吐、食欲减退等症状。若有血尿或水肿时，应详细了解开始时间、持续时间、每日排尿的量和尿色，水肿发生部位、发展顺序及程度。询问发病以来用药情况，包括药物种类、剂量、疗效及副作用等。

2. 身体状况

(1) 一般病例：90%以上的病例有前驱链球菌感染的病史，以呼吸道及皮肤感染为主。其中呼吸道感染至肾炎发病约10天，而皮肤感染则3～4周。起病较急，可有低热、乏力、头痛、呕吐及食欲减退等非特异性表现。典型表现为突然出现水肿、血尿、高血压等症状。

①水肿、尿少。为最常见和早期出现的症状。70%患儿有水肿，初期多为晨起时发现双睑及颜面部水肿（图11-1），渐波及躯干、四肢及全身，呈非凹陷性，一般为轻、中度。同时伴有尿量减少，严重者可无尿。一般在1～2周内随着尿量增多，水肿逐渐消退。

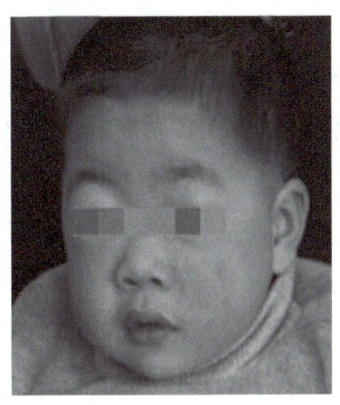

图11-1　颜面水肿

②血尿。几乎所有患儿都有血尿。轻者为镜下血尿，肉眼血尿占30%～50%。尿色随尿液酸碱度不同而异，酸性尿呈浓茶色或烟灰水样，中性或偏碱性尿呈淡红色或洗肉水样。肉眼血尿多在1～2周内消失后转为镜下血尿，少数持续3～4周，而镜下血尿完全消失一般需1～3个月或更长，并发感染或运动后血尿可暂时加剧。

③高血压。30%～80%患儿血压升高，常于发病后1周左右，多为轻、中度升高。1～2周后随尿量增多而恢复正常，个别可持续3～4周。

(2) 严重病例：少数患儿在起病1～2周内，特别是第1周，病情急剧恶化，出现严重症状，可危及生命。

①严重循环充血。由于水、钠潴留，血浆容量增加而出现循环充血。轻者仅有呼吸增快，肝大；严重者出现呼吸困难、端坐呼吸、心率增快、心脏扩大、咳粉红色泡沫样痰、颈静脉怒张、两肺满布湿啰音，甚至出现奔马律、肝淤血肿大、水肿加剧等表现。危重病例可在数小时内因急性肺水肿而死亡。

②高血压脑病。血压急剧升高，常达（150～160）/（100～110）mmHg以上，超过脑血管代偿性收缩机制使脑血管扩张，脑组织灌注量急剧增多而致脑水肿。患儿表

现为剧烈头痛、烦躁不安、恶心呕吐，严重时可出现复视或一过性失明、惊厥及昏迷等。

③急性肾衰竭。病变初期患儿在严重尿少或无尿时可出现暂时性氮质血症、电解质紊乱，主要是高钾血症和代谢性酸中毒，一般持续3~5日，随尿量逐渐增多后，病情好转。若持续数周仍不恢复，则预后严重。

（3）非典型表现。

①无症状性急性肾炎。有前期感染史，患儿仅有镜下血尿或血清补体C3降低而无其他临床表现。

②肾外症状性急性肾炎。患儿水肿、高血压等肾外症状明显，甚至有严重循环充血或高血压脑病，而尿改变轻微或尿常规检查正常。

③以肾病综合征表现的急性肾炎。以急性肾炎起病，但临床呈肾病综合征表现，以水肿和蛋白尿突出，症状持续时间长，预后较差。此类病例不多见。

3. 心理社会状况

评估患儿及其家长的心态，以及其对本病的认识程度。患儿多为年长儿，心理压力来源较多，除疾病治疗对活动及饮食严格限制的压力外，还有来自家庭和社会的压力，加上病程长，患儿会产生紧张、忧虑、抱怨等心理反应，表现为情绪低落、烦躁易怒等。患儿老师及同学因缺乏本病的有关知识，可能表现出过度关心和怜悯，忽略对患儿的心理支持，使患儿产生自卑心理。家长因担心转为慢性肾炎，影响小儿将来的健康，以及增加家庭的经济负担等可产生焦虑、失望等心理，渴望寻求治疗方法，愿意接受健康指导并与医务人员合作。

4. 辅助检查

（1）尿液：尿蛋白（+~+++），镜下除了有大量红细胞外，还可见透明、颗粒或红细胞管型。

（2）血液：外周血红细胞计数及血红蛋白轻度降低，白细胞计数增多或正常；血沉增快；抗"O"（ASO）往往增高；早期血清补体显著下降，多在6~8周恢复正常。

（3）肾功能：尿少期可有程度不等的血尿素氮和肌酐暂时升高。

5. 治疗要点

本病为自限性疾病，无特异疗法。主要是对症处理，清除残留病灶，加强护理，防治急性期严重并发症，保护肾功能。

（1）急性期应卧床休息至水肿消退、血压降至正常、肉眼血尿消失。

（2）水肿、高血压者限制钠盐摄入，有氮质血症者限蛋白的入量，有尿少、循环充血者限水。

（3）控制链球菌感染和清除病灶：应及时用青霉素肌内注射7～10日，青霉素过敏者改用红霉素，避免使用肾毒性药物。

（4）对症治疗。

①水肿。有明显水肿、少尿或高血压及循环充血者，应用利尿剂。常选用口服氢氯噻嗪，效果差及重症者可用呋塞米（速尿）肌内注射或静脉注射。

②高血压。凡经休息、限盐、利尿而舒张压仍高于90 mmHg者，给予降压药，首选硝苯地平（心痛定）或卡托普利，交替使用效果更好。高血压脑病时，首选硝普钠加入葡萄糖液静脉滴注，同时给予地西泮止痉及呋塞米快速利尿脱水。

③严重循环充血。应先用呋塞米利尿，如症状不缓解或已发生肺水肿则加用硝普钠扩张血管降压，必要时使用小剂量快速强心药，如毛花苷C。

④急性肾衰竭。及时处理水、电解质及酸碱平衡紊乱，必要时采用透析治疗。

二、护理诊断与合作性问题

1. 体液过多

与肾小球滤过率下降致水、钠潴留有关。

2. 活动无耐力

与水肿、高血压有关。

3. 潜在并发症

急性循环充血、高血压脑病、急性肾衰竭。

三、护理措施

1. 体液过多的护理

（1）饮食管理：水肿尿少期需采取低盐饮食，食盐量每日1～2 g为宜；有氮质血症时应限制蛋白质的入量，每日0.5 g/kg；供给高糖饮食满足能量需要；一般不必严格限水；待尿量增加、水肿消退、血压正常后，可恢复正常饮食，以保证小儿生长发育的需要。

（2）利尿、降压：经严格限制水、钠摄入后，仍有明显水肿、高血压或循环充血者，遵医嘱给予利尿、降压药，应用利尿剂，尤其静脉注射呋塞米后，要注意起效时间，有无脱水及电解质紊乱等现象的发生；应用降压药后应定时测量血压，检查降压效果，并观察有无副作用，避免患儿突然起立，以防直立性低血压的发生。应用硝普钠应新鲜配制，放置4小时后即不能再用，输液过程须遮光进行，严格控制速度。

（3）腰部（肾区）热敷及保暖，每日1次，每次15～20分钟。

2. 活动无耐力的护理

休息能减少潜在并发症的发生，一般起病2周内患儿应严格卧床休息，待水肿消退、血压正常、肉眼血尿消失，可下床轻微活动；2~3个月后，若离心尿中红细胞＜10个/HP，血沉恢复正常可上学，但需避免剧烈体育活动；Addis计数正常后可恢复正常活动。

3. 潜在并发症的护理

（1）观察尿量、尿色及记录24小时液体出入量，应用利尿剂时每日测量体重。患儿尿量增加、肉眼血尿消失，表明病情好转。如尿量持续减少，并出现头痛、恶心、呕吐等表现，要警惕急性肾衰竭。为了防止氮质血症及高钾血症，除限水、钠入量外，同时应限制蛋白质及含钾食物的摄入。患儿必须绝对卧床减轻心肾负担，并做好透析前的心理护理。

（2）观察血压的变化：若血压突然升高，出现剧烈头痛、呕吐、眼花等，提示合并高血压脑病，需配合医生积极抢救，降压、镇静、脱水等。

（3）密切观察呼吸、心率、脉搏：如发生严重循环充血，需将患儿安置于半卧位，吸氧，遵医嘱给予快速利尿、扩血管、强心等抢救措施。

4. 健康指导

（1）向患儿及其家属宣传本病是一种自限性疾病，预后良好。强调限制活动是控制病情进展的重要措施，尤以前2周最为关键。指导患儿及其家属制定食谱，根据病情限制钠、水及蛋白质摄入。严格遵医嘱用药，介绍所用药物可能出现的副作用，解除患儿及其家属的疑虑。住院期间能配合医务人员观察和记录尿量、尿色及血压。

（2）做好出院指导及预防宣教工作，强调锻炼身体、增强体质，避免或减少上呼吸道感染和皮肤脓疱疮是预防本病的根本方法，一旦发生了上呼吸道感染或皮肤感染，应及早应用青霉素或红霉素彻底治疗。

（陈　琴）

任务三　肾病综合征患儿的护理

肾病综合征（NS）简称肾病，是一组由多种原因所致肾小球基底膜通透性增强，导致大量血浆蛋白从尿中丢失而引起的一种临床症候群。临床具有四大特点：大量蛋白尿、低蛋白血症、高脂血症及不同程度水肿。在住院小儿泌尿系统疾病中发病率仅次于急性肾炎，3～5岁为发病高峰。男孩发病率高于女孩。

NS按病因可分为原发性、继发性和先天性三种。小儿时期多为原发性肾病综合征（PNS），占小儿时期NS总数的90%左右。PNS病因不明，按其临床表现又分为单纯性肾病和肾炎性肾病两型，其中单纯性肾病多见。继发性肾病是指在诊断明确的原发病基础上出现肾病表现，多见于过敏性紫癜、系统性红斑狼疮、乙型肝炎病毒相关性肾炎等。先天性肾病我国较少见，多于新生儿或生后6个月内起病。

PNS病因尚未清楚，现多认为与机体免疫功能异常有关。单纯性肾病可能与T细胞免疫功能紊乱有关。肾炎性肾病患儿的肾脏病变中常可发现免疫球蛋白和补体成分沉积，提示与局部免疫病理损伤有关。先天性肾病与遗传有关。

本病最根本的病理生理改变是大量蛋白尿，它是导致其他三大临床特点的基本原因。肾病一方面是由于基底膜构成改变使血浆中分子量较大蛋白经肾小球滤出（非选择性蛋白尿）；另一方面由于基底膜表面阴电荷减少，使白蛋白（带阴电荷蛋白）能大量通过（选择性蛋白尿）。大量血浆蛋白从尿中丢失导致低蛋白血症，可促进肝合成脂蛋白增加，导致血清总胆固醇和低密度脂蛋白、极低密度脂蛋白增高，形成高脂血症。最后由于低蛋白血症使血浆胶体渗透压降低，使液体渗到组织间隙，导致水肿，此外有效循环量减少，又可激活肾素-血管紧张素-醛固酮系统，造成水、钠潴留，进一步加重水肿。

案例导入

丁丁，男，6岁，因"颜面及全身水肿5天"入院。体检：血压100/70 mmHg，全身高度水肿，呈凹陷性。辅助检查：尿蛋白（++++），红细胞1～2个/HP，血浆白蛋白25 g/L。初步诊断为单纯性肾病综合征。作为护士你应从哪几方面为患儿进行评估？通过评估你认为患儿存在哪些健康问题？应采取哪些护理措施？

一、护理评估

1. 健康史

询问患儿起病的急缓，是首发还是复发，发病前是否有感染或劳累，近期有无进行预防接种等；水肿出现的时间、部位，发展顺序，尿量、尿色的改变，病程的长短及诊疗经过，包括所用药物种类、剂量、疗效及副作用等；病程中有无发热、乏力、厌食、呕吐、腹泻等。

2. 身体状况

（1）单纯性肾病：发病多为学龄前期，高度水肿为本病最突出症状，常为就诊的最主要原因。开始于眼睑及面部，渐至四肢全身，呈凹陷性水肿（图11-2），男童有时可出现阴囊显著水肿，严重者可伴发胸水及胸腔积液，引起呼吸困难等。病初患儿一般状况尚好，继之出现面色苍白、疲倦、厌食，水肿严重者可有少尿、无血尿及高血压。

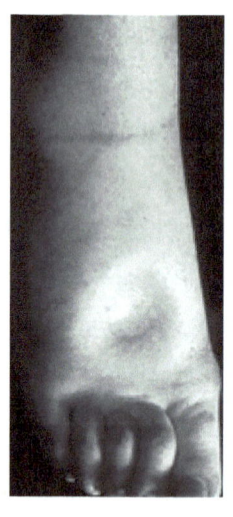

图11-2　凹陷性水肿

（2）肾炎性肾病：发病年龄多在学龄期。水肿一般不严重，除具备肾病四大特征外，尚有血尿、高血压、血清补体下降、不同程度氮质血症中任何一项。

（3）并发症：a. 感染最常见，多为呼吸道、皮肤、尿路感染和原发性腹膜炎，感染可使病情加重或复发；b. 电解质紊乱主要有低钠、低钾、低钙血症；c. 高凝状态和血栓形成，以肾静脉血栓形成最常见，患儿可有急性腰痛或腹痛，出现肉眼血尿或血尿加重，甚至发生肾衰竭等；d. 由于血容量不足引起急性肾前性肾衰竭；e. 由于长期接受大剂量糖皮质激素治疗，使患儿生长延迟。

3. 心理社会状况

因住院时间较长，患儿易受到多种压力源的刺激而产生心理反应。年龄较小的患儿压力来源于和家属的分离，医院的各种检查、治疗及医疗性限制等，从而会出现焦虑，表现为情绪异常。年长儿长期应用糖皮质激素类制剂可引起满月脸（图11-3）、向心性肥胖、多毛等自身形象的改变，会使患儿产生自卑心理；同时与同伴分离及学习的中断等也会使患儿产生自卑心理，出现烦躁、抑郁、隐瞒和否认等表现。此外，患儿家属因对本病知识缺乏，对患儿病情担忧，又担心糖皮质激素的副作用对将来健康的影响，从而渴望获得相关知识，愿意接受医护人员的健康指导并能够配合。

4. 辅助检查

（1）尿液检查：单纯性肾病病儿，尿蛋白定性多为+++～++++，24小时尿蛋白定量检查超过50 mg/kg，肾炎性肾病患儿尿内可见红细胞增多。

（2）血液检查：人血白蛋白浓度显著下降，为25 g/L（或更少）；胆固醇升高；血沉增快；肾炎性肾病患儿补体可下降，可有不同程度的氮质血症。

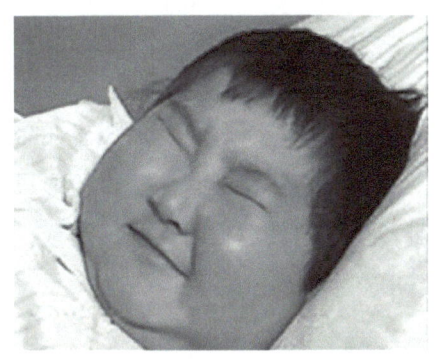

图11-3 满月脸

5. 治疗要点

（1）一般治疗：包括休息、饮食治疗、防治感染和补充维生素及矿物质等。

（2）利尿：激素敏感者，一般无须给予利尿剂，当水肿较重，尤其有胸、腹水时可适当给予氢氯噻嗪、螺内酯或呋塞米。对血容量相对不足者，可先给予低分子右旋糖酐，然后静脉注射呋塞米，效果较好。

（3）糖皮质激素治疗：是治疗肾病综合征的首选药物。a. 短程疗法：全疗程共8周，然后骤然停药。短程疗法易于复发，现已少用。b. 中长程疗法：可用于各种类型的肾病。中程疗法疗程为6个月，长程疗法疗程为9个月。

（4）免疫抑制剂：适用于激素部分敏感、耐药、依赖及复发的病例，常用药物为环磷酰胺（CTX），根据病情可采用口服或静脉冲击治疗，也可选用环孢素A、雷公藤总甙片等。

（5）抗凝治疗：应用肝素、尿激酶、双嘧达莫等可防治血栓，减轻尿蛋白。

二、护理诊断与合作性问题

1. 体液过多

与低蛋白血症导致的钠、水潴留有关。

2. 营养失调，低于机体需要量

与大量蛋白尿、食欲减退有关。

3. 有感染的危险

与激素的应用、免疫力低下及高度水肿有关。

4. 潜在并发症

药物治疗的副作用。

三、护理措施

1. 体液过多的护理

一般不必严格卧床休息，仅严重水肿、高血压患儿需卧床休息，以减轻心、肾负担，即使卧床也应在床上经常变换体位，以防止血栓形成。有严重胸腔积液或腹水致呼吸困难时，应采取半卧位。病情缓解后可增加活动量，但不要过度劳累，以免出现病情反复。肾病活动期小儿应休学。

2. 营养失调的护理

因本病病程较长，为满足小儿生长发育的需要，应制定合适的食谱，以保证足量营养的摄入。

（1）一般患儿不需特别限制饮食，消化道黏膜水肿使消化能力减弱，应注意减轻消化道负担，给予易消化的饮食。如含优质蛋白（蛋、鱼、乳类、家禽等）、少量脂肪、足量碳水化合物、高维生素（如维生素B、维生素C、维生素D、叶酸）及适量矿物质（如钙、铜、铁、锌等）的饮食。由于应用糖皮质激素而使肠道吸收钙减少等原因，造成机体缺钙，从而出现骨质疏松，应尤其注意钙及维生素D的摄入。

（2）高度水肿、高血压、尿少时，盐的摄入量一般控制在每日2 g左右，病情缓解后不必长期限盐。

（3）大量蛋白尿期间蛋白摄入量不宜过多，以控制在每日2 g/kg为宜，因过量蛋白摄入可造成肾小球高滤过，使肾小球硬化。尿蛋白消失后因长期用糖皮质激素，故需多补充蛋白，以防出现负氮平衡。

（4）为减少高脂血症应以植物性脂肪或鱼油为宜，同时增加富含可溶性纤维的饮食，如燕麦、米糠及豆类等。

3. 有感染危险的护理

（1）首先向患儿及其家属解释预防感染的重要性，感染是肾病最常见的并发症，感染使病情加重或复发，甚至导致患儿死亡。

(2)做好保护性隔离,肾病患儿与感染性疾病患儿应分室收住,病房每日进行紫外线消毒,减少探视人数。注意避免受凉,不去人群密集的公共场所。

(3)患儿预防接种要避免使用活疫苗,在大量使用激素和免疫制剂时,需相应延长接种时间,一般在临床表现完全缓解或停药半年后进行。

(4)加强皮肤护理:由于高度水肿皮肤张力增加,使皮下血循环不良,加之营养失调及长期使用激素等,皮肤完整性易受损并继发感染,故应保持皮肤清洁、干燥,及时更换内衣,保持床铺整洁,被褥松软,衣服宽松,经常翻身等;臀部和四肢水肿严重时,骨隆凸部位(如外踝、足跟、肘部等)用棉垫、橡皮气垫垫起或用气垫床,预防受压后感染;严重水肿者尽量避免肌内注射,防止药物从注射部位外渗;水肿的阴囊(图11-4)用棉垫或吊带(丁字带)托起,皮肤破损可涂碘伏。

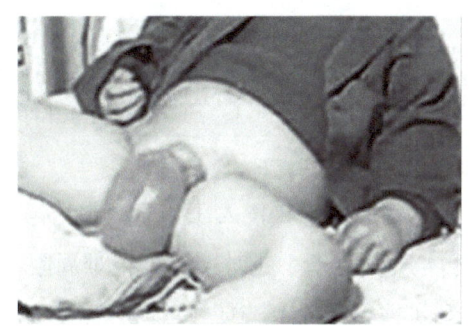

图11-4 阴囊水肿

4. 潜在并发症的护理

(1)观察激素疗效及副作用。激素治疗期间注意每日尿量、尿蛋白变化及血浆蛋白恢复情况。观察激素的副作用,如代谢紊乱、库欣综合征、消化道溃疡或出血、肌肉萎缩、伤口愈合不良、高血糖、高血压、骨质疏松等。护理人员应严格遵医嘱给药并及时补充维生素D和钙剂,以免发生手足搐搦症。对消化性溃疡的预防,应注意保护胃黏膜,如供给牛乳、面汤或软食,避免空腹服药,不吃坚硬或有刺激的食物,必要时按医嘱加用抗胆碱药或抗酸药等。

(2)使用免疫抑制剂,常用的药物为环磷酰胺(CTX),适用于对激素部分敏感、耐药、依赖和复发者,或对激素治疗出现了不能接受的副作用的患儿。

(3)在使用抗凝剂(如肝素)过程中注意监测凝血时间及凝血酶原时间。

5. 健康指导

(1)介绍本病的有关知识,特别是护理要点及治疗反应。解释长期用糖皮质激素治疗的必要性及其出现副作用的暂时性,使患儿及其家属有思想准备,树立信心,配合治疗。

（2）解释限制患儿活动的原因，告诫患儿及其家属无论是早期还是恢复期均应注意安全，不能做剧烈运动，否则病情可加重或复发。

（3）介绍如何观察并发症的早期表现和并发症的预防方法，使患儿及其家属了解预防感染的重要性并能采取有效措施避免感染，如不去人群密集的地方等，掌握预防接种的注意事项。

（4）出院时指导患儿家属做好家庭护理。定期随访，严格遵医嘱减量服药，以免造成疾病的反复。

（陈　琴）

任务四　尿路感染患儿的护理

尿路感染（UTI）是指病原体直接侵入尿路而引起的泌尿道黏膜炎症，炎症可累及尿道、膀胱、肾盂和肾实质。由于小儿时期感染很难局限在某一部位，故不加区分统称为UTI。临床以脓尿和（或）菌尿为特征，可有尿路刺激征、发热及腰痛等症状。新生儿、婴幼儿尿路感染的局部症状不明显，以全身症状为主，易漏诊。UTI是泌尿系统常见疾病之一，2岁以下发病率较高，可发生于任何年龄，女孩多于男孩。

本病主要的病原体为细菌，以革兰阴性杆菌为主，其中大肠杆菌占首次感染的80%，其次为铜绿假单胞菌、克雷白杆菌、变形杆菌、枸橼酸杆菌、沙门菌等，偶为肠球菌和葡萄球菌。其他病原体如支原体、真菌、病毒等也可侵犯，但较少见。由于小儿泌尿系统解剖生理方面存在着易感因素，以及相对多见的先天性或获得性尿路畸形和膀胱输尿管反流等，造成小儿尿路感染的高发性。其他如尿道留置导尿、器械检查、蛲虫病、不及时更换尿布、机体抵抗力低下等均增加了感染的危险。

本病的感染途径最常见的是上行感染，致病菌主要是大肠杆菌。婴幼儿的感染可经血源途径，致病菌主要是金黄色葡萄球菌。

案例导入

玲玲，女，2岁，因"发热、排尿哭闹3天"入院。体检：T 38 ℃，R 40次/分，P 125次/分，神志清，精神萎靡，营养中等。眼睑无水肿。心肺检查（-），腹软，无压痛，双肾区无叩痛，尿道口微红，无明显分泌物。神经系统（-）。辅助检查：尿离心沉渣镜检白细胞15个/HP。诊断为尿路感染。作为护士你应从哪几方面为患儿进行评估？通过评估你认为患儿存在哪些健康问题？应采取哪些护理措施？

一、护理评估

1. 健康史

应询问患儿起病的急缓，是首发还是复发，发病前有无诱因。例如，婴儿大便后未及时清洗，幼儿穿开裆裤坐地玩耍，受凉致抵抗力下降，近期进行过尿路器械检查或留置导尿、尿路损伤或异物等。慢性反复感染者询问有无尿路畸形。询问发热、腰痛、膀胱刺激征，以及尿量、尿色等。详细了解诊疗经过，包括所用药物种类、剂量、疗效及副作用等。如未复发需了解前次诊疗经过。

2. 身体状况

（1）急性UTI：病程在6个月以内，不同年龄组症状不同。a. 新生儿多由血行感染引起。症状极不典型，以全身症状为主，多为败血症表现，可有体温升高或不升、拒奶、腹泻、黄疸、嗜睡和惊厥。局部尿路刺激症状多不明显。b. 婴幼儿仍以全身症状为主，表现为发热、呕吐、腹痛、腹泻等，部分患儿可有尿路刺激症状，如排尿哭闹、夜间遗尿、尿线中断等。c. 年长儿表现与成人相似，下尿路感染以膀胱刺激症状为主，全身症状轻微。上尿路感染则多为发热、寒战、腰痛和肾区叩痛，有时也伴有膀胱刺激症状。

（2）慢性UTI：病程多在6个月以上。轻者可无明显症状，也可有间断发热、脓尿；反复发作者可有贫血、乏力、腰痛、生长迟缓；重者可损伤肾实质，发生肾衰竭及高血压。

3. 心理社会状况

评估家长和各年龄组小儿的心理状况。来自疾病和医院的压力会使患儿紧张、拒绝和反抗，婴儿主要为哭闹，幼儿表现为退化性行为及习惯的改变；年长儿还有来自家庭和社会的影响，多数表现为焦虑和抑郁，特别是怕尿床后被别人嘲笑而产生紧张不安心理。家长面对哭闹不止和频繁排尿的患儿，会出现焦虑、抱怨或歉疚，希望患儿尽快痊愈，渴望接受健康指导，愿意配合治疗。

4. 辅助检查

（1）尿常规：清洁中段尿离心沉渣镜检白细胞≥5个/HP，或白细胞成堆或白细胞管型有诊断意义。膀胱炎者可有血尿。

（2）尿细菌学检查：a. 尿涂片找菌。取新鲜尿1滴直接涂片染色，每油镜视野≥1个细菌，有诊断意义。b. 尿培养及菌落计数。取中段尿培养菌落计数≥10^5/mL可确诊，$10^4 \sim 10^5$/mL为可疑，≤10^4/mL为污染。

（3）血常规：急性感染者白细胞增加，其中以中性粒细胞增多为主。慢性者不明显。

（4）影像学检查：反复感染或迁延不愈者应进行B超、静脉肾盂造影加断层摄片、排泄性膀胱造影，以及肾核素造影和CT扫描等检查。

5. 治疗要点

（1）一般治疗：包括休息、饮水和对症处理。

（2）抗生素治疗：应及早在留尿送检后开始。婴幼儿全身症状重者均按上尿路感染用药，即给予2种抗菌药物联合，常用氨苄西林、头孢噻肟钠、头孢曲松钠，疗程10~14天。开始治疗后应连续3天进行尿细菌培养，若24小时后转阴性，表示药物有效，否则按尿培养药敏试验结果调整用药。停药1周再做尿培养1次。年长儿为下尿路感染时，首选复方磺胺甲噁唑口服，连服7~10天，待有培养结果后按药敏试验选药。

（3）复发治疗：选用2种抗菌药物，治疗10~14天后，以小剂量维持。同时检查有无尿路畸形和膀胱输尿管反流。

二、护理诊断与合作性问题

1. 体温过高

与细菌感染有关。

2. 排尿异常

与膀胱、尿道炎症有关。

3. 知识缺乏

患儿及其家属缺乏有关尿路感染的护理知识。

三、护理措施

1. 体温过高的护理

（1）休息：急性期需卧床休息，鼓励患儿大量饮水，通过增加尿量起到冲洗尿道的作用，减少细菌在尿道停留，并促进细菌毒素和炎症分泌物的排出。

（2）饮食：发热患儿宜给以流质或半流质、易消化，且含足够的热量、丰富蛋白质和维生素的饮食，以增强机体抵抗力。

（3）降温：监测体温变化，高热者给予物理降温或退热药物。

2. 排尿异常的护理

（1）保持会阴清洁，勤换尿布，尿布用开水烫洗、晒干，或煮沸、高压消毒。

（2）尿路刺激症状明显者，可应用654-2等抗胆碱药。

（3）按医嘱应用抗菌药，注意药物副作用。饭后服药可减轻胃肠道症状，服用磺胺药时应多喝水，并注意有无血尿、尿少或尿闭等。

（4）定期复查尿常规和进行尿培养，以了解病情变化和疗效。

3. 健康指导

选择适当方式介绍本病护理及预防要点。指导并示范家属如何对患儿进行护理操作，特别强调勤换尿布，尿布用开水烫洗、晒干；便后清洗臀部要自前向后擦洗；每日冲洗会阴1~2次，保持清洁干燥；正确留取中段尿进行细菌培养。出院时嘱咐家属带患儿定期随访，一般急性感染者，每个月1次，连续3个月，若中段尿培养阴性，则认为治愈。反复发作者每3~6个月复查1次，共2年或更长。本病预防要点包括加强营养和体格锻炼，保持会阴部清洁干燥，自前向后清洁臀部，早穿合裆裤避免尿道口污染等。

项目小结

急性肾小球肾炎是一组不同病因所致的感染后免疫反应引起的急性弥漫性肾小球炎性病变，多以A组乙型溶血性链球菌感染所致，其典型表现为水肿、血尿、少尿和高血压，严重表现为严重循环充血、高血压脑病、急性肾功能不全。其主要护理措施是强调休息，低盐饮食，注意病情观察及预防并发症的发生。原发性肾病综合征临床具有大量蛋白尿、低蛋白血症、高脂血症、明显水肿四大特征，本病采取以激素治疗为主的综合疗法，最常见的并发症是感染，其主要护理措施是用药护理及预防感染。尿路感染最常见的致病菌是大肠埃希菌，护理重点是鼓励多饮水、做好个人卫生及遵医嘱服用药物。

（陈　琴）

目标检测

1. 新生儿出生后几天尿液色较深，放置后有红褐色沉淀，此为（　　）。

   A. 尿酸盐结晶　　　　　　　　B. 红细胞

   C. 管型沉淀　　　　　　　　　D. 尿酸盐沉淀

   E. 白细胞

2. 患儿，男，9岁。确诊急性肾炎，现诉剧烈头痛，恶心呕吐，测血压为180/115 mmHg，此时首选给予（　　）。

   A. 右旋糖酐静脉输入　　　　　B. 螺内酯口服

   C. 硝苯地平口服　　　　　　　D. 硝普钠静脉缓慢泵入

   E. 血液透析

3. 急性肾小球肾炎患儿尿常规检查常发现（　　）。

   A. 大量红细胞　　　　　　　　B. 大量白细胞

   C. 大量蛋白尿　　　　　　　　D. 大量细菌

   E. 蜡样管型

4. 急性肾小球肾炎的典型临床表现为（　　）。

   A. 血尿、水肿、高血压　　　　B. 高脂血症、大量蛋白尿、高血压

   C. 贫血、氮质血症、水肿　　　D. 少尿、低蛋白血症、水肿

   E. 血尿、管型尿、高血压

5. 下列属于急性肾小球肾炎常见的3种严重表现的是（　　）。

   A. 严重循环充血　　　　　　　B. 感染

   C. 血栓形成　　　　　　　　　D. 生长延迟

   E. 贫血

6. 患儿，男，9岁。确诊急性肾小球肾炎1周，为保证患儿休息，对患儿及其家属进行健康指导，下列说法正确的是（　　）。

   A. 卧床休息1周　　　　　　　 B. 水肿消退后即可正常上学

   C. 肉眼血尿消失后可正常活动　D. Addis计数正常后恢复正常生活

   E. 血沉正常后即可正常参加体育活动

7. 患儿，男，10岁。确诊肾病综合征2年，激素耐药，现予以环磷酰胺冲击治疗，护理人员应特别注意观察的不良反应是（　　）。

   A. 高血压　　　　　　　　　　B. 出血性膀胱炎

   C. 库欣综合征　　　　　　　　D. 骨质疏松

   E. 静脉血栓

（8~10题共用题干）患儿，男，8岁。以尿少、深棕色尿，伴颜面部水肿3天就诊。查体：血压140/86 mmHg，非凹陷性水肿。实验室检查：尿蛋白（++），镜检尿红细胞满视野。Hb 100 g/L，ASO滴度升高，血清补体下降。

8. 该患儿最可能的诊断为（   ）。

   A. 急性肾小球肾炎　　　　　　B. 慢性肾小球肾炎

   C. 单纯性肾病　　　　　　　　D. 肾炎性肾病

   E. 急进性肾炎

9. 与本病关系密切的病史为（   ）。

   A. 2天来腹泻　　　　　　　　B. 2周前腰部外伤

   C. 2周前扁桃体炎　　　　　　D. 1天来腹痛

   E. 2个月前尿路感染

10. 有关该患儿的饮食管理，正确的是（   ）。

    A. 供给低糖、低热量饮食

    B. 尿少时控制食盐摄入，每日不超过9 g

    C. 严重水肿时除限制盐的摄入外，还应限制水的摄入

    D. 氮质血症时控制蛋白质入量，每日1.5 g/kg

    E. 尿量增加、水肿消退、血压正常后，仍需坚持低蛋白饮食，以防病情反复

（11、12题共用题干）患儿，男，7岁。以少尿、头痛3天，呕吐2次，惊厥1次就诊。观察患儿嗜睡，颜面水肿，测血压为135/105 mmHg，尿检可见大量红细胞，完善其他相关检查，确诊为急性肾炎。

11. 该患儿出现惊厥的原因是（   ）。

    A. 低血钙　　　　　　　　　　B. 颅内出血

    C. 脑疝　　　　　　　　　　　D. 高血压脑病

    E. 脑栓塞

12. 下列对该患儿的护理措施正确的是（   ）。

    A. 鼓励患儿多活动，分散其注意力以减轻头痛

    B. 如使用硝普钠，不需避光

    C. 应用利血平，注意防止直立性低血压的发生

    D. 保证水分的充足摄入

    E. 不限制食盐的摄入

13. 肾病综合征最主要的并发症是（   ）。

    A. 感染　　　　　　　　　　　B. 动脉粥样硬化

    C. 肾功能不全　　　　　　　　D. 心功能不全

    E. 血栓及栓塞

14. 肾病治疗首选糖皮质激素，治疗期间护士应密切观察其副作用。常见的副作用不包括（　　）。

A. 高血压
B. 库欣综合征
C. 消化性溃疡
D. 骨质疏松
E. 出血性膀胱炎

15. 下列不属于肾病综合征的四大特征的是（　　）。

A. 大量蛋白尿
B. 低蛋白血症
C. 水肿
D. 高脂血症
E. 高血压

16. 患儿，男，9岁。确诊肾病综合征，已按激素长程疗法治疗4个月。现患儿无明显水肿，尿蛋白（+），血浆总蛋白与白蛋白基本恢复正常范围，则以下健康指导正确的是（　　）。

A. 患儿应绝对卧床休息至尿蛋白完全转阴
B. 严格控制每日食盐入量1~2 g/kg
C. 尿蛋白转阴后即可停用激素
D. 严格控制每日蛋白摄入量0.5 g/kg
E. 及时补充维生素D与钙剂

17. 小儿肾功能达到成人水平的年龄是（　　）。

A. 6个月~1岁
B. 1~1.5岁
C. 1.5~2岁
D. 2~2.5岁
E. 2~3岁

18. 急性肾炎常见发病年龄是（　　）。

A. 1岁以下
B. 1~3岁
C. 6~7岁
D. 9岁以上
E. 12岁以上

19. 原发性肾病综合征的主要临床表现是（　　）。

A. 水肿、高血压、蛋白尿、血尿
B. 水肿、血尿、蛋白质、高胆固醇症
C. 高度水肿、大量蛋白尿、高血压、血尿
D. 血尿、氮质血症、高度水肿、大量蛋白尿
E. 高度水肿、大量蛋白尿、低蛋白血症、高胆固醇症

20. 急性肾小球肾炎就诊的主要原因是（　　）。

A. 发热
B. 水肿
C. 便秘
D. 血尿
E. 蛋白尿

项目十二 造血系统疾病患儿的护理

学习目标

知识目标

掌握小儿贫血的定义、分度,营养性缺铁性贫血、营养性巨幼细胞贫血、急性白血病的护理诊断及护理措施。熟悉小儿出生后造血特点,小儿贫血的分类及营养性缺铁性贫血、营养性巨幼细胞贫血、急性白血病的护理评估。了解小儿胚胎期造血和血液特点。

技能目标

能熟练完成营养性缺铁性贫血、营养性巨幼细胞贫血、急性白血病的各项护理技术操作。能运用已学知识对营养性缺铁性贫血、营养性巨幼细胞贫血、急性白血病患儿及其家属进行健康指导。

任务一　小儿造血和血液特点

一、造血特点

小儿造血分为胚胎期造血和生后造血两个阶段。

1. 胚胎期造血

造血首先在卵黄囊出现，然后在肝脾、胸腺、淋巴结，最后在骨髓，形成了3个不同的造血期。

（1）中胚叶造血期：在胚胎第3周开始出现卵黄囊造血，胚胎第6周后造血功能开始减退，至第10周接近停止。

（2）肝（脾）造血期：肝脏是胎儿中期的主要造血部位。从胚胎2个月开始，肝出现造血组织，至4~5个月时达高峰，6个月后肝造血逐渐减退，至生后4~5天肝脏完全停止造血。肝造血主要产生有核红细胞，也可产生少量粒细胞和巨核细胞。脾在胚胎第8周开始参与短暂造血，至5个月后脾造血逐渐减退，但造淋巴细胞的功能终生持续。

胸腺及淋巴结也是一种胚胎造血组织，在胚胎6~8周出现胸腺，开始生成淋巴细胞，并维持终生。胚胎期胸腺还有短暂的生成红细胞和粒细胞的功能。淋巴结约从胚胎第4个月开始生成淋巴细胞，从此成为终生造淋巴细胞和浆细胞的器官。

（3）骨髓造血期：胚胎第6周开始出现骨髓，但其造血活动至6个月后才趋于稳定，是胎儿后期主要的造血器官，直至出生2~5周后成为唯一的造血场所。

2. 生后造血

生后造血为胚胎造血的延续。生后主要是骨髓造血，在某些特殊情况下还可出现骨髓外造血。

（1）骨髓造血：出生后主要是骨髓造血。婴幼儿期所有骨髓均为红骨髓，全部参与造血，满足小儿生长发育的需要。5~7岁后黄骨髓逐渐代替长骨中的红骨髓，故年长儿和成人期红骨髓仅限于颅骨、锁骨、胸骨、肋骨、肩胛骨、脊椎、骨盆和长骨近端等处。黄骨髓具有潜在的造血功能，当需要增加造血时，它即转变为红骨髓而恢复造血功能。小儿在出生后头几年，由于缺少黄骨髓，造血的代偿能力低。当需要造血增加时，容易出现骨髓外造血。

（2）骨髓外造血：在婴幼儿时期，当发生严重感染、溶血性贫血等需要增加造血时，易出现骨髓外造血。肝、脾和淋巴结可恢复到胎儿时期的造血状态，表现为肝、脾、淋巴结肿大，外周血中可见幼稚红细胞和（或）幼稚粒细胞。这是小儿造血器官的一种特殊反应，感染及贫血纠正后即恢复正常。

二、血液特点

1. 红细胞数和血红蛋白量

由于胎儿期处于相对缺氧状态，故红细胞生成素合成增加，红细胞和血红蛋白量较高，出生时红细胞数为（5.0~7.0）×10^{12}/L，血红蛋白量为150~220 g/L。生后随着自主呼吸的建立，血氧含量增高，红细胞生成素减少，骨髓造血功能暂时性降低；而胎儿红细胞寿命较短，生后破坏较多（生理性溶血）；婴儿生长发育迅速、循环血量迅速增加等因素，红细胞数和血红蛋白量逐渐降低，至出生后2~3个月红细胞数降至3.0×10^{12}/L，血红蛋白量降至100 g/L左右，出现轻度贫血，称为"生理性贫血"。生理性贫血呈自限性经过，3个月以后红细胞数和血红蛋白量随红细胞生成素的增加而增加，约于12岁达成人水平。

2. 白细胞数与分类

出生时白细胞总数为（15~20）×10^9/L，生后6~12小时可升至（21~28）×10^9/L，随后逐渐下降，1周时为12×10^9/L，婴儿期白细胞数维持在10×10^9/L左右，8岁后接近成人水平。

出生时中性粒细胞约占65%，淋巴细胞约占30%；随着白细胞总数下降，中性粒细胞比例也相应下降，生后4~6天两者比例约相等；婴幼儿期淋巴细胞约占60%，中性粒细胞约占35%，至4~6岁时两者比例又相等；之后中性粒细胞比例增多，白细胞分类逐渐达成人值。

3. 血小板数

血小板数与成人相近，为（150~250）×10^9/L。

4. 血容量

小儿血容量相对较多，新生儿血容量约占体重的10%（平均300 mL），小儿约占体重的8%~10%，成人血容量则为体重的6%~8%。

5. 血红蛋白种类

出生时，血红蛋白以胎儿血红蛋白（HbF）为主，平均占70%，生后HbF迅速被成人型血红蛋白（HbA）替代。1岁时HbF不超过5%，2岁后达成人水平不超过2%。若HbF升高，为β珠蛋白生成障碍贫血的特征。

（刘志勇）

任务二　贫血患儿的护理

一、贫血概述

贫血是指末梢血中单位容积内红细胞数和（或）血红蛋白量低于正常值低限。根据世界卫生组织（WHO）的资料，血红蛋白的低限值在6个月至6岁为110 g/L，6～14岁为120 g/L。海拔每上升1000 m，上述相应诊断标准中血红蛋白相应增加4%。6个月以下婴儿由于生理性贫血等因素的影响，血红蛋白值变化较大，目前尚无统一的国际标准。国内暂定贫血诊断标准为新生儿血红蛋白（Hb）<145 g/L，1～4个月时<90 g/L，4～6个月时<100 g/L。

（一）贫血的分度

根据外周血中血红蛋白量或红细胞数可将贫血分为轻、中、重、极重四度（表12-1）。

表12-1　贫血的分度

	轻度	中度	重度	极重度
血红蛋白量/（g/L）	90～120	60～90	30～60	<30
红细胞数/（×10^{12}/L）	3～4	2～3	1～2	<1
新生儿血红蛋白/（g/L）	120～144	90～120	60～90	<60

（二）贫血的分类

一般采用病因学分类和形态学分类。

1. 病因学分类

（1）红细胞和血红蛋白生成不足。

①特异造血因子的缺乏，如缺铁性贫血（铁缺乏）、巨幼细胞贫血（维生素B_{12}或叶酸缺乏）、维生素B_6缺乏性贫血等。

②骨髓造血功能障碍，如再生障碍性贫血，单纯红细胞再生障碍性贫血。

③其他感染性及慢性病贫血、慢性肾病所致贫血、铅中毒及癌症性贫血等。

（2）溶血性贫血。可由红细胞内在异常或外在因素引起红细胞破坏过多，如葡萄糖-6-磷酸脱氢酶（G-6-PD）缺乏症、阵发性睡眠性血红蛋白尿、地中海贫血等。

（3）失血性贫血。包括急性失血和慢性失血引起的贫血。

2. 形态学分类

根据红细胞平均容积（MCV）、红细胞平均血红蛋白量（MCH）、红细胞平均血红蛋白浓度（MCHC）进行分类（表12-2）。

表12-2　贫血的细胞形态学分类

分类	MCV/L	MCH/pg	MCHC/%
正常值	80～94	28～32	32～38
大细胞性	>94	>32	32～38
正细胞性	80～94	28～32	32～38
单纯小细胞性	<80	<28	32～38
小细胞低色素性	<80	<28	<32

二、营养性缺铁性贫血

案例导入

患儿，男，2岁，因"面色苍白，异食癖近3个月"入院。患儿为人工喂养，以谷类食物为主。近3个月来，面色逐渐苍白，精神、食欲差，喜食泥土，偶有呕吐，不爱活动。体检：营养差，皮肤、睑结膜、口唇、甲床苍白。心率140次/分，肝肋下3 cm、脾肋下1 cm，质软。血象检查：红细胞$3.5×10^{12}$/L，血红蛋白80 g/L，白细胞$10×10^9$/L。血涂片：红细胞大小不均，以小者为多，中央淡染。诊断为营养性缺铁性贫血。作为护士你应从哪几方面为患儿进行评估？该患儿目前主要的护理问题是什么？对该患儿应采取哪些护理措施？

营养性缺铁性贫血是由体内铁缺乏导致血红蛋白合成减少而引起的一种小细胞低色素性贫血，是小儿贫血中最常见的一种类型，任何年龄均可发生，以6个月至2岁的婴幼儿发病率最高，是我国重点防治的小儿常见病之一。

（一）病因及发病机制

1. 病因

（1）先天储铁不足：早产、双胎或多胎、胎儿失血或孕母缺铁等均可使胎儿储铁减少。

（2）铁摄入量不足：铁摄入量不足是导致营养性缺铁性贫血最主要的原因。婴儿从母体获得的储存铁够用到生后4~5个月，所有乳类含铁均低，如不及时添加含铁丰富的辅食易导致铁缺乏；年长儿偏食、挑食或摄入动物性食物过少等亦可导致铁摄入量不足。

（3）生长发育快：婴儿期、青春期，尤其是早产儿和低出生体重儿因生长发育迅速，需铁量相对增多。如不及时添加含铁量丰富的食物，则易致缺铁引起贫血。

（4）铁的吸收障碍：慢性腹泻、消化道畸形、反复感染及食物搭配不合理等均可影响铁的吸收、利用而导致铁缺乏。

（5）铁的丢失过多：正常婴儿每天排出的铁量相对比成人多。钩虫病、消化性溃疡、肠息肉等可致肠道慢性少量失血致使铁丢失；用不经加热处理的鲜牛乳喂养的婴儿可因对蛋白过敏而发生少量肠出血，以致铁慢性丢失。

2. 发病机制

缺铁对机体各系统均有影响。

（1）对造血系统的影响：缺铁时血红素形成不足，血红蛋白合成减少，致使新生的红细胞内血红蛋白量不足，细胞质减少；细胞的分裂、增殖受缺铁的影响较小，故红细胞数减少不如血红蛋白量减少显著，从而形成小细胞低色素性贫血。

营养性缺铁性贫血的发生经过了3个病理生理阶段。a. 铁减少期（ID）：仅是体内储存的铁减少。b. 红细胞生成缺铁期（IDE）：储存铁进一步减少，供给红细胞生成所需的铁减少，但循环中的血红蛋白未减少。c. 营养性缺铁性贫血期（IDA）：血循环中的血红蛋白减少，出现贫血表现。

（2）对非造血系统的影响：缺铁亦可影响肌红蛋白的合成和降低某些含铁酶（如细胞色素C、单胺氧化酶、核糖核苷酸还原酶等）的活性，以致影响机体中与这些含铁酶相关的生物氧化、组织呼吸、神经介质的分解与合成等，造成细胞功能紊乱，产生某些非造血系统的表现，如消化功能紊乱、神经精神行为异常、皮肤和黏膜损害及肌肉运动、免疫等功能降低等。

（二）护理评估

1. 健康史

向家属详细了解患儿的喂养方法、饮食习惯及饮食结构；了解患儿有无造成缺铁的慢性疾病（如钩虫病、肠息肉、反复感染等）；了解患儿母亲在孕期是否有贫血，有无早产、多胎、胎儿失血等造成先天储铁不足的因素。

2. 身体状况

任何年龄均可发病，以6个月至2岁最常见，发病缓慢，其临床表现因病情轻重而有不同。

（1）一般表现：皮肤黏膜逐渐苍白，以口唇、结膜及甲床较明显；易疲乏、不爱活动；年长儿可诉头晕、耳鸣、眼前发黑等。

（2）骨髓外造血表现：可有肝、脾及淋巴结的肿大，且年龄愈小、病程愈久、贫血愈重者，肿大亦愈明显。

（3）非造血系统症状：a. 消化系统，常有食欲减退、呕吐、腹泻。少数有异食癖（如喜食泥土、报纸、煤渣等）。可有口腔炎、舌炎、舌乳头萎缩等；严重者可出现萎缩性胃炎或吸收不良综合征。b. 神经系统，常有精神萎靡或烦躁不安、注意力不集中、记忆力减退和学习成绩下降等表现，智力常低于同龄儿。c. 循环系统，严重贫血时心率增快、心脏扩大甚至发生心力衰竭等。d. 其他，因细胞免疫功能降低，常合并感染。因上皮组织异常出现指（趾）甲薄脆、不光滑，甚至反甲（匙状指）。

3. 心理社会状况

了解家属对本病的病因及预防的理解程度，以及患儿家庭经济状况。了解患儿学习时是否有注意力不集中、记忆力和理解力是否有下降、学习成绩如何等，这些都会造成患儿情绪改变，使患儿产生焦虑、抑郁、自卑、厌学等心理。家属对异食癖的患儿应该正确对待，责备甚至歧视会对患儿心理产生不良的影响。

4. 辅助检查

（1）血象：血红蛋白降低比红细胞数减少明显，呈小细胞低色素性贫血。红细胞大小不等，以小细胞为主，中央淡染区扩大，$MCV<80$ fL，$MCH<28$ pg，$MCHC<32\%$。网织红细胞数大多正常或轻度减少。白细胞、血小板一般无改变。

（2）骨髓象：红细胞增生活跃，以中、晚幼红细胞增生为主。各期红细胞均较小，胞浆的量少，显示胞浆的成熟程度落后于胞核。骨髓涂片用普鲁士蓝染色镜检，幼红细胞内外可染铁明显减少或消失。粒细胞系及巨核细胞系多正常。

（3）有关铁代谢的检查：血清铁蛋白（SF）可较敏感地反映体内储铁情况，是诊断缺铁的敏感指标，当<12 μg/L时提示缺铁；血清铁（SI）<10.7 μmol/L；红细胞内

游离原卟啉（FEP）＞0.9 μmol/L；总铁结合力（TIBC）＞62.7 μmol/L；转铁蛋白饱和度（TS）＜15%有诊断价值。

5. 治疗要点

治疗原则为祛除病因和补充铁剂，必要时输血。口服铁剂经济、安全、副作用小，常用的口服铁剂有硫酸亚铁、富马酸亚铁、葡萄糖酸亚铁、琥珀酸亚铁等，口服元素铁剂量为每日4～6 mg/kg，分2～3次口服。有严重胃肠反应或口服铁剂吸收不良者，可给予右旋糖酐铁、山梨醇枸橼酸铁等铁剂肌内注射或静脉注射，其疗效与口服相同。重症贫血并发心力衰竭或明显感染者可输血，以输入新鲜浓缩红细胞为宜，每次2～3 mL/kg，贫血越重每次输血量应越少。

（三）常见护理诊断与合作性问题

1. 活动无耐力

与贫血致组织、器官缺氧有关。

2. 营养失调，低于机体需要量

与储铁不足、摄入不足、吸收不良、铁丢失过多或消耗增加有关。

3. 有感染的危险

与机体免疫功能下降有关。

4. 潜在并发症

心力衰竭。

（四）护理措施

1. 注意休息，适量活动

尽可能为患儿创造舒适的生活和学习环境。指导患儿合理地休息与活动，对轻、中度贫血的患儿，不必严格限制日常活动；对重度贫血患儿，应限制活动强度及每次活动的持续时间，避免诱发心力衰竭。

2. 增加铁的摄入量

（1）调整饮食，补充含铁食物。

①提倡母乳喂养，及时添加含铁丰富的辅食。人工喂养的婴幼儿补充铁强化食品（如铁强化牛乳）。鲜牛乳应加热煮沸处理再喂给小儿。

②合理安排膳食，提供含铁丰富的食物，如动物肝、动物血、瘦肉、豆类、黑木耳、海带、紫菜及绿叶蔬菜等。

③纠正不良饮食习惯，避免偏食、挑食等；食欲差的可遵医嘱服用助消化、增食欲的药物如胃蛋白酶、多酶片等。

(2)遵医嘱应用铁剂,掌握用药的注意事项。

①口服铁剂:铁剂对胃肠道有刺激,可致胃部不适及疼痛、恶心、呕吐、腹泻或便秘,且铁剂吸收易受多种因素影响。故口服铁剂应注意:a. 宜从小剂量开始,并在两餐之间服药;b. 铁剂可与维生素C、果汁、稀盐酸等同服以促进铁的吸收;c. 忌与牛乳、茶、咖啡、钙片等同用,以防止抑制铁剂的吸收;d. 液体铁剂可用滴管或吸管服用,服后及时刷牙,以免染黑牙齿;e. 服用铁剂后大便可变黑或呈柏油样,停药后恢复,应向家属说明,消除其紧张心理。

②注射铁剂:因易出现不良反应,仅用于不能口服铁剂或口服铁剂后有严重胃肠道反应,或胃肠道疾病影响铁的吸收,或口服铁剂疗效不满意者,可用右旋糖酐铁或山梨醇枸橼酸铁复合物等。用药时应注意:a. 须深部肌内注射,最好分层注药,以利于吸收、减少疼痛、避免硬结形成;b. 抽取药液和注射时使用不同的针头,以防药液漏入皮下组织致局部坏死;c. 每次注射须更换部位,以免形成硬结;d. 首次注射后应观察1小时,警惕发生铁过敏。

③疗程及疗效观察:a. 治疗有效者,在用药3~4天后网织红细胞升高,7~10天达高峰,2~3周后下降至正常;治疗约2周后血红蛋白逐渐上升,临床症状逐渐减轻;如服药3~4周仍无效,应查找原因。b. 疗程:至血红蛋白达正常水平后2个月左右停药,以补充铁的储存量。

3. 预防感染

应注意观察感染的征象,注意环境卫生,保持口腔及皮肤清洁,避免与感染性疾病的患儿接触,平时不要到人群聚集的公共场所去。

4. 观察病情,防止并发症

(1)观察病情变化:观察皮肤、口唇、眼结膜及甲床等皮肤黏膜苍白的表现,了解病情进展;注意有无头晕、耳鸣、眼花、昏厥等脑缺氧的表现;对重症患儿应及时监测血压、脉搏,观察呼吸、面色等变化,如有异常及时报告医生。

(2)防止发生心力衰竭:重症患儿应卧床休息,必要时吸氧;如需输血应注意贫血越重,一次输血量应越少,速度应越慢。密切观察心率、呼吸、尿量变化,若出现心悸、气促、发绀、肝大等表现,应及时通知医生,按心力衰竭处理。

5. 健康指导

(1)孕妇和哺乳期妇女应多食含铁量丰富的食物。

(2)提倡母乳喂养,并按时添加含铁丰富的辅食;人工喂养儿应喂铁强化的配方乳;对早产儿和低体重儿自2个月左右应给予铁剂预防,对断乳的小儿应纠正偏食等不良饮食习惯。

（3）积极治疗原发病。

（4）告诫家属重视患儿心理疏导：由于患儿活动无耐力，不能和其他小朋友正常玩耍，应给予同情和疏导。对因缺铁导致智力减低、学习下降者，应多给予关怀、理解和鼓励，加强教育与训练，减轻其自卑心理。对有异食癖的患儿不应过多责备，应细心看护和引导，鼓励患儿纠正不良嗜好。

三、营养性巨幼细胞贫血

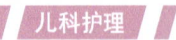

患儿，女，1岁，母乳喂养，未加辅食。近2个月来面色苍黄，少哭不笑，时有头、手不规则的颤抖。查体可见面色苍黄、唇甲色淡，皮肤轻度黄疸。心率130次/分，肝肋下2.5 cm，脾未触及。外周血象：血红蛋白100 g/L，红细胞$2.5×10^{12}$/L，白细胞$10×10^9$/L。血涂片可见红细胞大小不等，以大细胞为主，中性粒细胞分叶过多。作为护士你应从哪几方面为患儿进行评估？该患儿目前主要的护理问题是什么？对该患儿应采取哪些护理措施？

营养性巨幼细胞贫血是由缺乏维生素B_{12}和（或）叶酸所引起的一种大细胞性贫血。主要临床特点是贫血、神经精神症状较明显、红细胞胞体变大、骨髓中出现巨幼红细胞。用维生素B_{12}和（或）叶酸治疗有效。

（一）病因及发病机制

1. 病因

（1）先天储存不足：早产、双胎或多胎；孕母在妊娠期间缺乏维生素B_{12}或叶酸。

（2）摄入量不足：单纯母乳喂养、羊乳或奶粉喂养而未及时添加辅食，易致维生素B_{12}和（或）叶酸缺乏；年长儿偏食、素食者亦易致缺乏。

（3）吸收代谢障碍：严重营养不良、慢性腹泻、吸收不良综合征、小肠病变等可导致维生素B_{12}和叶酸的吸收减少；长期应用广谱抗生素、抗叶酸制剂、抗癫痫药可致叶酸缺乏。

（4）需要量或消耗量增加：生长发育迅速使需要量增加；早产儿、慢性溶血等使需要量增加；严重感染使维生素B_{12}消耗增加。

2. 发病机制

因维生素 B_{12} 和叶酸均是 DNA 合成的必需物质；在缺乏时红细胞中 DNA 的合成不足，细胞核成熟障碍，分裂和增殖时间延长，而胞浆中血红蛋白的合成不受影响，血红蛋白蓄积相对增多，细胞体积变大，形成巨幼红细胞。粒细胞核也因 DNA 的不足而致成熟障碍，胞体增大，出现巨大幼稚粒细胞核和中性粒细胞分叶过多的现象。DNA 不足也可使骨髓中巨核细胞的核发育障碍而致核分叶过多。维生素 B_{12} 还参与神经髓鞘中脂蛋白的形成，当缺乏时可导致周围神经变性、脊髓亚急性联合变性和大脑损害，出现神经精神症状。

（二）护理评估

1. 健康史

了解母亲在孕期的营养状况，患儿的喂养情况及生长发育情况，有无疾病及用药史。

2. 身体状况

（1）一般贫血表现：起病缓慢，多呈轻度或中度贫血。患儿面色蜡黄，口腔黏膜、口唇、甲床等处苍白，颜面轻度水肿，头发黄而稀疏，多虚胖。常伴肝、脾大。严重病例可有乏力、心悸、气急及头晕等表现。

（2）神经精神症状：本病的特征性表现，可出现烦躁不安，易怒，维生素 B_{12} 缺乏时可出现表情呆滞，目光发直，对周围反应迟钝，嗜睡，智力、动作发育落后甚至倒退。重症病例可出现头部、肢体、躯干或全身不规则性震颤，手足无意识运动，甚至抽搐、感觉异常、共济失调、踝阵挛和及病理反射阳性等。

（3）其他：常有食欲减退、厌食、恶心、呕吐、腹泻、舌炎和舌乳头萎缩等。易发生感染和出血，如皮肤出血点或瘀斑。

3. 心理社会状况

评估患儿及其家属的心理状态，患儿有无因表情呆滞、反应迟钝、智能及动作发育落后等表现而产生自卑、焦虑或恐惧等心理；患儿及其家属对本病的病因及防护知识的了解程度等。

4. 辅助检查

（1）血象：红细胞数减少比血红蛋白量减少更明显，呈大细胞性贫血。$MCV > 94\ fL$，$MCH > 32\ pg$。外周血涂片可见红细胞大小不等，以大细胞为主，中央淡染区不明显，中性粒细胞呈分叶过多现象。网织红细胞、白细胞、血小板计数常减少。

（2）骨髓象：骨髓增生明显活跃，主要为红细胞系增生，各期幼红细胞胞体增大，核染色质疏松，胞核发育落后于胞浆，呈巨幼变。粒、红系列均出现巨幼变，巨核细胞的核有分叶过多现象。

（3）血清维生素 B_{12} 和叶酸测定：维生素 B_{12} 水平＜100 mg/L（正常值为 200~800 mg/L），血清叶酸水平＜3 μg/L（正常值为 5~6 μg/L）。

5. 治疗要点

治疗原则主要是祛除病因、加强营养、防治感染、补充维生素 B_{12} 或（和）叶酸及对症治疗。维生素 B_{12} 肌内注射，每次 100 mg，每周 2~3 次，连用数周，至临床症状好转、血象恢复正常为止。叶酸口服，每次 5 mg，每天 3 次，连用数周，至临床症状明显好转、血象恢复正常为止。对有明显神经精神症状的患儿可应用镇静剂，重度贫血者可酌情予以输血。

（三）常见护理诊断与合作性问题

1. 活动无耐力

与贫血致组织、器官缺氧有关。

2. 营养失调，低于机体需要量

与维生素 B_{12} 和（或）叶酸摄入不足、吸收不良等有关。

3. 生长发育改变

与营养不足、贫血及维生素 B_{12} 缺乏，影响生长发育有关。

（四）护理措施

1. 注意休息，适当活动

根据患儿的活动耐受情况安排其休息与活动。一般不需卧床，严重贫血者适当限制活动，协助满足其日常生活所需。

2. 补充维生素 B_{12} 和（或）叶酸

（1）指导喂养，加强营养，防止感染：改善哺乳母亲营养，及时添加辅食。年长儿应养成良好的饮食习惯，防止偏食，保证能量和营养素的摄入。

（2）按医嘱合理用药，并观察用药效果：一般用药 2~4 天后患儿精神症状好转、食欲增进，随即网织红细胞上升，2~6 周红细胞和血红蛋白恢复正常，但神经精神症状恢复较慢。单纯维生素 B_{12} 缺乏时，不宜加用叶酸治疗，以免加剧神经精神系统症状。维生素 C 有助于叶酸的吸收，同时服用可提高疗效。恢复期应加用铁剂，防止红细胞增加过快时出现缺铁。

3. 心理护理

本病患儿可出现神经精神症状，家属易产生焦虑情绪，护士应积极给予心理支持；多数患儿在家里治疗，此时护士应向家属做好健康教育工作，使其为患儿提供愉快的环境，促进患儿心理健康发展。

4. 防止受伤

长期严重维生素 B_{12} 缺乏的患儿可出现全身震颤、抽搐、感觉异常及共济失调等表现，应严密观察患儿的病情变化。震颤严重者按医嘱给予镇静剂；上下齿之间可垫缠有纱布的压舌板，以防咬破舌唇；限制患儿活动，防止发生外伤。

5. 健康指导

向家属介绍本病的表现和预防措施，强调预防的重要性；提供有关营养方面的知识，介绍富含维生素 B_{12} 和叶酸的食物品种，培养患儿良好的饮食习惯；积极治疗和祛除影响维生素 B_{12} 和叶酸吸收的因素；指导合理用药。

（刘志勇）

任务三 急性白血病患儿的护理

案例导入

患儿，男，5岁，因"面色苍白3个月，反复低热、腿痛1个月"入院。查体：T 38.3 ℃，面色苍白，精神差，头颈部及下肢可见散在的出血点，压之不褪色；双颌下、颈部及腋窝可触及数枚蚕豆大小淋巴结；肝肋下3 cm，脾肋下4 cm，质地中等；四肢活动尚可，双下肢胫骨有压痛。血常规：RBC $1.8×10^{12}$/L，Hb 56 g/L，WBC $30×10^9$/L，N 87%，PLT $20×10^9$/L。初步诊断为白血病。作为护士你应从哪几方面为患儿进行评估？该患儿目前主要的护理问题是什么？对该患儿应采取哪些护理措施？

白血病是造血系统的恶性增生性疾病。其特点为造血组织中某一血细胞系统过度增生，进入血循环并浸润到各组织和器官，引起一系列临床表现。临床上常以发热、出血、贫血、肝、脾及淋巴结肿大为特点。在我国急性白血病发病率占小儿恶性肿瘤的首位，以学龄前期和学龄期多见。急性白血病占小儿白血病的95%以上。

急性白血病的病因及发病机制尚不完全清楚，可能与以下因素有关。

（1）病毒因素：一种属于RNA病毒的反转录病毒可引起人类T淋巴细胞白血病。病毒感染宿主后，存在于病毒RNA中的病毒癌基因通过转导截断宿主癌基因或使其畸变，激活了癌基因的癌变潜力，从而导致白血病的发生。

（2）物理和化学因素：电离辐射、放射线、核辐射等可引起白血病，苯及其衍生物、重金属、氯霉素等物质也可诱发急性白血病。

（3）遗传或体质因素：本病不属于遗传性疾病，但与遗传有关。某些遗传性疾病或严重联合免疫缺陷病，其白血病的发病率远高于普通小儿。此外，有些白血病家族中可有多发性恶性肿瘤情况。

根据增生的白细胞种类不同，急性白血病可分为急性淋巴细胞白血病（简称急淋，ALL）和急性非淋巴细胞白血病（简称急非淋，ANLL）两大类。小儿以急淋发病率最高。目前，常采用形态学（M）、免疫学（I）、细胞遗传学（C）和分子生物学（M）即MICM分型。形态学分型将急淋分为L1、L2、L3三型，急非淋分为M0、M1、M2、M3、M4、M5、M6、M7共8个亚型。

一、护理评估

1. 健康史

应了解患儿是否有遗传病及多发性肿瘤家族史、病毒感染史；是否接受过放射诊断检查或接触某些化学物质如苯、砷剂等；有贫血史但经常规补充铁剂、维生素B_{12}、叶酸等贫血未纠正者，要高度警惕白血病的可能。

2. 身体状况

各型急性白血病的临床表现大致相似。

（1）发热：为白血病患儿最常见的症状。多数起病时即有发热，热型不定，多为低热，一般不伴寒战，抗生素治疗无效；合并感染时，常伴持续高热。

（2）贫血：出现较早，且随病情的发展而呈进行性加重，表现为苍白、虚弱无力、活动后气促等。贫血主要是由于骨髓造血干细胞受抑制所致。

（3）出血：皮肤黏膜出血较为多见，表现为紫癜、瘀斑、鼻出血、齿龈出血、消化道出血及血尿；若发生颅内出血，可引起死亡。出血的主要原因是白血病细胞浸润骨髓，巨核细胞受抑制，使血小板生成减少、血小板功能不全等。

（4）白血病细胞浸润引起的表现：肝、脾及淋巴结可肿大；骨、关节疼痛明显，多见于急淋患儿；颅骨、眶骨、皮肤等组织可出现白血病细胞浸润的肿块（绿色瘤）；中枢神经系统受累者，可造成中枢神经系统白血病（CNSL），出现头痛、呕吐、嗜睡、惊厥甚至昏迷等颅内压增高的表现，脑膜刺激征阳性，脑脊液中可发现白血病细胞。

3. 心理社会状况

急性白血病患儿及其家属往往心理和社会压力较大。确诊后要考虑到患儿及其家属的心理承受力，评估其是否能正确处理疾病所带来的精神打击，另外还要考虑家庭经济的承受能力、护理能力，有无可利用的支持资源，特别是社会的同情和支持等。

4. 辅助检查

（1）血常规：红细胞及血红蛋白均减少，呈正细胞正色素性贫血；血小板减少；白细胞计数正常、减低或增高，增高者约占50%以上，以原始和幼稚细胞为主；成熟中性粒细胞减少。

（2）骨髓涂片及活检：可见大量原始细胞和幼稚细胞增生，其比例＞30%；幼红细胞和巨核细胞减少。骨髓检查是确诊白血病、判断疗效的重要依据。

5. 治疗要点

采用以化疗为主的综合治疗措施。

其治疗原则是早诊断、早治疗、严格分型、按型选方案、争取尽快完全缓解。化疗方案采用联合（3~5种）用药、足够剂量、间歇交替、疗程充足的治疗方针，重视支持疗法，同时要尽早防治髓外白血病，尽可能做造血干细胞移植等。

化疗包括：诱导缓解、巩固治疗、预防髓外白血病和维持及加强治疗。常用的化疗方案：在诱导治疗期，ALL常用VDLP方案（长春新碱+柔红霉素+门冬酰胺酶+泼尼松）；而ANLL多采用DA方案（柔红霉素+阿糖胞苷）或DAE（柔红霉素+阿糖胞苷+依托泊苷）。在巩固治疗期，ALL常用CAM方案（环磷酰胺+阿糖胞苷+6-巯基嘌呤）；而ANLL常选用原有效的诱导方案1~2个疗程。预防髓外白血病ALL常选用大剂量甲氨蝶呤或三联（甲氨蝶呤+阿糖胞苷+地塞米松）鞘注，ANLL则选三联鞘注。在强化和维持治疗期可选用DA、HA（高三尖杉酯碱+阿糖胞苷）、EA（依托泊苷+阿糖胞苷）方案。持续完全缓解2.5~3年者方可停止治疗。

二、常见护理诊断与合作性问题

1. 体温过高

与大量白血病细胞浸润、坏死和（或）感染有关。

2. 活动无耐力

与贫血致组织、器官缺氧和发热有关。

3. 有感染的危险

与中性粒细胞减少、免疫功能下降有关。

4. 营养失调，低于机体需要量

与疾病过程中消耗增加，抗肿瘤治疗致恶心、呕吐、食欲减退，摄入不足有关。

5. 疼痛

与白血病细胞浸润有关。

6. 潜在并发症

出血、抗肿瘤药物治疗的副作用。

三、护理措施

1. 维持正常体温

监测体温，观察热型、热度；遵医嘱给予降温药，观察降温效果。

2. 休息

白血病患儿常有乏力、活动后气促等现象，需卧床休息，但一般不需绝对卧床。但对严重虚弱的患儿应强调卧床休息，须常更换体位预防压疮。

3. 预防感染

感染是白血病患儿主要的死亡原因之一。对白血病患儿应进行保护性隔离，与其他病种患儿分室居住，以免交叉感染。房间每日消毒，限制探视人数和次数，禁止感染者探视；注意个人卫生，保持口腔清洁，每日沐浴，便后用温开水或盐水清洗肛周，防止全身继发感染；接触患儿前认真洗手，必要时以消毒液洗手；严格执行无菌操作，遵守操作规程；观察感染早期征象，及时处理。

4. 饮食护理

加强营养，注意饮食卫生。给予高蛋白、高维生素、高热量的饮食。鼓励患儿进食。食物应清洁卫生，食具应消毒。

5. 减轻疼痛

尽量减少因治疗给患儿带来的痛苦。及时发现镇痛需要，运用适当的非药物性止痛技术或遵医嘱用止痛药，以减轻患儿的痛苦。

6. 心理护理

（1）向患儿及其家属宣传白血病有关知识，用事实告诉患儿，白血病可治愈；同时让年长儿认识到珍惜生命的重要意义，以树立战胜疾病的信心。

（2）阐述化学药物治疗是治疗白血病的重要手段。使之认识到治疗的艰难性和可能出现的各种情况，有充分的心理准备，以减轻或消除恐惧心理，积极接受治疗，确保治疗方案有效进行。

（3）对年长患儿可能出现的心理问题，应及时进行心理疏导，使患儿能以积极的态度面对疾病，配合治疗。

（4）定期召开家长座谈会或病友联谊会，让家长相互交流护理、治疗配合的经验，采取积极的应对措施，从而增强其治疗信心。

7. 用药护理

（1）熟悉化疗药物的药理作用和特性，了解化疗方案及给药途径，正确给药。a. 化疗时多采取静脉给药，因药物刺激性较大，药液渗漏可致局部疼痛、红肿甚至坏死，故注射前应确认静脉通畅方可注入。出现渗漏时立即停止注射，局部用25%硫酸镁热敷。b. 某些药物（如门冬酰胺酶）可致过敏反应，用药前应询问用药史和过敏史，用药过程中观察有无过敏反应。c. 光照可使某些药物（如依托泊苷、替尼泊苷）分解降效，静脉滴注时应避光。d. 鞘内注射时，浓度不宜过大，药量不宜过多，缓慢推注，术后应平卧4~6小时。

（2）密切观察和处理药物不良反应：a. 绝大多数化疗药物可引起骨髓抑制，应监测血象，及时观察有无出血倾向等情况。b. 胃肠道反应重者，用药前半小时给止吐药。c. 环磷酰胺可致出血性膀胱炎，应晨起给药，多饮水；亦可致脱发、粒细胞减少、性腺损害等，应先告知家属和年长儿，使其做好心理准备。d. 长期使用糖皮质激素可出现满月脸、向心性肥胖等改变，应告知家属及年长儿停药后会消失。

8. 健康指导

（1）讲解白血病的有关知识，做好预防感染和化疗指导，让家属及年长儿明确坚持定期化疗的重要性。

（2）鼓励患儿参加体格锻炼，增强抗病能力。持续完全缓解停止化疗者，嘱定期随访，以及早发现复发征象。

（3）让家属了解定期化验的必要性和定期化疗的重要性。化疗间歇期可出院。已持续完全缓解1~2年者，化疗间歇期可上学。

（4）重视患儿的心理状况，正确引导，使患儿在治疗疾病的同时，心理及智力也得以正常发展。

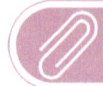 项目小结

小儿具有与成人不同的造血特点及血液特点，要掌握小儿时期的造血及血液特点，并能判断正常与否，能向小儿及其家属进行健康教育。

营养性缺铁性贫血和营养性巨幼细胞贫血都是小儿时期的常见疾病，尤其是营养性缺铁性贫血最为常见。要会正确评估贫血的病因及程度，能运用护理程序对患儿实施整体护理。

急性白血病是血液系统的恶性增生性疾病，不过由于医疗技术水平的不断发展，白血病多数已经可以治愈，要加强患儿及其家属的心理护理，使其树立信心，配合治疗，促进小儿的康复。

（刘志勇）

 目标检测

（一）A1 型题

1. 胎儿中期最主要的造血部位是（　　）。

A. 脾脏　　　　　　　　　　B. 肝脏

C. 骨髓　　　　　　　　　　D. 卵黄囊

E. 淋巴结

2. 小儿中性粒细胞与淋巴细胞的比例第一次交叉发生在小儿出生后（　　）。

A. 4~6 天　　　　　　　　　B. 4~6 周

C. 4~6 个月　　　　　　　　D. 4~6 岁

E. 6 岁以后

3. 生理性贫血常发生在小儿生后（　　）。

A. 2 个月以内　　　　　　　B. 2~3 个月

C. 4~6 个月　　　　　　　　D. 6~8 个月

E. 8 个月以后

4. 1~4个月小儿贫血的诊断标准是血红蛋白低于（　　）。

   A. 90 g/L
   B. 100 g/L
   C. 110 g/L
   D. 120 g/L
   E. 145 g/L

5. 营养性缺铁性贫血患儿治疗的关键措施是（　　）。

   A. 添加辅食
   B. 输血与添加辅食
   C. 祛除病因与输血
   D. 祛除病因与补充铁剂
   E. 输血与补充铁剂

6. 引起营养性巨幼细胞贫血患儿出现精神症状的原因是（　　）。

   A. 缺乏叶酸
   B. 缺乏四氢叶酸
   C. 缺乏维生素C
   D. 缺乏铁
   E. 缺乏维生素B_{12}

7. 铁剂治疗营养性缺铁性贫血时，判断疗效，应关注下列（　　）指标。

   A. 红细胞
   B. 血红蛋白
   C. 网织红细胞
   D. 血清铁
   E. 总铁结合力

（二）A2型题

8. 患儿，8个月，牛乳喂养，未加辅食。近2个月面色苍白，食欲减退，经检查诊断为营养性缺铁性贫血，现给予铁剂治疗。以下做法不恰当的是（　　）。

   A. 首选二价铁
   B. 宜在两餐之间服用
   C. 与维生素C同服
   D. 与牛乳同服
   E. 血红蛋白正常后继续服用2个月

9. 6个月婴儿因贫血住院。测血清叶酸<3 μg/L，诊断为营养性巨幼细胞贫血，并予叶酸治疗。为提高叶酸疗效，可同时给予下列（　　）种物质。

   A. 维生素A
   B. 维生素B_{12}
   C. 维生素C
   D. 维生素D
   E. 维生素E

（三）A3/A4型题

（10~13题共用题干）患儿，女，9个月，母乳加米糕喂养，未添加其他辅食。近2个月来患儿面色苍白，食欲减退，肝脾轻度肿大。Hb 78 g/L，RBC 3.5×10^{12}/L，WBC正常。

10. 本病最可能的诊断是（　　）。

    A. 营养性巨幼细胞贫血
    B. 再生障碍性贫血
    C. 营养性缺铁性贫血
    D. 混合性贫血
    E. 地中海贫血

11. 为明确诊断，应进一步做下列（　　）项检查。

A. 红细胞形态检查　　　　　　　B. 骨髓检查

C. 铁代谢检查　　　　　　　　　D. 血清维生素B_{12}测定

E. 叶酸测定

12. 引起此病的主要病因是（　　）。

A. 先天储存不足　　　　　　　　B. 生长发育过快

C. 患有慢性失血性疾病　　　　　D. 长期腹泻

E. 摄入量不足

13. 治疗本病首选的药物是（　　）。

A. 维生素B_{12}+叶酸　　　　　　B. 硫酸亚铁+维生素C

C. 叶酸+维生素C　　　　　　　D. 肌内注射右旋糖酐铁

E. 富马酸亚铁+钙剂

（14~16题共用题干）患儿，女，10月龄。面色苍黄，毛发稀疏，少哭不笑，不会翻身，不会爬行。询问有长期羊乳喂养史。体检：肝、脾大；血常规示红细胞数目减少，大小不均，以大细胞为主。

14. 此患儿最可能的诊断是（　　）。

A. 营养性缺铁性贫血　　　　　　B. 营养性巨幼细胞贫血

C. 病毒性脑炎　　　　　　　　　D. 急性淋巴细胞白血病

E. 维生素D缺乏性佝偻病

15. 为明确诊断，应给该患儿做下列（　　）检查。

A. 脑电图　　　　　　　　　　　B. 脑CT

C. 血清铁测定　　　　　　　　　D. 血清维生素B_{12}、叶酸测定

E. 血清钙、磷测定

16. 治疗本病的最佳方法是（　　）。

A. 给予铁剂　　　　　　　　　　B. 给予维生素B_{12}和叶酸

C. 补充叶酸+维生素C　　　　　D. 给予镇静剂

E. 补充维生素D和钙剂

项目十三 神经系统疾病患儿的护理

学习目标

知识目标

掌握化脓性脑膜炎,以及病毒性脑膜炎、脑炎的评估要点、护理诊断及护理措施。熟悉常见脑膜炎的病原体、感染途径和脑脊液特点。了解小儿神经系统的解剖、生理特点。

技能目标

能运用护理程序对化脓性脑膜炎,以及病毒性脑膜炎、脑炎患儿进行整体护理。能运用已学知识对化脓性脑膜炎,以及病毒性脑膜炎、脑炎患儿及其家属进行健康教育。

任务一　小儿神经系统解剖生理特点

一、脑

胎儿时期神经系统发育最早，尤其是脑的发育最为迅速。出生时大脑皮质细胞数已和成人相同，随着年龄的增长，主要是脑细胞的增大和分化。3岁时脑细胞的分化基本完成，8岁时已与成人无明显区别。

脑神经髓鞘生后3个月形成，周围神经纤维的髓鞘4岁后才能形成。婴幼儿由于大脑皮质发育尚不成熟，皮质下中枢兴奋性较高，神经纤维髓鞘尚未形成，在遇强刺激时，神经冲动容易泛化，易出现惊厥或昏迷。

二、脊髓

出生时脊髓发育已较成熟，功能基本具备。但脊髓的发育与脊柱的发育不平衡，出生时脊髓的末端位于第3~4腰椎水平，生后脊髓的发育落后于脊柱，4岁时才移到第1~2腰椎水平，故对4岁以内小儿进行腰椎穿刺时进针位置要低，以第4~5腰椎间隙为宜。4岁后腰穿部位同成人。

三、脑脊液

新生儿脑脊液量少，一般为50 mL，压力较低，为30~80 mmH$_2$O（0.29~0.78 kPa），以后随年龄的增长脑脊液的量逐渐增多，压力逐渐升高。正常脑脊液外观无色透明，压力为70~200 mmH$_2$O（0.69~1.96 kPa），细胞数<10×10^6/L（新生儿可达20×10^6/L）；糖含量为2.8~4.5 mmol/L（婴儿3.9~5.0 mmol/L），氯化物117~127 mmol/L（婴儿110~122 mmol/L），蛋白0.2~0.4 g/L（新生儿0.2~1.2 g/L）。

四、神经反射

（1）出生时已存在且终生不消失的反射。角膜反射、结膜反射、瞳孔反射、咽反射和吞咽反射等，这类反射减弱或消失提示神经系统发生病变。

（2）出生时已存在以后逐渐消失的反射。觅食反射、吸吮反射、握持反射、拥抱反射、颈肢反射等，这类反射出生时存在，但于生后3~6个月消失。这些反射该存在的时候减弱或消失，该消失的时候仍然存在均提示神经系统发生病变。

（3）出生时不存在以后逐渐出现且终生不消失的反射。腹壁反射、提睾反射及各种腱反射，新生儿期不易引出，到1岁时才稳定。这类反射该出现的时候不出现或持续不对称也提示神经系统发生病变。

（4）病理反射。巴宾斯基征在2岁以内阳性可为生理现象，若单侧阳性应结合临床考虑是否为病理现象。

（5）脑膜刺激征。重点检查颈强直、凯尔尼格征、布鲁津斯基征，在生后3~4个月内由于屈肌张力高，出现阳性结果时一般无意义。小婴儿由于颅骨缝和前囟未闭，可以在一定程度上缓解增高的颅内压，即使在病理状态下，脑膜刺激征也可能不明显或出现较晚，故应检查头围、头颅形状、前囟是否闭合及其张力等。

（陈　琴）

任务二　化脓性脑膜炎患儿的护理

案例导入

患儿，女，3个月，发热、咳嗽6天，近1天呕吐，现突然抽搐，生后已接种卡介苗。查体：T 38.9 ℃，P 136次/分，精神萎靡，前囟饱满，颈软，双肺少许细湿啰音，腹平软，肝肋下1.5 cm，质软。巴宾斯基征双侧（+），余正常。血常规：WBC $18×10^9$/L，N 0.56，L 0.37；脑脊液外观微混浊，WBC $1000×10^6$/L，N 0.7，L 0.3，蛋白质1000 mg/L，糖2.3 mmol/L，氯化物105 mmol/L。初步诊断：化脓性脑膜炎。作为护士你应从哪几方面为患儿进行评估？该患儿目前主要的护理问题是什么？对该患儿应采取哪些护理措施？

化脓性脑膜炎（简称化脑），是由各种化脓性细菌引起的以脑膜炎症为主要病变的急性中枢神经系统感染性疾病，是小儿时期常见的神经系统急性感染性疾病。临床特点为发热、头痛、呕吐、惊厥、意识障碍、颅内压增高、脑膜刺激征阳性和脑脊液呈化脓性改变。多见于婴幼儿，2岁以内发病占75%，好发季节是冬春季。本病的病死率较高，幸存者中约1/3有后遗症。

各种化脓性细菌均可引起脑膜炎，2/3以上由脑膜炎球菌、肺炎链球菌和流感嗜血杆菌3种细菌引起。细菌种类与患儿年龄关系密切：出生2个月以内以革兰阴性杆菌、溶血性链球菌、金黄色葡萄球菌致病为主；出生2个月至3岁以流感嗜血杆菌、脑膜炎双球菌、肺炎链球菌致病为主；年长儿以脑膜炎双球菌、肺炎链球菌为主。肺炎链球菌及脑膜炎双球菌引起的脑膜炎好发于晚冬及早春，流感嗜血杆菌引起者好发于晚秋及早冬。

致病菌可由呼吸道侵入，也可由皮肤黏膜侵入后随血液循环到达脑膜，引起炎症。少数可由邻近组织感染（如中耳炎、鼻窦炎）直接蔓延到脑膜引起。此外，颅脑外伤、脑脊髓膜膨出时，细菌可通过与颅腔相通门户进入，造成炎症。

主要病变为脑膜表面极度充血、蛛网膜及软脑膜发炎，大量的脓性渗出物覆盖在大脑顶部、颅底及脊髓，可发生脑室管膜炎，导致硬脑膜下积液或（和）积脓、脑积水。此外，炎症还可损害脑实质、颅神经、运动神经和感觉神经而产生相应病变。

一、护理评估

1. 健康史

了解患儿有无呼吸道、消化道或皮肤感染史，对新生儿注意询问其母亲生产情况、有无脐带感染史。

2. 身体状况

（1）典型表现：a. 全身中毒症状：体温升高，意识逐渐改变，烦躁或精神萎靡，嗜睡，甚至惊厥、昏迷。b. 颅内压增高征：剧烈头痛、喷射性呕吐。严重者发生脑疝，出现双侧瞳孔不等大，对光反应迟钝等。c. 脑膜刺激征：颈强直、布鲁津斯基征、凯尔尼格征阳性。

（2）非典型表现：3个月以下患儿起病隐匿，可表现为体温不升、面色青灰、吸吮力差、拒乳、呕吐、哭声高尖、两眼凝视，前囟饱满或颅骨缝裂开，一般无典型惊厥。由于颅骨缝及囟门的缓冲作用，颅内压增高及脑膜刺激征可不明显。

（3）并发症：有硬脑膜下积液、脑室管膜炎、脑积水、脑性低钠血症等，炎症还可导致颅神经受累引起耳聋、失明、面瘫、眼球运动障碍等，脑实质病变可发生瘫痪、智力低下或癫痫等。

3. 心理社会状况

该病的病死率很高，后遗症也较多。因此，应注意评估家属对疾病的了解程度、对护理知识的掌握程度，是否有焦虑不安、沮丧或恐惧等。

4. 辅助检查

（1）血常规：白细胞数明显增高，可达（20~40）×10^9/L，以中性粒细胞增高为主，占80%以上。

（2）脑脊液：为确诊本病的重要依据。典型改变为压力增高，外观混浊甚至呈脓样，白细胞数可达1000×10^6/L以上，以中性粒细胞为主；蛋白明显升高，糖含量显著下降，氯化物含量亦可下降。脑脊液涂片和培养可明确致病菌。

（3）血培养：化脓性脑膜炎大多是血源性，早期做血培养对病原菌的确定有较大意义。新生儿化脓性脑膜炎的血培养阳性率可高达70%~90%。

（4）头颅CT：可确定脑水肿、脑室扩大等病理改变。

5. 治疗要点

（1）抗生素治疗：应及早选择对病原菌敏感，又易透过血脑屏障，并在脑脊液中达到有效浓度的药物进行治疗。原则是早期、足量、足疗程、静脉给药，力争在24小时内将脑脊液中的致病菌杀灭。

病原菌未明确前应选择对脑膜炎球菌、肺炎链球菌、流感嗜血杆菌都有效的抗生素。目前多主张选用第三代头孢菌素，如头孢噻肟每日100~200 mg/kg或头孢曲松每日50~100 mg/kg。病原菌明确后，根据药物敏感试验结果选择抗生素。a. 肺炎链球菌：目前半数以上的肺炎链球菌对青霉素耐药，故应继续按病原菌未明确前的方案选择抗生素。若药物敏感试验提示对青霉素敏感，则改用青霉素每日20万~40万U/kg。b. 脑膜炎球菌：绝大多数对青霉素敏感，首选青霉素，剂量同前。若无效，换用头孢噻肟或头孢曲松。c. 流感嗜血杆菌：敏感菌株用氨苄西林，耐药菌株用头孢噻肟、头孢曲松或氯霉素。d. 金黄色葡萄球菌：可选择万古霉素或利福平。

应用抗生素治疗的疗程依病原菌种类而定：肺炎链球菌和流感嗜血杆菌用药10~14天，脑膜炎球菌用药7天，金黄色葡萄球菌和革兰阴性菌疗程应在21天以上，有并发症者应适当延长给药时间。

（2）肾上腺皮质激素治疗：肾上腺皮质激素不仅能减轻炎症反应和中毒症状，还能减轻脑水肿、降低颅内压，故在使用有效抗生素的同时可谨慎使用，一般用地塞米松每次0.6 mg/kg，每日4次静脉注射，连续使用2~3天。

（3）并发症治疗。a. 硬脑膜下积液：积液量少时无须处理，大多可逐渐减少直至愈合；积液量较多时应做硬膜下穿刺放液，每次每侧放液量不能超过15 mL；部分患儿需反复多次穿刺放液；迁延不愈者，需外科手术引流。b. 脑室管膜炎：侧脑室穿刺引流可缓解症状，穿刺时应向脑室内注入适宜抗生素。c. 脑积水：可行手术治疗，如正中孔粘连松解、导水管扩张和脑脊液分流术。

(4)对症及支持治疗:及时处理颅内压增高,以及高热、惊厥等情况;保证能量摄入,维持水、电解质及酸碱平衡。

二、常见护理诊断与合作性问题

1. 体温过高

与细菌感染有关。

2. 营养失调,低于机体需要量

与摄入不足、机体消耗增多有关。

3. 有受伤的危险

与抽搐有关。

4. 潜在并发症

颅内压增高、脑疝、硬脑膜下积液、脑积水等。

5. 焦虑

与病情重、预后不良有关。

三、护理措施

1. 维持正常体温

保持病室安静、清洁,空气新鲜。绝对卧床休息,每4小时测体温1次,体温超过38.5 ℃时,及时给予物理降温或药物降温,防止高热惊厥。鼓励患儿多饮水,必要时静脉补液。指导或协助家属在患儿出汗后及时更衣,注意保暖。

2. 保证营养供给

根据患儿机体的营养需求制订饮食计划,给予高热量、高蛋白、高维生素、清淡、易消化的流质或半流质饮食,少量多餐,防止呕吐发生。意识障碍或频繁呕吐不能进食的患儿,应给予鼻饲或静脉补液,以保证能量摄入,维持水、电解质平衡。

3. 加强安全保护

保持安静,减少刺激。惊厥发作时将头偏向一侧,及时清除呕吐物,保持气道通畅,防止误吸。拉好床挡,避免躁动不安或惊厥时坠床和受伤。避免舌咬伤。昏迷患儿应注意皮肤护理,防止发生压疮。

4. 观察病情,防治并发症

监测生命体征和神志变化。若患儿出现躁动不安、剧烈头痛、意识障碍、囟门饱满、频繁呕吐、四肢肌张力增高等表现,提示有脑水肿、颅内压升高的可能。若呼吸节律不规则、瞳孔忽大忽小或两侧不等大、对光反应迟钝或消失、血压升高,则提示有脑疝及中枢性呼吸衰竭的存在。应经常巡视,密切观察,详细记录,以便及早发现并发症先兆,做好各种急救药品及器械的准备,并配合医生进行急救。

5. 健康指导

根据患儿及其家属的接受能力介绍病情、用药原则及治疗护理方法,使其增强战胜疾病的信心,并主动配合治疗。指导家属观察昏迷患儿的呼吸、脉搏、神志;预防压疮;腰穿结束后让患儿去枕平卧6小时,以防发生头痛;硬脑膜下穿刺放液后让患儿平卧1小时,观察术后反应。对恢复期患儿的家属,应进行功能训练指导,使其掌握具体护理措施,以促进患儿尽快康复,减少后遗症的发生。

(陈 琴)

任务三 病毒性脑膜炎、脑炎患儿的护理

案例导入

患儿,女,8个月,发热、咳嗽5天,近2天呕吐,现突然抽搐,曾用过青霉素肌内注射3天。查体:T 37.9 ℃,P 138次/分,嗜睡,抽搐时双眼凝视,四肢抽动,前囟饱满,颈软,心肺未见异常,腹平软,双侧巴宾斯基征阳性。血常规:WBC 10×10^9/L;脑脊液检查:压力增高,外观清亮,WBC 20×10^6/L,以淋巴细胞为主,蛋白质0.3 mol/L,氯化物118 mmol/L。初步诊断:病毒性脑膜炎。作为护士你应从哪几方面为患儿进行评估?该患儿目前主要的护理问题是什么?对该患儿应采取哪些护理措施?

病毒性脑膜炎、脑炎是由各种病毒感染引起的一组以精神和意识障碍为突出表现的中枢神经系统感染性疾病。若病变主要累及脑膜,临床表现为病毒性脑膜炎;若病变主要累及大脑实质,则以病毒性脑炎为临床表现;若脑膜和脑实质同时受累,此时称为病毒性脑膜脑炎。临床上病情轻重不等,轻者可自行缓解,危重者呈急进性过程,可导致后遗症及死亡。

80%以上的病毒性脑膜炎由肠道病毒（柯萨奇病毒、埃可病毒等）引起，其次为疱疹病毒、腮腺炎病毒及虫媒病毒（乙型脑炎病毒）等。病毒性脑炎则多由肠道病毒、虫媒病毒、常见传染病病毒及疱疹病毒所致。

病毒经呼吸道、消化道或昆虫叮咬侵入人体，在淋巴系统内繁殖，经血循环感染各脏器，患儿此时可出现发热等全身症状；病毒在脏器中大量繁殖后，进一步播散到全身，引起相应症状。此外，一些病毒（如单纯疱疹病毒）可经嗅神经或其他周围神经到达中枢神经系统。中枢神经系统症状可以是病毒直接损伤的结果，也就是"感染后"的"过敏性"脑炎改变，导致神经脱髓鞘病变、血管及血管周围的损伤及其所造成的供血不足。

不同病毒所致脑炎、脑膜炎有不同的发病季节、地域、动物接触史等特点。

一、护理评估

1. 健康史

评估病前1~3周有无呼吸道感染或胃肠道感染病史、是否接触过动物、有无昆虫叮咬史等。评估预防接种史，评估社会有无流行情况。

2. 身体状况

多呈急性起病，病情轻重与病变部位有关，一般病毒性脑炎比脑膜炎严重，重症脑炎甚至在急性期死亡或产生后遗症。

（1）病毒性脑膜炎：患病前多有呼吸或消化道感染史，继而发热、恶心、呕吐；婴儿常有烦躁不安、易激惹表现；年长儿主诉头痛、颈背疼痛，检查脑膜刺激征为阳性。较少发生严重意识障碍、惊厥和局限性神经系统体征。病程多在1~2周。

（2）病毒性脑炎：急性起病，大多数患儿主要表现为发热、反复惊厥发作、不同程度的意识障碍和颅内压增高症状。惊厥大多呈全身性，但也可为局灶性发作，严重者可呈惊厥持续状态。可有轻重不等的颅内压增高表现，出现头痛、呕吐、惊厥发作、脑疝甚至死亡。可因中枢神经系统受损而出现神经系统体征，如颅神经受损表现、共济失调、不自主动作、感觉及反射障碍等，部分患儿尚伴偏瘫或肢体瘫痪表现；若病变累及额叶底部、颞叶边缘系统，患儿主要表现为精神情绪异常，如躁狂、幻觉、失语，以及定向力、计算力与记忆力障碍等。当病变累及锥体束时出现阳性病理征。病程大多2~3周，多数患儿可完全恢复，少数遗留癫痫、肢体瘫痪和智力倒退等后遗症。

3. 心理社会状况

注意评估患儿及其家属对本病的了解程度，有无焦虑或恐惧，对医护人员的态度和要求等。

4. 辅助检查

（1）脑脊液检查：多数压力增高，外观无色透明或微混。细胞数增多，偶可正常，一般在（10～500）×10⁶/L，早期以中性粒细胞为主，2～3天后即以淋巴细胞为主，蛋白质大多数正常或轻度增高，糖和氯化物正常。涂片或培养无细菌发现。

（2）病原学检查：部分患儿脑脊液病毒分离或特异性抗体检测阳性。

（3）血清学检查：双份血清特异性抗体滴度呈4倍增高有诊断价值，分别于病初和病程2～3周取血。

（4）脑电图：以弥漫性或局限性异常慢波背景活动为特征，虽无特异性，但提示脑实质病变，有较高的临床参考价值。

5. 治疗要点

本病无特异性治疗。但由于病程自限性，急性期的支持与对症治疗，是保证病情顺利恢复、降低病死率和致残率的关键。主要治疗包括：

（1）对症支持治疗：卧床休息，供给充足的营养；降温，控制惊厥发作，降低颅内压，改善脑循环；维持水、电解质平衡；抢救呼吸、循环衰竭。

（2）抗病毒治疗：常用阿昔洛韦，每次5～10 mg/kg，每8小时1次，静脉滴注，连用10～14天。

二、常见护理诊断与合作性问题

1. 体温过高

与病毒血症有关。

2. 急性意识障碍

与脑实质炎症有关。

3. 躯体移动障碍

与昏迷、瘫痪有关。

4. 潜在并发症

颅内压增高。

5. 营养失调，低于机体需要量

与摄入不足及消耗过多有关。

三、护理措施

1. 维持正常体温

监测体温、观察热型及伴随症状。高热时给予物理降温或药物降温。出汗后，及时更换衣物，保持皮肤清洁干燥，同时注意保暖，以防受凉。鼓励患儿多饮水。

2. 促进脑功能恢复

减少刺激，控制惊厥，保持病室安静，减少烦躁与哭闹，减轻脑缺氧。必要时给予氧气吸入。遵医嘱输注能量合剂，促进脑功能恢复。遵医嘱应用镇静剂、甘露醇、地塞米松、脑活素、胞磷胆碱等药物。

3. 促进肢体功能的恢复

保持肢体呈功能位置，病情稳定后及早帮助患儿进行肢体的被动或者主动功能锻炼，注意循序渐进。在改变锻炼方式时加强指导，及时给予帮助和鼓励。昏迷患儿取侧卧位，头肩抬高30°左右，定时翻身拍背及按摩皮肤，防止坠积性肺炎和压疮的发生。

4. 病情观察

观察患儿的精神状态、神志和生命体征变化，尤其是血压、呼吸频率和节律、瞳孔大小和对光反应，及时发现并发症先兆，并通知医生处理。

5. 保证营养的摄入

耐心喂养，防止呛咳。给予高热量、清淡、易消化的流质或半流质饮食，对昏迷或吞咽困难患儿，应尽早给予鼻饲。保证足够热量摄入，维持水、电解质平衡。做好口腔护理。

6. 心理护理

向患儿及其家属介绍病情，加强沟通，及时消除影响患儿情绪的不良因素，鼓励其说出感受并给予帮助，增强其战胜疾病的信心。

7. 健康教育

向患儿家属提供保护性看护和日常生活护理的有关知识。指导家属正确进行协助翻身和护理皮肤工作。向家属解释躯体移动障碍的原因及活动躯体的重要性，指导家属做好智力训练和瘫痪肢体功能训练。有继发癫痫者应指导其长期正规服用抗癫痫药物。患儿出院后应定期随访。

项目小结

化脓性脑膜炎和病毒性脑膜炎、脑炎在神经系统疾病中较为常见,而且病情进展快、病死率高,神经系统后遗症也较多见。能否及时诊治对预后影响较大,故应加强对患儿的护理。

(陈 琴)

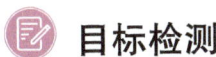

目标检测

(一) A1型题

1. 出生时就已存在并终生不消失的反射是( )。

A. 握持反射　　　　　　　　B. 拥抱反射

C. 颈肢反射　　　　　　　　D. 角膜反射

E. 腹壁反射

2. 小儿出生时存在,但在以后逐渐消失的神经反射不包括( )。

A. 吞咽反射　　　　　　　　B. 觅食反射

C. 握持反射　　　　　　　　D. 吸吮反射

E. 拥抱反射

3. 不符合新生儿化脓性脑膜炎的临床表现是( )。

A. 面色青灰、发绀　　　　　B. 发热

C. 苦笑面容　　　　　　　　D. 吐奶

E. 拒食、少动

4. 化脓性脑膜炎最可靠的诊断依据是( )。

A. 剧烈头痛、呕吐、抽搐

B. 脑脊液中检出化脓性细菌

C. 脑膜刺激征阳性

D. 脑脊液细胞数升高

E. 急性高热、惊厥、昏迷

5. 化脓性脑膜炎患儿的脑脊液检查可发现（　　）。

   A. 脑脊液外观混浊，呈脓性　　　　B. 脑脊液中糖的含量一般正常

   C. 脑脊液中氯化物含量明显增加　　D. 脑脊液静置12～24小时后可有蜘蛛网状膜形成

   E. 脑脊液中蛋白含量明显降低

6. 关于病毒性脑膜炎脑脊液改变的描述错误的是（　　）。

   A. 氯化物含量正常　　　　　　　　B. 白细胞明显增多，以中性粒细胞为主

   C. 外观清亮　　　　　　　　　　　D. 蛋白质含量轻度增多

   E. 糖含量正常

（二）A2型题

7. 8个月男孩，诊断为"化脓性脑膜炎"，经有效抗生素治疗10天，病情好转，体温正常，近3天又发热、抽搐、前囟饱满，颅缝分离。应首先考虑（　　）。

   A. 硬脑膜下积液　　　　　　　　　B. 脑室管膜炎

   C. 脑积水　　　　　　　　　　　　D. 脑水肿

   E. 脑性低钠血症

8. 11个月小儿，体检时出现以下神经反射阳性，（　　）异常。

   A. 颈肢反射　　　　　　　　　　　B. 吞咽反射

   C. 咽反射　　　　　　　　　　　　D. 结膜反射

   E. 巴宾斯基征

（三）A3/A4型题

（9、10题共用题干）患儿，5岁，2天前开始发热、头痛，恶心呕吐1次，1天前稀便3次，精神不振，今日突然抽搐1次。体检：急性病容，嗜睡状，颈强（+），克氏征（+）。WBC $15.2×10^9$/L，脑脊液微混，白细胞 $800×10^6$/L，中性粒细胞80%。

9. 该患儿（　　）诊断的可能性最大。

   A. 中毒性菌痢

   B. 流行性乙型脑炎

   C. 流行性脑脊髓膜炎

   D. 化脓性脑膜炎

   E. 结核性脑膜炎

10. 该患儿住院2天后，高热不退，反复抽搐，意识不清，呼吸节律不整，此时最重要的抢救措施是立即应用（　　）。

    A. 呼吸兴奋剂　　　　　　　　　　B. 退热剂

    C. 镇静剂　　　　　　　　　　　　D. 脱水剂

    E. 地塞米松

项目十四 内分泌系统疾病患儿的护理

学习目标

知识目标

掌握先天性甲状腺功能减退症、生长激素缺乏症的临床表现、主要护理诊断及护理措施。熟悉先天性甲状腺功能减退症、生长激素缺乏症的概念、病因及防治原则。了解生长激素缺乏症的诊断标准。

技能目标

能运用护理程序对先天性甲状腺功能减退症和生长激素缺乏症患儿进行整体护理。能运用已学知识对先天性甲状腺功能减退症和生长激素缺乏症患儿及其家属进行健康教育。

任务一 先天性甲状腺功能减退症患儿的护理

案例导入

10个月男婴,生后常便秘、腹胀、哭声低。体检发现:头大颈短,眼睑颜面水肿,唇厚舌大,体温36℃,皮肤粗糙,毛发枯黄、稀疏,表情呆滞,声音嘶哑,心率72次/分,腹部膨隆,脐疝,四肢粗短,稍凉,肌张力低。诊断为先天性甲状腺功能减退症。作为护士你应从哪几方面为患儿进行评估?该患儿目前主要的护理问题是什么?对该患儿应采取哪些护理措施?

先天性甲状腺功能减退症简称甲低,是由甲状腺激素合成或分泌不足所引起的疾病,又称呆小病或克汀病。临床表现有代谢障碍、生理功能低下、生长发育迟缓和智能障碍等,是小儿常见的内分泌疾病。

甲状腺的主要功能是合成甲状腺素(T_4)和三碘甲状腺原氨酸(T_3),其合成与释放受垂体、下丘脑的调节。甲状腺激素主要是促进物质与能量代谢、促进生长发育及维持神经系统的兴奋性。当甲状腺功能减退时,会引起代谢障碍、生理功能不足、生长发育迟缓、智能障碍。

先天性甲状腺功能减退症根据病因不同可分为两类。a. 散发性:先天原因引起,由先天性甲状腺发育不良、异位或甲状腺激素合成途径中酶缺陷所致。b. 地方性:饮食中缺碘引起,多见于甲状腺肿流行的山区,因孕妇饮食中碘缺乏,致使胎儿因碘缺乏而致甲状腺功能减退。

其病因及发病机制可能有如下因素:

(1)散发性先天性甲状腺功能减退症:大多为散发,少数有家族史。

①甲状腺不发育、发育不全或异位是最主要的原因,约占90%,亦称为先天性甲低。约1/3病例甲状腺完全缺如,可能与遗传素质和免疫机制有关。

②甲状腺激素合成障碍是导致先天性甲状腺功能减退症的第二位原因。由于甲状腺激素合成和分泌过程中酶的缺陷,造成甲状腺素合成不足。多为常染色体隐性遗传。

③促甲状腺激素缺陷,包括促甲状腺激素(TSH)和促甲状腺激素释放激素

（TRH）缺陷，亦称为下丘脑-垂体性甲低或中枢性甲低，因垂体分泌TSH障碍，导致甲状腺激素合成障碍。

④甲状腺或靶器官反应低下，均罕见。

⑤母亲因素。母亲服用抗甲状腺药物或母亲患自身免疫性疾病，存在抗甲状腺抗体，均可通过胎盘而影响胎儿，造成患儿甲状腺功能减退，亦称暂时性甲状腺功能减退，通常在3个月内消失。

（2）地方性先天性甲状腺功能减退症：多见于甲状腺肿流行的山区，主要由于该地区水、土和食物中碘缺乏致使孕妇饮食中缺乏碘，致使胎儿在胚胎期即因碘缺乏而导致本病。随着碘化食盐在我国的广泛使用，其发病率明显下降。

一、护理评估

1. 健康史

了解家族中是否有类似疾病；询问母亲怀孕期间饮食习惯及是否服用过抗甲状腺药物；患儿是否为过期产；患儿是否智力低下及体格发育较同龄儿落后；了解患儿精神、食欲、活动情况，是否有喂养困难。

2. 身体状况

甲低症状出现的早晚和轻重与患儿体内甲状腺组织的多少及功能低下程度有关。先天性酶缺陷或无甲状腺组织的患儿在婴儿早期即可出现症状；甲状腺发育不良者常在生后3~6个月出现症状。常表现为智能落后、生长发育落后、生理功能低下。

（1）新生儿期症状：常为过期产，出生体重较大。前、后囟大；胎便排出延迟，常有腹胀、便秘；脐疝；生理性黄疸持续不退；对外界反应低下，肌张力低，吸吮力差，呼吸缓慢，声音嘶哑，哭声低且少，体温低、四肢冷，末梢循环差，皮肤出现斑纹或硬肿。

（2）典型症状：多数先天性甲状腺功能减退症患儿常在出生半年后出现典型症状。

①特殊面容和体态：头大、颈短，皮肤粗糙，面色苍黄，头发稀少而干枯，面部黏液水肿，眼睑水肿，眼距宽，鼻梁宽平，鼻翼肥大，舌大而宽厚、常伸出口外，呈特殊面容。患儿身材矮小，四肢短，躯干长、上部量/下部量＞1.5，腹部膨隆，常有脐疝。

②神经系统症状：神经反射迟钝，智能发育低下，表情呆板、淡漠；运动发育障碍，翻身、坐、立和行走都延迟。

③生理功能低下：表现为精神、食欲差，嗜睡，少哭，安静少动，肌张力低，声音低哑，低体温且怕冷，脉搏与呼吸缓慢，心音低钝，腹胀，便秘。心电图呈低电压、

P-R间期延长、T波平坦等改变。

（3）地方性先天性甲状腺功能减退症：表现出两种不同的症候群，但有时会交叉重叠。a."神经性"综合征：以共济失调、痉挛性瘫痪、聋哑和智能低下为特征，但身材正常，甲状腺功能正常或仅轻度减低。b."黏液水肿性"综合征：以显著的黏液性水肿、生长发育和性发育落后、智力低下为特征，部分患儿有甲状腺肿大的表现。

3. 心理社会状况

了解家属是否掌握与本病有关的知识，特别是服药方法和副作用观察，以及对患儿进行智力、体力训练的方法等；家庭经济及环境状况；父母角色是否称职；父母心理状况，是否有焦虑存在。

4. 辅助检查

（1）新生儿筛查：我国已将本病列为新生儿筛查的疾病之一。目前多采用出生后2~3天的新生儿干血纸片法检测TSH浓度作为初筛，结果＞20 mU/L时，进一步检测血清T_4、TSH以确诊。

（2）血清T_4、T_3、TSH测定：是早期确诊先天性甲状腺功能减退症的依据。任何新生儿筛查结果可疑或临床有可疑症状的小儿都应检测血清T_4和TSH浓度，如血清T_4降低、TSH明显增高则可确诊。血清T_3浓度可降低或正常。

（3）骨龄测定：常采用左手和腕部X线摄片测骨龄，患儿骨龄常明显落后于实际年龄。

（4）其他：如基础代谢率测定、放射性核素检查、TRH刺激试验等。

5. 治疗要点

治疗原则为早期、足量、终身服用甲状腺制剂。

常用甲状腺制剂有两种：L-甲状腺素钠和甲状腺干粉片。L-甲状腺素钠为目前常用药物，口服，婴儿剂量为每天8~14 μg/kg，小儿剂量为每天4 μg/kg；甲状腺干粉片需从小剂量开始，每天5~10 mg，每1~2周增加1次剂量，直至临床症状改善、血清T_4和TSH正常。在治疗过程中注意随访，根据血清T_4、TSH水平及时调整剂量，并注意监测智能和体格发育情况。

二、常见护理诊断与合作性问题

1. 体温过低

与新陈代谢减低、活动量减少有关。

2. 营养失调，低于机体需要量

与喂养困难、食欲减退有关。

3. 便秘

与肠蠕动减慢、肌张力低下、活动量少有关。

4. 生长发育迟缓

与甲状腺素合成不足有关。

5. 知识缺乏

患儿父母缺乏有关疾病的知识。

三、护理措施

1. 注意保暖

患儿因其基础代谢率低、平时活动少导致体温低且怕冷，应注意保持室内适宜温度，适时增减衣物，避免受凉。因机体抵抗力下降，极易患感染性疾病，应避免与感染性疾病患儿接触。患儿皮肤干燥粗糙，应加强皮肤护理。

2. 保证营养供给

向患儿家属介绍病情，指导喂养方法。对吸吮困难、吞咽缓慢者要耐心喂养，提供充足的进餐时间，必要时用滴管喂或鼻饲。必须供给高蛋白、高维生素、富含钙及铁剂的易消化食物，以保证生长发育所需。

3. 保持大便通畅

便秘为甲低常见症状，故应采取必要措施。如为患儿提供充足液体摄入量；多吃水果、蔬菜；适当引导患儿增加活动量，以促进肠道蠕动；每日顺肠蠕动方向按摩腹部数次，以增加肠蠕动；养成定时排便的习惯；必要时采用大便缓泻剂、软化剂或灌肠。

4. 加强训练，促进智力发育

患儿智力发育差，反应迟钝，应注意防范意外伤害。根据患儿具体情况采用玩具、音乐、语言、体操和全身运动等形式加强患儿智力、体力训练，以促进其生长发育，并帮助其掌握基本生活技能。

5. 用药护理

治疗本病的特效药是甲状腺素制剂，但其作用缓慢，用药1周左右方达最佳疗效，服药后应密切观察患儿的生命体征、生长发育状况、食欲、活动及排便情况，定期测量生长速度。服药期间应定期监测血清T_3、T_4和TSH的变化，随时调整剂量。用药量不足，可影响智力和体格发育。当出现药物过量时，轻者可发热、多汗、体重减轻、神经兴奋性增高；重者可出现呕吐、腹泻、脱水、高热，甚至痉挛及心力衰竭。

6. 健康教育

（1）从围生期保健做起，强调新生儿筛查的重要性。

（2）强调尽早开始替代治疗。由于本病严重影响患儿的生长发育和智力发育，疗效取决于治疗开始的时间。如在生后3个月内治疗，预后较好。

（3）教会患儿家属正确的喂养方法，提供高热量、高蛋白、高维生素、富含钙剂和铁剂的易消化食物，以保证患儿生长发育加速时营养的需要。向患儿家属解释预防和处理便秘的措施。

（4）使患儿及其家属了解终生用药的必要性，以坚持长期服药治疗，并掌握药物服用方法及疗效观察，提醒患儿及其家属定期来院随访以便调整药量。治疗开始时，每2周随访1次；血清TSH、T_4正常后，每3个月随访1次；服药1～2年后，每6个月随访1次。

（5）根据患儿的智商及体力制订合理的训练方案，并增强其战胜疾病的信心，加强训练，使患儿掌握基本的生活技能，增强其适应社会的能力。

（刘志勇）

任务二　生长激素缺乏症患儿的护理

案例导入

3岁男孩，出生时身长、体重均正常，但自1岁左右始该小儿生长迟缓，现身高72 cm。体检：患儿神志清楚，反应灵活，语言、运动发育正常。1岁出牙，囟门2岁半闭合。X线示腕部仅见2块骨化中心。初步诊断：生长激素缺乏症待查。作为护士你应从哪几方面为患儿进行评估？该患儿目前主要的护理问题是什么？对该患儿应采取哪些护理措施？

生长激素缺乏症又称垂体性侏儒症，是由于垂体前叶合成和分泌的生长激素部分或完全缺乏，或由于结构异常、受体缺陷等所致的生长发育障碍性疾病。患儿的身高低于同年龄同性别正常健康小儿平均水平（生长曲线第3百分位或2个标准差以下），发病率为(20～25)/10 000。

生长激素缺乏症是由人生长激素缺乏引起。人类生长激素（hGH）是由垂体分泌。垂体在下丘脑分泌的生长激素释放激素（GHRH）和生长激素释放抑制激素（GHIH）作用下，以脉冲方式释放生长激素，而中枢神经系统则通过多巴胺等神经递质控制着GHRH和GHIH的分泌。hGH基本功能是促进生长，同时作为重要的调节因子，调节多种物质代谢。当下丘脑、垂体功能障碍或靶细胞对生长激素无反应时均可造成生长发育落后。

导致生长激素缺乏的原因有3种：

（1）原发性。占绝大多数。

①遗传因素（人生长激素基因缺陷），约5%，多有家族史。

②特发性下丘脑垂体分泌功能不足，这是生长激素缺乏的主要原因。

③发育异常，如合并脑发育严重缺陷者，常在早年夭折。

（2）继发性（获得性）。常继发于下丘脑、垂体或其他颅内肿瘤、感染、放射性损伤和头部创伤等。其中，产伤是国内本病主要原因。

（3）暂时性。体质性青春期生长延迟、社会心理性生长抑制、原发性甲状腺功能减退等可造成暂时性生长激素分泌功能低下，不良刺激消除或原发病治疗后即可恢复。

一、护理评估

1. 健康史

详细询问患儿身高落后的开始时间、身高每年的增长速度，有无家族史，患儿出生是否难产，有无颅内感染、头颅放射线照射史等。

2. 身体状况

（1）原发性生长激素缺乏症：多见于男孩，男女比例约为3∶1。患儿出生时身长和体重均正常，多数在1岁以后出现生长缓慢，身高落后比体重更为严重，外观明显小于实际年龄。身高低于同年龄、同性别正常小儿生长曲线第3百分位数以下或平均数减2个标准差，身高年增长<5 cm，但身体各部比例仍与其实际年龄相符。智力发育亦正常。骨骼发育落后，骨龄落后于实际年龄2岁以上，但与其身高年龄相仿，骨骺融合较晚，囟门闭合及出牙延迟且排列不整。多数青春期发育延迟。部分患儿同时伴有一种或多种其他垂体激素缺乏，除出现生长迟缓，还有其他伴随症状，如伴有促肾上腺皮质激素缺乏者易发生低血糖，伴有促甲状腺激素缺乏者可有食欲减退、活动少等轻度甲状腺功能不足症状，伴有促性腺激素缺乏者性腺发育不全，至青春期仍无性器官和

第二性征发育。

(2) 继发性生长激素缺乏症：可发生于任何年龄，病后生长发育开始减慢，并伴有原发疾病的相应症状。如围生期异常情况导致者发病早，常伴有尿崩症症状。由颅内肿瘤引起者，则多有头痛、呕吐、视野缺损等颅内压增高和视神经受压的症状和体征。

3. 心理社会状态

因患儿身材矮小，往往引起其家属的严重焦虑。患儿也随年龄增长对自身形象的改变产生自卑感。

4. 辅助检查

(1) 生长激素刺激试验：生理性试验（运动试验、睡眠试验）用于筛查，药物刺激试验（胰岛素、精氨酸、可乐定、左旋多巴试验）有两项不正常即可确诊为GHD。一般认为生长激素（GH）峰值在试验过程中<10 μg/L 即为分泌功能不正常。

(2) 其他：腕骨X线摄片测定骨龄、头颅CT或MRI检查、染色体检查，以及其他内分泌检查等有助于明确病因。

5. 治疗要点

主要采用生长激素替代治疗。开始治疗时年龄越小，效果越好。

(1) GH替代治疗：基因重组人生长激素已被广泛应用于本病治疗，目前大多采用0.1 U/kg，每晚临睡前皮下注射1次，每周6~7次的方案。治疗应持续至骨骺愈合为止。

(2) 性激素治疗：对同时伴有性腺轴功能障碍的GHD患儿骨龄达到12岁时，可开始用性激素治疗。男孩可注射长效庚酸睾酮25 mg，每个月肌内注射1次，每3个月增加25 mg，直至每个月100 mg；女孩可用炔雌醇1~2 μg/d，或妊马雌酮，从每日0.3 mg起酌情逐渐增加，同时需监测骨龄。

二、常见护理诊断与合作性问题

1. 生长发育迟缓

与生长激素缺乏有关。

2. 自我形象紊乱

与生长发育迟缓有关。

三、护理措施

1. 指导合理用药，促进生长发育

（1）监测生长发育指标：定期测身高、体重，观察骨骼系统发育情况并做好记录。

（2）指导合理用药：生长激素替代疗法在骨骺愈合之前均有效。应掌握药物的用量，使用促合成代谢激素时，注意其不良反应。此类药物有一定的肝毒性和雄激素作用，有促使骨骺提前愈合反而使身高过矮的可能。因此需要定期复查肝脏功能，严密监测骨龄发育，在骨骺愈合以前坚持用药。

2. 心理护理

多与患儿及其家属进行沟通交流，及时了解患儿的心理状况，鼓励患儿多与他人进行交往，积极融入社会，表达自己的情感和看法，以帮助其适应日常生活、社会活动和人际交往，促使患儿能正确对待自己的形象改变。给予患儿心理支持，帮助其树立正确的自我概念。

3. 健康教育

向患儿及其家属讲解本病的基本知识，指导其观察药物的疗效和副作用。在治疗过程中，每3个月测量身高、体重1次，记录生长发育曲线以观察疗效。应向患儿家属强调替代疗法一旦停药，生长发育会再次减缓，必须坚持用药。

项目小结

先天性甲状腺功能减退症，是由甲状腺激素缺乏而引起的，需要终身服用甲状腺制剂来治疗，而且用药越早越好。故应通过新生儿筛查及辅助检查进行早期诊断。

生长激素缺乏症是由人生长激素缺乏引起的，采用生长激素替代治疗。开始治疗时年龄越小效果越好，治疗应持续至骨骺愈合为止。故越早确诊，治疗效果越好。

（刘志勇）

目标检测

(一) A1型题

1. 先天性甲状腺功能减退症,其主要的病因是（   ）。
   A. 甲状腺不发育或发育不全
   B. 碘缺乏
   C. 甲状腺合成途径中酶的缺乏
   D. 促甲状腺激素缺乏
   E. 促肾上腺皮质激素缺乏

2. 先天性甲状腺功能减退症的临床表现中错误的是（   ）。
   A. 身材矮小
   B. 血压低
   C. 常有腹泻
   D. 脉搏缓慢
   E. 智能低下

3. 新生儿散发性甲状腺功能减退症最早出现的症状是（   ）。
   A. 腹泻、便秘
   B. 少哭、活动减少
   C. 生理性黄疸消退延迟
   D. 心率慢
   E. 体温低

4. 先天性甲状腺功能减退症以生后2～3天新生儿干血纸片法检测TSH浓度进行初筛,其阳性结果应是（   ）。
   A. >25 mU/L
   B. >20 mU/L
   C. >15 mU/L
   D. >10 mU/L
   E. >5 mU/L

5. 下列不符合生长激素缺乏症临床特点的是（   ）。
   A. 智力低下
   B. 匀称性身材矮小
   C. 身高年增长<5 cm
   D. 骨龄落后于实际年龄2岁以上
   E. 身高低于同年龄、同性别正常小儿生长曲线第3百分位数以下

(二) A3/A4型题

(6、7题共用题干) 患儿,男,6岁。身高82 cm,智能落后,仅能数1～30个数。体检:皮肤粗糙,毛发干枯,表情呆滞,腹部膨隆,四肢短小,腕部X线摄片仅有4个骨化中心。

6. 为确诊应做的检查是（   ）。
   A. 尿甲苯胺蓝试验
   B. 血清生长激素测定
   C. 尿三氯化铁试验
   D. 血清T_3、T_4、TSH测定
   E. 智能测定

7. 患儿确诊后治疗应选用（　　）。

A. 生长激素　　　　　　　　　B. 甲状腺素

C. 脑活素、吡拉西坦（脑复康）　D. 低苯丙氨酸饮食

E. 低铜饮食

（8~10题共用题干）9个月男婴，平时少哭、不爱活动，尚不能辨别亲人与陌生人。体检：表情呆滞，头大，前囟未闭，眼距宽，眼睑水肿，心率85次/分，心音稍低钝，腹部膨隆。

8. 该患儿最可能的诊断是（　　）。

A. 先天性巨结肠　　　　　　　B. 肾炎

C. 佝偻病　　　　　　　　　　D. 先天性甲状腺功能减退症

E. 先天愚型

9. 该患儿的治疗药物首选（　　）。

A. 甲状腺素　　　　　　　　　B. 特殊饮食疗法

C. 胃肠动力药　　　　　　　　D. 维生素D

E. 钙剂

10. 用药量过大时出现下列情况，但不包括（　　）。

A. 多汗　　　　　　　　　　　B. 食欲好转

C. 腹泻　　　　　　　　　　　D. 发热

E. 心悸

项目十五　免疫性疾病患儿的护理

学习目标

 知识目标

掌握小儿风湿热、过敏性紫癜、川崎病的主要护理诊断及合作性问题、护理措施。熟悉小儿风湿热、过敏性紫癜、川崎病的护理评估要点。了解小儿风湿热、过敏性紫癜、川崎病的病因。

 技能目标

能运用护理程序对风湿热、过敏性紫癜、川崎病患儿进行整体护理。能运用已学知识对风湿热、过敏性紫癜、川崎病患儿及其家属进行健康教育。

任务一 风湿热患儿的护理

案例导入

9岁患儿,男,两周前曾患咽峡炎,近3天不规则发热,疲倦,精神差并伴关节肿痛。体检发现:神萎,体温39℃,腕踝关节红、肿,活动受限,四肢可见环形红色斑疹,面色苍白,咽峡稍充血,无脓性渗出物,呼吸增快为30次/分,心率增快为110次/分,心尖部第1心音减弱,闻及Ⅱ级收缩期杂音,向腋下传导,腹软。辅助检查:血ASO 1000 IU/mL,ESR 78 mm/h,CRP 34 mg/L。初步诊断:风湿热。作为护士你应从哪几方面为患儿进行评估?该患儿目前主要的护理问题是什么?对该患儿应采取哪些护理措施?

风湿热是一种与A组乙型溶血性链球菌感染有关的具有反复发作倾向的全身性免疫炎症性疾病,主要表现为发热、游走性关节炎、心肌炎,少数可有环形红斑、皮下结节和舞蹈症等。其中心肌炎是最严重的表现,慢性反复发作可形成慢性风湿性心瓣膜病。好发年龄以5~15岁多见,无明显性别差异,多见于冬春季,寒冷、潮湿地区发病率高。

多数认为风湿热与A组乙型溶血性链球菌感染后的免疫反应有关。因该细菌多种抗原分子的结构与人体内器官的抗原存在同源性,发生免疫交叉,引起器官损害。

(1)变态反应。有些抗链球菌抗体与人体的某些组织发生交叉反应导致Ⅱ型变态反应引起组织损伤;还可因链球菌菌体成分及产物与相应抗体作用形成免疫复合物沉积于关节、心肌、心瓣膜,导致Ⅲ型变态反应性组织损伤。

(2)自身免疫反应。患儿可出现抗心肌抗体,损伤心肌组织发生炎症。近来研究提示该病还可能与遗传、病毒有关。

一、护理评估

1. 健康史

询问近期有无呼吸道感染史,有无发热、关节疼痛、皮疹,有无精神异常、不自主的动作出现等表现,既往有无心脏病或关节炎病史。

2. 身体状况

多数病例在发病前1~4周常有前驱感染史，如咽喉炎、扁桃体炎、猩红热、皮肤脓疱疮等。多呈急性起病，临床表现轻重不一，取决于疾病累及的部位和程度。主要表现为心脏炎症、关节炎、舞蹈症、皮下小结和环形红斑，发热和关节炎为最常见的症状。

（1）一般表现：急性起病者发热在38~40℃，热型不定，1~2周后转为低热。隐匿起病者仅为低热或无发热。伴有精神不振、疲倦、食欲减退、面色苍白、多汗、鼻出血、关节痛和腹痛等。

（2）心脏炎症：是小儿时期风湿热最常见的表现，多于发病1~2周内出现症状。初次发作时以心肌炎和心内膜炎最多见，亦可同时累及心肌、心内膜和心包膜，称为全心炎。

①心肌炎症。轻者可无症状，重者伴不同程度心功能不全。主要表现有心率增快与体温升高不成比例、心脏增大、心音减弱，可闻及奔马律、心尖部吹风样收缩期杂音。心电图变化有Ⅰ度房室传导阻滞、ST段下移及T波平坦或倒置。

②心内膜炎。主要侵犯二尖瓣，其次为主动脉瓣，心尖部可闻及二尖瓣关闭不全引起的Ⅱ~Ⅲ级吹风样收缩期杂音，有时也可闻及二尖瓣相对狭窄所致的舒张期隆隆样杂音；主动脉瓣关闭不全时在胸骨左缘第3肋间可闻及叹气样舒张期杂音。反复发作6个月至2年后形成永久性瓣膜病变时，则杂音为持续性。

③心包炎。多与心肌炎、心内膜炎同时存在。一般积液量少，临床上难以发现，典型者心前区疼痛，心底部听到心包摩擦音；积液量多时出现心脏压塞症状，表现为端坐呼吸、呼吸困难，心前区搏动消失，心音遥远、颈静脉怒张、肝大等。X线检查心影呈烧瓶形，卧位时心腰部增宽；心电图示低电压，ST段、T波改变。发生心包炎者，提示心肌炎严重。

（3）关节炎：典型表现为游走性多发性关节炎，以膝、踝、肘、腕等大关节为主。局部出现红、肿、热、痛，以疼痛和功能障碍为主。经治疗后关节功能可恢复，愈后不留畸形。

（4）舞蹈症：女童多见，表现为全身或部分肌肉不自主、不协调、无目的的快速运动，手足及面部最常见，如伸舌、歪嘴、皱眉、耸肩、缩颈、咧嘴等面容及语言障碍，部分患者表现为书写困难、手不能持物等，在兴奋或注意力集中时加剧，入睡后消失。病程呈自限性。可单独存在，也可与其他症状同时存在。

（5）皮肤症状：①皮下结节。常见于复发病例，呈坚硬无痛结节，与皮肤不粘连，皮色正常，常分布于肘、腕、膝、踝等关节伸面、骨隆起处或肌腱附着处皮下，直径0.1～1 cm。常在起病数周后才出现，经2～4周后消失。②环形红斑：多分布于躯干和四肢屈侧，呈环形或半环形红斑，时现时隐，反复出现，不留痕迹。

3. 心理社会状态

评估患儿家属对疾病的认知情况、有无焦虑等情绪，对年长儿注意评估有无因病休学产生的沮丧和困扰，对舞蹈症患儿注意是否存在自卑等情况。

4. 辅助检查

（1）链球菌感染证据：咽拭子培养可发现A组乙型溶血型链球菌，抗链球菌溶血素O（ASO）升高，其他抗链球菌抗体如抗链激酶（ASK）、抗透明质酸酶（AH）、抗脱氧核糖核酸酶B滴度也升高。

（2）风湿热活动指标：白细胞计数和中性粒细胞增高、血沉增快、C-反应蛋白阳性、黏蛋白增高等。以上检查仅能反映风湿活动情况，对诊断本病并无特异性。

5. 治疗要点

（1）一般治疗：急性期卧床休息至少2周，加强营养。

（2）抗链球菌感染：肌内注射青霉素，持续用药不少于2周，以彻底清除链球菌残余感染病灶。青霉素过敏者可改用其他有效抗生素如红霉素等。

（3）抗风湿治疗：使用水杨酸制剂和肾上腺皮质激素抑制风湿活动。心肌炎时应早期使用激素，常用泼尼松每天2 mg/kg，分次口服，2～4周后减量，总疗程8～12周。无心肌炎患儿可用水杨酸制剂，一般首选阿司匹林口服，每天100 mg/kg，最大量≤3 g/d，分次服用，2周后逐渐减量，疗程4～8周。

（4）其他治疗：有充血性心力衰竭时，加用强心、利尿剂；有关节肿痛时，应予制动和局部治疗；舞蹈症可用苯巴比妥、地西泮等镇静剂，并注意心理治疗。

二、常见护理诊断与合作性问题

1. 心排血量减少

与心脏受损有关。

2. 体温过高

与感染和风湿活动有关。

3. 疼痛

与关节受累有关。

4. 潜在并发症

与药物治疗的副作用有关。

5. 焦虑

与患儿及其家属缺乏本病的相关知识有关。

三、护理措施

1. 减轻心脏损害

（1）休息与活动：急性期需卧床休息至少2周，密切观察有无心脏受损的表现。若有心肌炎，应绝对卧床休息4周，重者6～12周，待急性症状完全消失、血沉正常后逐渐起床活动。若伴心力衰竭，则应在心功能恢复后3～4周方能起床活动。一般恢复至正常活动量所需时间为：无心脏受累者1个月，轻度心脏受累者2～3个月，严重心肌炎伴心力衰竭者6个月。活动量应根据心率、心音、呼吸、有无疲劳而调整。

（2）加强饮食管理：给予易消化、高蛋白、高维生素的食物，采取少量多餐的方法，有心力衰竭和应用肾上腺皮质激素治疗者适当限制盐和水的摄入。注意保持大便通畅。

（3）观察病情：观察患儿面色、呼吸、心率、心律及心音的变化，如有烦躁不安、面色苍白、多汗、气急等心衰表现，应及时处理并记录。

（4）遵医嘱:用抗风湿药物治疗，并注意观察药物的毒副作用。

2. 降低体温

密切观察体温变化，注意热型。高热时采取物理降温或药物降温，并遵医嘱抗风湿治疗。

3. 减轻关节疼痛

将疼痛关节置于功能位置上，保持舒适体位，避免痛肢受压，移动肢体时动作轻柔。急性期过后可用热水袋热敷局部关节以减轻疼痛，并适当减少肢体活动。

4. 正确用药，观察药物副作用

服药期间应注意药物的副作用。阿司匹林可引起胃肠道反应、肝功能损害和出血，每2～3个月检查血象和肝、肾功能。饭后服用或同服氢氧化铝可减少对胃肠道的刺激，用维生素K可防止出血。阿司匹林引起多汗时应及时更衣防受凉。泼尼松可引起向心性肥胖、消化道溃疡、肾上腺皮质功能不全、精神症状、血压增高、电解质紊乱、免疫抑制等，应密切观察，避免交叉感染及骨折。心肌炎时对洋地黄敏感性增高，易出现中毒现象，用量应为一般剂量的1/3～1/2，注意补钾，观察有无副作用发生。

5. 心理护理

关心爱护患儿，耐心解释各项检查、治疗、护理措施的意义，争取合作。及时解除患儿的各种不适,增强其战胜疾病的信心。

6. 健康教育

向患儿及其家属介绍疾病的有关知识和护理要点,并强调预防风湿热复发的关键是防治链球菌感染。教会患儿家属观察病情、预防感染和防止疾病复发的措施;指导其帮助患儿做关节的被动运动和按摩;对遗留有心脏瓣膜病变者,指导其对患儿的休息、饮食、日常活动及用药做出具体安排。教会舞蹈症患儿的家属如何进行生活护理,防止患儿受伤。做好出院指导,强调坚持治疗的重要性;交代进行复查的具体时间。

(曹 静)

任务二 过敏性紫癜患儿的护理

案例导入

7岁男孩,皮肤紫癜4天,阵发性腹痛、黑便3天。患儿起病前1周曾患"感冒"。体检发现:精神萎靡,体温37.8 ℃,颈软,心肺无异常,腹软,右下腹压痛,双下肢散在出血点,对称分布,颜色鲜红,高出皮面,压之不褪色,双膝关节肿胀,活动障碍。辅助检查:PLT计数、出血时间(BT)、凝血失禁(CT)正常,毛细血管脆性试验(+)。初步诊断:过敏性紫癜。作为护士你应从哪几方面为患儿进行评估?该患儿目前主要的护理问题是什么?对该患儿应采取哪些护理措施?

过敏性紫癜,又称亨-舒综合征,是一种以小血管炎为主要病变的全身性血管炎综合征。临床表现为皮肤紫癜、腹痛和消化道出血、血尿、关节肿痛和肾脏受累等。学龄及学龄前小儿多见,2~8岁为高发年龄段,男孩多于女孩。一年四季均有发病,以春秋季节多见。病程虽有时迁延反复,但预后大多良好。

过敏性紫癜病因及发病机制尚不清楚,目前认为与自身免疫反应有关。多种食物

（鱼、虾、蟹、蛋、牛奶）、药物（抗生素、阿司匹林、苯巴比妥）、微生物（细菌、病毒、寄生虫），以及蚊虫叮咬、花粉吸入、疫苗接种等都可能与过敏性紫癜的发生有关，近年病例报道表明A组溶血性链球菌感染是诱发过敏性紫癜的重要原因。

发病机制可能是机体对某些致敏物质过敏，血管壁发生变态反应，导致毛细血管脆性及通透性增加，血液外渗，导致皮肤、黏膜及某些器官出血。可同时伴发血管神经性水肿、荨麻疹等其他过敏表现。

一、护理评估

1. 健康史

应注意询问皮疹出现的时间及分布，病前是否接触过敏原（如各种感染、食物、药物、预防接种、昆虫叮咬等）。有无腹痛、便血、关节痛等伴随症状。既往是否有过类似发作。

2. 身体状况

多为急性起病，起病前1~3周常有诱发因素，如上呼吸道感染史，服用某些药物（氯霉素、安乃近等），食用鱼、虾、蟹、蛋等。皮肤紫癜为最常见的症状，少数病例以腹痛、关节痛或血尿为主要表现。可伴有低热、食欲减退、乏力等全身症状。

（1）皮肤紫癜：反复出现皮肤紫癜为本病特征，多见于四肢伸侧、关节周围，以下肢及臀部多见，常两侧对称。紫癜分批出现，初起呈紫红色斑丘疹，大小不等，高出皮肤，压之褪色，一般不痒，数日后转为暗紫色，最终呈棕褐色而消退。可伴荨麻疹和血管神经性水肿。少数重症患儿紫癜可融合成大疱伴出血性坏死。皮肤紫癜一般持续4~6周后消退，少部分患儿可能持续数周或在数月至数年内反复发作。

（2）消化道症状：约见于2/3患儿，主要表现为腹痛，可为首发症状，为脐周或下腹阵发性绞痛，可伴恶心、呕吐或便血等，重者发生肠套叠、梗阻、穿孔，是急性期常见死因。

（3）关节疼痛及肿胀：约1/3患儿可出现膝、踝、肘、腕等关节肿胀、疼痛和活动受限，单发或多发，呈游走性，持续时间较短，可在数日内消失，不遗留关节畸形。

（4）肾脏症状：30%~60%的患儿可有肾脏损害的临床表现。症状多于起病1月内出现，大多数患儿表现有血尿、蛋白尿及管型尿，伴血压增高和水肿，称为紫癜性肾炎；少数可出现肾病综合征的表现。本病肾损害较轻，大多数能完全恢复，仅有少数发展为慢性肾炎。

（5）其他：个别患儿有鼻出血、牙龈出血、咯血等出血表现。偶尔可见因颅内出血而出现惊厥、瘫痪、昏迷等症状者。

3. 心理社会状态

应了解患儿及其家属对相关知识的认知程度。对病程较长和有严重肾脏损害者，可影响患儿的日常生活和学业；同时给家庭带来较重的经济负担和精神压力，易使患儿及其家属产生悲观、焦虑及失望等心理负担。

4. 辅助检查

（1）血液检查：除非严重出血，一般无贫血。外周血白细胞数正常或轻度增高，中性粒细胞和嗜酸性粒细胞可增高。血小板计数正常甚至升高，出血时间和凝血时间正常，血块退缩试验正常，部分患儿毛细血管脆性试验可呈阳性反应。

（2）尿液检查：有肾损害者可有红细胞、白细胞、不同程度的蛋白及管型，重症有肉眼血尿。

（3）其他：血清IgA浓度可升高。IgG、IgM水平升高或正常。

5. 治疗要点

本病无特殊治疗方法，以一般治疗和对症治疗为主。

（1）一般治疗：卧床休息，给予清淡少渣饮食，积极寻找和祛除诱发因素，有前驱感染史者选用抗生素，停用可能引起过敏的药物和食物。

（2）对症治疗：应用维生素C、卡巴克洛等改善毛细血管脆性和通透性；有荨麻疹或血管神经性水肿时，应用抗组胺药物和钙剂；感染者积极使用抗生素治疗；腹痛时应用解痉剂，消化道出血时应禁食，可静脉滴注西咪替丁每日20～40 mg/kg，必要时输血。

（3）糖皮质激素：急性期对腹痛和关节疼痛有缓解作用，泼尼松每日1～2 mg/kg，分次口服，或用地塞米松、甲基泼尼松龙每日5～10 mg/kg静脉滴注，症状缓解后即可停用。肾上腺皮质激素既不能预防肾损害的发生，也不能防止复发。

（4）免疫抑制剂：重症过敏性紫癜肾炎经激素治疗无效者，可加用免疫抑制剂如环磷酰胺等。

（5）抗凝治疗：以肾脏病变为主要表现者可首选抗凝药物，尤其是肾小球肾炎，抗凝治疗更为重要。可选用阿司匹林、双嘧达莫、肝素和尿激酶等。

二、常见护理诊断与合作性问题

1. 皮肤完整性受损

与血管炎有关。

2. 疼痛

与关节及肠道变态反应性炎症有关。

3. 潜在并发症

消化道出血、紫癜性肾炎。

三、护理措施

1. 皮肤护理

观察皮疹形态、颜色、数量、部位、是否有新出血点等，及时记录皮疹变化情况；保持皮肤清洁，避免擦伤、抓伤，如有破溃应及时处理，防止出血和感染；患儿衣着应宽松、柔软，保持清洁、干燥；避免接触可能的各种致敏原，同时遵医嘱使用止血药、脱敏药等。

2. 减轻或消除关节肿痛与腹痛

观察患儿关节肿胀及疼痛情况，保持患肢关节的功能位置；根据病情给予热敷或冷敷，教会患儿利用放松、娱乐等方法减轻疼痛。患儿腹痛时应卧床休息，做好床旁监护，并做好日常生活护理；遵医嘱应用药物，以缓解关节疼痛和腹痛。

3. 密切观察病情

（1）观察有无腹痛、便血等情况，有消化道出血时，应卧床休息，限制饮食，给予无渣流质食物，出血量多时要禁食，经静脉补充营养并考虑输血。

（2）观察尿色、尿量、性状及比重等的改变，定时做尿常规检查，若有血尿和蛋白尿，提示紫癜性肾炎，按肾炎护理。

（3）注意观察是否有中枢神经系统出血表现。

4. 健康教育

本病可反复发作或并发肾损害，给患儿及其家属带来不安和痛苦，应针对具体情况予以解释，帮助他们树立战胜疾病的信心；指导患儿及其家属继续观察病情，合理调配饮食；指导患儿尽量避免接触各种可能的过敏原；指导患儿定期来院复查并针对具体情况予以解释和指导。

（曹　静）

任务三 川崎病患儿的护理

案例导入

患儿,男,3岁,高热1天,出疹半天就诊。体检发现:体温39.4 ℃,口唇鲜红、干裂,口腔及颊黏膜弥漫性充血,舌充血呈草莓样,咽充血,双扁桃体Ⅱ度肿大,躯干部见红色针尖样皮疹,不高出皮面,右颈部可触及1个花生粒大小淋巴结,质硬伴触痛,心肺腹未见明显异常,双手指、脚趾肿胀。辅助检查:外周血 WBC $10.3×10^9$/L,ESR 70 mm/h,CRP 650 mg/L。初步诊断:川崎病。作为护士你应从哪几方面为患儿进行评估?该患儿目前主要的护理问题是什么?对该患儿应采取哪些护理措施?

川崎病又称皮肤黏膜淋巴结综合征,是一种病因不明的以变态反应性全身性血管炎为主要病理改变的急性发热出疹性疾病。临床特点为急性发热,皮肤黏膜损害和淋巴结肿大。该病于1967年由日本的川崎富作医生首先报道,故称为川崎病。本病一年四季均可发病,呈散发或小流行,以婴幼儿多见,男孩多于女孩。本病是小儿冠状动脉性心脏病的主要病因,多数自然康复,少数因心肌梗死、冠状动脉瘤破裂而致心源性休克甚至死亡。

目前,川崎病的病因不明,可能与EB病毒、链球菌、反转录病毒、支原体等多种病原感染有关,但均未得到证实。此外,可能还与免疫反应、环境污染、药物、化学制剂的不良刺激等有关。发病机制尚未完全清楚,目前认为是遗传易感性宿主对多种病原体或化学物品触发的一种免疫介导的全身性血管炎,好发于冠状动脉。

一、护理评估

1. 健康史

详细询问患儿病初有无感染,抗生素治疗是否有效,近期是否与传染病患儿接触或服用其他药物,既往有无其他免疫系统疾病等。

2. 身体状况

（1）主要表现：

①发热：是最早出现的症状，体温常在39 ℃以上，一般可持续7～14天或更长，抗生素治疗无效。

②皮疹：多在发热同时或发热后不久出现。常为斑丘疹、多形红斑样皮疹及猩红热样皮疹，无疱疹及结痂，持续4～5天后消退。肛周皮肤发红、脱皮。

③球结合膜充血：于起病3～4天出现，无脓性分泌物，不流泪，热退后消散。

④唇及口腔表现：口唇干燥潮红、皲裂、出血或结痂。舌乳头突起、充血呈草莓舌。口腔黏膜及咽部弥漫充血，但无溃疡。

⑤手足硬肿：为本病特征性表现。急性期手足皮肤硬性水肿和掌跖红斑，伴疼痛和关节强直；恢复期出现指、趾端膜状脱皮。重者指、趾甲亦可脱落。

⑥淋巴结肿大：多为颈淋巴结，单侧多见，质地硬，轻压痛，为非化脓性肿大，局部皮肤不发红。病初出现，热退时消散。

（2）心脏表现：少见，是川崎病最严重的症状。常于发病1～6周出现心包炎、心肌炎、心内膜炎、心律失常等表现。发生冠状动脉瘤或狭窄者，可无临床表现，少数可有心肌梗死症状。冠状动脉损害多发生于起病2～4周，心肌梗死和冠状动脉瘤破裂可致心源性休克甚至猝死。

（3）其他：可有间质性肺炎、无菌性脑膜炎、消化系统症状（腹痛、呕吐、腹泻、肠梗阻、肝大、黄疸等）、关节疼痛和关节炎等。

3. 心理社会状态

本病为自限性疾病，但病程长，治疗费用高，少数患儿可并发心脏损害，应评估患儿及其家属对该病的了解程度，是否有恐惧、焦虑等情绪。

4. 辅助检查

（1）血液检查：可有轻度贫血，血白细胞计数增高，以中性粒细胞增加为主，可伴核左移。血小板早期正常，第2～3周增多。血沉增快，C-反应蛋白和免疫球蛋白增高。

（2）免疫学检查：血清IgG、IgM、IgA、IgE升高，总补体及补体C3正常或增高。

（3）心血管系统检查：有心脏受损者可见心电图和超声心动图改变。心电图主要为ST段和T波改变、P-R间期和Q-T间期延长、低电压、心律失常等。超声心动图是判断冠状动脉损害的最佳方法，可显示冠状动脉扩张、狭窄及冠状动脉瘤的情况。超声检查显示有冠状动脉瘤或心电图提示心肌缺血者，可行冠状动脉造影检查，以观察冠状动脉病变程度。

5. 治疗要点

（1）阿司匹林：为首选药物，具有抗炎、抗凝作用，每日30~50 mg/kg，分2~3次服用，热退后3天开始减量，约2周左右减至每日3~5 mg/kg，维持6~8周。早期与免疫球蛋白连用可控制急性炎症过程，减少冠状动脉病变。有冠状动脉病变者，应延长用药至病变消失。

（2）大剂量丙种球蛋白：静脉注射（IVIG）剂量为1~2 g/kg，于8~12小时静脉缓慢输入，早期（10天以内）应用，可迅速退热并可明显减少冠状动脉病变发生，尤其适用于具有发生动脉瘤高危因素者；预防冠状动脉病变发生，应同时合并应用阿司匹林，剂量和疗程同上。

（3）糖皮质激素：不宜单独应用，IVIG治疗无效的患儿可考虑使用糖皮质激素，亦可与阿司匹林和双嘧达莫合并应用。剂量为每日2 mg/kg，用药2~4周。

（4）其他治疗：a. 抗血小板聚集，用双嘧达莫（潘生丁）3~5 mg/（kg·d）。b. 对症治疗，补液、护肝、控制心力衰竭、纠正心律失常等，心肌梗死者及时进行溶栓治疗。c. 手术治疗，严重冠状动脉病变者需行冠状动脉搭桥术。

二、常见护理诊断与合作性问题

1. 体温过高

与感染、免疫反应等因素有关。

2. 皮肤、黏膜完整性受损

与小血管炎有关。

3. 潜在并发症

心脏受损。

三、护理措施

1. 发热的护理

维持病室适宜的温湿度。监测体温变化，观察热型及伴随症状，高热时给予物理或药物降温。给予清淡易消化的高热量、高蛋白、高维生素的流质或半流质饮食，鼓励患儿多饮水，必要时静脉补液。

2. 皮肤黏膜的护理

保持皮肤清洁与干燥，保持衣被质地柔软、清洁，勤更换；剪短指甲，以免抓伤和擦伤；对半脱的痂皮用消毒剪刀剪除，对患儿指或趾端大片状膜样脱屑忌强行撕脱，防止出血和继发感染。每日用生理盐水洗眼1~2次，也可涂眼膏，预防感染。口唇干裂者可涂护唇油，口腔溃疡者可涂碘甘油以消炎止痛。保持口腔清洁，避免食用生、辣、硬的食物，做好口腔护理，每日2～3次。每次便后清洗臀部，保持外阴及肛门清洁，预防感染。

3. 病情观察

监测体温变化，警惕发生高热惊厥；观察皮疹消退情况；监测心率变化，定期做心电图和超声心动图检查，了解心脏功能，必要时行心电监护，及时发现异常情况并及时处理。

4. 用药效果观察

遵医嘱正确使用丙种球蛋白、阿司匹林、抗凝剂等药物，注意观察药物的疗效和不良反应。

5. 健康教育

及时向患儿家属交代病情及预后，川崎病为自限性疾病，多数预后良好。有冠状动脉瘤则有猝死的危险，对有焦虑的患儿及其家属应给予积极的心理支持。让患儿及其家属知晓药物的作用和常见副作用。指导患儿家属观察病情，交代出院后遵医嘱坚持服药。定期随访，有多发或较大冠状动脉瘤尚未闭塞的患儿，不宜参加体育活动。

项目小结

心肌炎是风湿热最严重的临床表现，易复发，预后差。在患儿的生活护理中注意强调休息对预后有较大改善。

过敏性紫癜目前尚无特效的治疗方法，细致耐心的护理可减轻患儿的痛苦，并可减少并发症的发生。

川崎病最严重的表现是发生冠状动脉瘤或狭窄而致心肌梗死，故应加强护理，有效预防冠状动脉病变的发生。

（曹 静）

目标检测

(一) A1型题

1. 目前认为与风湿热发病关系最为密切的是以下（　　）病原感染。
   A. 白念珠菌　　　　　　　　B. 金黄色葡萄球菌
   C. A组乙型溶血性链球菌　　D. EB病毒
   E. 大肠杆菌

2. 过敏性紫癜的首发症状通常为（　　）。
   A. 水肿少尿　　　　　　　　B. 腹痛
   C. 皮肤紫癜　　　　　　　　D. 关节肿痛
   E. 头痛

3. 川崎病最早出现的症状是（　　）。
   A. 心肌炎　　　　　　　　　B. 手足硬肿
   C. 发热　　　　　　　　　　D. 淋巴结肿大
   E. 皮疹

4. 风湿性关节炎特点中下列（　　）是错误的。
   A. 呈游走性、多发性　　　　B. 主要累及大关节
   C. 经治疗后可治愈　　　　　D. 红肿热痛和功能障碍
   E. 常遗留畸形

5. 风湿性舞蹈症的临床特征中下列（　　）是错误的。
   A. 病程呈自限性　　　　　　B. 多见于女性
   C. 出现四肢、面部无目的的快速运动　　D. 动作入睡后即消失
   E. 动作兴奋时即消失

(二) A2型题

6. 患儿，女，6岁，患过敏性紫癜（肾型），护理观察重点是（　　）。
   A. 眼结膜有无出血　　　　　B. 紫癜的部位及颜色
   C. 有无便血并及时送检　　　D. 关节肿痛及程度
   E. 尿色并及时送检

7. 7岁女孩，3周前患猩红热，用青霉素治疗好转，近1周高热不退，四肢关节酸痛。查体：体温39℃，精神好，无皮疹，心率160次/分，奔马律。该患儿最可能的诊断是（　　）。
   A. 败血症　　　　　　　　　B. 肺炎
   C. 风湿热　　　　　　　　　D. 伤寒
   E. 扁桃体炎

8. 5岁男孩，发热1周，躯干部出现多形性红斑，咽红，结膜充血，手足硬性水肿，右侧颈部淋巴结肿大，应考虑为（   ）。

   A. 原发性肺结核　　　　　　　　B. 风湿热

   C. 川崎病　　　　　　　　　　　D. 传染性单核细胞增多症

   E. 类风湿关节炎

9. 6岁女孩，因发热，伴有肘膝关节游走性疼痛12天入院，查：抗"O"＞500单位，考虑为风湿热，治疗中给予青霉素静脉滴注，目的是（   ）。

   A. 控制关节症状　　　　　　　　B. 防止感染加重

   C. 制止风湿活动　　　　　　　　D. 防止心脏病变

   E. 消除链球菌感染

10. 5岁患儿，不规则发热10余天，关节肿痛，查体：心率稍增快，心音低钝，心电图可见T波平坦，确诊为风湿热，该患儿应首选（   ）药物治疗。

    A. 抗生素　　　　　　　　　　　B. 阿司匹林

    C. 强心药物　　　　　　　　　　D. ATP、CoA等

    E. 泼尼松

（三）A3/A4型题

（11~13题共用题干）10岁女孩，近1个月喜怒无常，学习退步，10天前开始出现挤眉弄眼、书写困难，家长制止无效，入睡后动作消失，无发热。查体：T 36.8 ℃，P110次/分，心尖部Ⅲ级收缩期杂音，双肺听诊无异常，腹软，肌张力及腱反射正常。胸片示心脏无明显扩大。血液检查C-反应蛋白增多，ASO滴度1∶1000，血沉40 mm/h。

11. 该患儿应进一步做下列（   ）检查。

    A. 抗链激酶　　　　　　　　　　B. 心电图

    C. 脑脊液　　　　　　　　　　　D. 白细胞计数及分类

    E. 肌电图

12. 该患儿诊断应考虑为（   ）。

    A. 舞蹈症+病毒性心肌炎　　　　B. 舞蹈症+先心病

    C. 舞蹈症+风湿性心脏病　　　　D. 小脑功能性共济失调症

    E. 舞蹈症+心力衰竭

13. 该患儿治疗应选用（   ）。

    A. 阿司匹林+泼尼松　　　　　　B. 阿司匹林+维生素B_{12}

    C. 苯巴比妥+泼尼松　　　　　　D. 阿司匹林+苯巴比妥

    E. 阿司匹林+地西泮

（14、15题共用题干）患儿，男，11岁，因双下肢皮肤出现紫红色出血点来诊，经检查确诊为过敏性紫癜。该患儿诉腹痛、恶心，同时发现大便变黑。

14. 护士应指导该患儿的饮食是（　　）。

A. 禁食 B. 低盐饮食

C. 低蛋白饮食 D. 半流质饮食

E. 无渣流质饮食

15. 护士除应采取措施保护患儿皮肤外，还应当注意预防（　　）。

A. 体温过高 B. 淋巴结肿大

C. 口唇干裂 D. 心肌损害

E. 消化道出血

项目十六 遗传性疾病患儿的护理

学习目标

知识目标

熟悉唐氏综合征、苯丙酮尿症的概念、病因及防治原则。掌握上述疾病的护理评估要点、主要护理诊断及护理措施。

技能目标

能运用护理程序对唐氏综合征、苯丙酮尿症患儿进行整体护理。能开展遗传咨询、指导优生优育,并为个体、家庭、社区提供防治措施。

任务一　唐氏综合征患儿的护理

案例导入

东东,男,3岁,因"智力落后"来院就诊。患儿出生后发育较同龄儿落后,现不会独走,不会说话。体格检查:身材矮小,眼距宽,眼外眦上斜,鼻梁低平,常张口伸舌,流涎不止,通贯手。初步诊断:21-三体综合征。作为护士你应从哪几方面为患儿进行评估?通过评估你认为患儿存在哪些健康问题?应采取哪些护理措施?

唐氏综合征(Down综合征)又称21-三体综合征,也称先天愚型,是人类最常见的常染色体病。主要临床特征是特殊面容、智能落后、生长发育迟缓,并可伴有多发畸形。在活产婴儿中发生率为1:(600~1000),孕母年龄越大,发生率越高。

知识链接

染色体病是由各种原因引起的染色体数目和(或)结构异常的疾病,通常累及数个甚至上百个基因,根据病变涉及的染色体可分为常染色体病和性染色体病。常染色体病的共同特征:a.生长发育迟缓;b.智能发育落后;c.多发性先天畸形等,如唐氏综合征、18-三体综合征、13-三体综合征等。性染色体病即性染色体X或Y数目异常或结构畸变所致,一般没有常染色体病严重,常伴有性征发育障碍或异常,如特纳(Turner)综合征(先天性卵巢发育不全综合征)。

本病与下列因素有关:a.孕母年龄。孕母年龄大于35岁者,发生本病的频率明显增高,可能与母体卵细胞老化有关。b.致畸变物质及疾病的影响,如放射线、化学因素(抗代谢药、抗癫痫药、农药、苯等)及病毒感染(EB病毒、风疹病毒、腮腺炎病毒、肝炎病毒等)可导致胎儿染色体发生畸变。c.父母染色体异常可遗传给下一代。

本病为常染色体畸变所引起，第21号染色体呈三体型。其发生主要是由于生殖细胞在减数分裂形成配子时，或受精卵在有丝分裂时，21号染色体发生不分离，致使胚胎体细胞内存在一条额外的21号染色体。根据核型分析可分为三种类型。

（1）标准型。约占全部患儿的95%，体细胞染色体总数为47条，核型为47，XY（或XX），+21。双亲体细胞核型都正常。

（2）易位型。占2.5%~5%，染色体总数为46条，其中一条是易位染色体。最常见的是D/G易位，即G组中21号染色体与D组14号染色体发生着丝粒融合，核型为46，XY（或XX），-14，+t（14q21q）。另一种为G/G易位，是由于G组中两个21号染色体发生着丝粒融合，形成等臂染色体，核型为46，XY（或XX），-21，+t（21q21q）。

（3）嵌合型。占2%~4%，患儿体内有两种细胞系，一种为正常细胞，另一种为21-三体细胞，形成嵌合体，其核型为46，XY（或XX）/47，XY（或XX），+21。此型患儿临床表现的严重程度与正常细胞所占百分比有关。

标准型唐氏综合征的再发风险率为1%，孕母年龄越大，风险率越高。易位型患儿父母应进行核型分析，以便发现平衡易位携带者。如母方为D/G易位，则每一胎都有10%的风险率；如父方为D/G易位，则风险率为4%；如父母一方为21号染色体与21号染色体罗伯逊易位携带者，子代发病风险率为100%。

一、护理评估

1. 健康史

了解家族中是否有类似疾病；询问母亲妊娠年龄，有无自然流产史；询问母亲孕早期有无病毒感染，有无服用过抗代谢药物、抗癫痫药等，有无接触过放射线、农药、苯、甲苯、砷等。

2. 身体状况

本病主要特征为特殊面容、智能落后和生长发育迟缓，并可伴有多发畸形。

（1）特殊面容：出生时即有明显的特殊面容，表情呆滞。眼裂小、眼距宽、双眼外眦上斜，可有内眦赘皮，鼻梁低平，外耳小，硬腭窄小，常张口伸舌，流涎多，头小而圆、前囟大且闭合延迟，颈短而宽，常呈嗜睡状，伴有喂养困难。

（2）智能落后：是本病最突出、最严重的表现。绝大部分患儿都有不同程度的智能发育障碍，随年龄增大日益明显，智商通常在25～50，抽象思维能力受损最大。

（3）生长发育迟缓：患儿出生的体重和身长均较正常儿低，生后体格发育、动作发育均迟缓。身材矮小，四肢短，骨龄落后；出牙延迟而错位；肌张力低，韧带松弛，关节过度弯曲，手指粗短，小指向内侧弯曲。

（4）皮纹特点：可有通贯手，atd角增大，第5指只有一条指褶纹等（图16-1）。

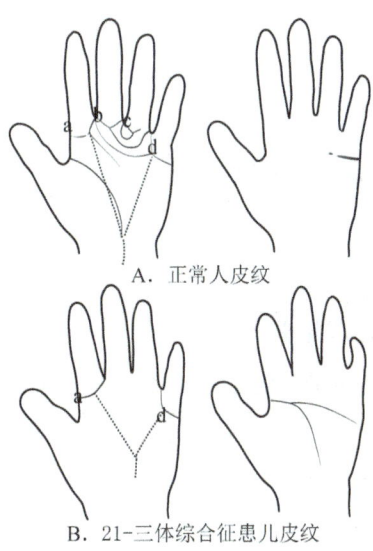

图16-1　正常人和21-三体综合征患儿的皮纹比较

（5）伴发畸形：约50%的患儿伴有先天性心脏病，其次是消化道畸形。患儿免疫功能低下，易患各种感染性疾病。白血病的发病率也明显高于正常人群。

3. 心理社会状况

患儿家属焦虑明显，存在负疚心理，既担心患儿的预后，又担心下一个孩子是否正常。

4. 辅助检查

（1）染色体检查：外周血淋巴细胞或羊水细胞染色体核型分析可确诊，还可确定核型类型。

（2）分子细胞遗传学检查：用荧光素标记的21号染色体的相应片段序列作探针，与外周血中的淋巴细胞或羊水细胞进行原位杂交（FISH技术），在本病患儿的细胞中呈现3个21号染色体的荧光信号。

5. 治疗要点

目前尚无有效治疗方法，注意预防感染。对患儿可以进行长期耐心教育训练以提高生活自理的能力，如伴有先天畸形可手术矫治。

二、护理诊断与合作性问题

1. 自理缺陷

与智能低下有关。

2. 有感染的危险

与免疫力低下有关。

3. 焦虑

与患儿疾病有关。

4. 知识缺乏

与患儿家属缺乏遗传病的相关知识有关。

三、护理措施

1. 加强生活护理，培养自理能力

（1）细心照顾患儿，协助其吃饭、穿衣等日常生活，并防止意外事故。

（2）保持皮肤清洁干燥，患儿流涎时，应及时擦干，保持下颌及颈部清洁，用面油保持皮肤的润滑，以免皮肤糜烂。

（3）帮助家长制订教育和训练方案，并进行示范，通过训练使患儿能逐步生活自理，并能从事简单劳动。

2. 预防感染

应保持空气清新，避免接触感染者，注意个人卫生，保持口腔、鼻腔清洁，勤洗手，呼吸道感染者接触患儿需戴口罩，防止发生感染。

3. 减轻焦虑

当家长得知孩子患此病时，会难以接受事实并表现出忧伤、自责，护士应理解家长的心情并给予情感支持，提供有关患儿养育、家庭照顾的知识，使他们尽快适应疾病带来的影响。

4. 健康教育

35岁以上妇女妊娠后应做羊水细胞检查，有利于早期诊断。子代有唐氏综合征者或姨表姐妹中有此病患者，应及早检查子亲代染色体核型。孕期避免滥用药物，避免X线照射，预防病毒感染，并做遗传咨询。

（刘　珊）

任务二　苯丙酮尿症患儿的护理

苯丙酮尿症（PKU）是常染色体隐性遗传病，是由于苯丙氨酸代谢过程中酶缺陷，导致尿中排出大量苯丙酮酸而得名。PKU是先天性氨基酸代谢障碍中较为常见的一种，临床特点为智力发育落后，皮肤、毛发色素减少和鼠尿臭味。本病发病率有种族和地域差异，我国发病率为1∶11 000。

知识链接

在一对基因中只要有1个致病基因存在就能表现性状，称显性基因；在一对基因中需2个等位基因同时存在病变，才能表现性状，称隐性基因。常染色体隐性遗传是致病基因在常染色体上，为一对隐性基因。只携带1个致病基因的个体不发病，为致病基因携带者，只有携带2个相同的致病基因（纯合子）才发病。

按酶缺陷不同本病分为典型和非典型两种。

（1）典型PKU是因为患儿肝细胞缺乏苯丙氨酸羟化酶（PAH），不能将苯丙氨酸转化为酪氨酸，导致苯丙氨酸在血液、脑脊液、各种组织中的浓度极高，并通过旁路代谢产生大量苯丙酮酸、苯乙酸、苯乳酸等产物。这些高浓度的苯丙氨酸及其旁路代谢产物导致脑细胞受损。同时，由于酪氨酸生成减少，致使黑色素合成不足，患儿毛发、皮肤色素减少，绝大多数患儿为此型。

（2）非典型PKU是由于四氢生物蝶呤（BH4）的缺乏，BH4是苯丙氨酸、酪氨酸和色氨酸等芳香氨基酸在催化过程中所必需的辅酶，缺乏时不仅苯丙氨酸不能转变成酪氨酸，而且造成多巴胺、5-羟色胺等重要神经递质合成受阻，从而加重神经系统的功能损害。

一、护理评估

1. 健康史

询问家族中有无类似疾病患者，父母是否近亲结婚。了解患儿是否有智力发育落后、惊厥等表现，以及喂养情况、饮食结构、尿的气味等。

2. 身体状况

患儿出生时正常，3～6个月时开始出现症状，并逐渐加重，1岁时症状明显，表现如下：

（1）神经系统：智能发育落后最为突出，伴有行为异常，如兴奋不安、忧郁、多动、孤僻等。可有肌痉挛或癫痫发作，少数呈现肌张力增高和腱反射亢进。非典型PKU（BH4缺乏）的神经系统症状出现较早且较严重，常见肌张力下降、嗜睡和惊厥，如不及时治疗，常在幼儿期死亡。

（2）皮肤、毛发：患儿出生后数月因黑色素合成不足，头发由黑变黄，皮肤白皙及虹膜色泽变浅，皮肤常有湿疹。

（3）其他：由于尿和汗液中排出较多苯乙酸，故有特殊的鼠尿样臭味。可有呕吐、喂养困难。

上述症状大部分是可逆的，经过饮食控制后，行为异常可好转，癫痫可控制，毛发转黑，鼠尿臭味消失，但智能发育落后很难转变，只有在生后早发现早治疗。

3. 心理社会状况

了解患儿家属掌握与本病有关的知识情况，特别是饮食治疗的方法。延误诊治的患儿智能发育障碍随年龄增大而加重，家属常因此而内疚。

4. 辅助检查

（1）新生儿疾病筛查：新生儿哺乳3～7天，针刺足跟采集末梢血液一滴，滴于专用采血滤纸上，晾干后即寄送至筛查实验室，进行苯丙氨酸浓度测定。当苯丙氨酸含量＞0.24 mmol/L（4 mg/dL），即两倍于正常参考值时为筛查阳性，应进一步采静脉血进行苯丙氨酸和酪氨酸定量测定。

（2）尿三氯化铁试验：一般用于较大小儿的筛查。将三氯化铁滴入尿中，立即出现绿色反应为阳性，表明尿中苯丙氨酸浓度增高。此试验特异性欠佳，有假阳性和假阴性的可能。

（3）血苯丙氨酸浓度的测定：正常浓度＜0.12 mmol/L（2 mg/dL），典型PKU＞1.2 mmol/L。

（4）尿蝶呤图谱分析：主要用于BH4缺乏症的鉴别诊断。应用高压液相层析测定尿液中新蝶呤和生物蝶呤的含量。

（5）DNA分析：用DNA分析进行基因突变检测，用于基因诊断和产前诊断。

5. 治疗要点

本病是少数可治性遗传代谢病之一，一旦确诊，应立即给予低苯丙氨酸饮食，以避免神经系统的不可逆损害。应在新生儿中进行筛查，力求早期诊断，治疗年龄越小，效果越好。对非典型病例，还应给予BH4、5-羟色胺和L-DOPA（左旋多巴）等药物治疗。

二、护理诊断与合作性问题

1. 生长发育改变

与高浓度的苯丙氨酸导致脑细胞受损有关。

2. 有皮肤完整性受损的危险

与皮肤异常分泌物的刺激有关。

3. 焦虑

与患儿疾病有关。

三、护理措施

1. 饮食控制

主要给予低苯丙氨酸饮食。饮食治疗早晚直接影响到患儿智力的发育，应尽早在3个月以前开始饮食治疗，凡出生能及早给予饮食控制的患儿，智力发育可接近正常。超过1岁以后治疗，虽可改善抽搐症状，但智力低下已不可逆转。

（1）饮食控制原则：使摄入苯丙氨酸的量既能保证生长发育的最低需要，又能使血中苯丙氨酸浓度维持在0.12~0.60 mmol/L（2~10 mg/dL）。

（2）对小婴儿采用特制的低苯丙氨酸奶粉治疗，待血苯丙氨酸浓度降至理想浓度时，逐渐少量添加天然饮食，其中首选母乳，因母乳中血苯丙氨酸含量仅为牛奶的1/3。

（3）对幼儿和小儿食物应以淀粉类、蔬菜和水果等低蛋白质、低苯丙氨酸食物为主，忌用肉、蛋、豆类等含蛋白质高的食物。

（4）饮食控制应至少持续到青春期以后，终身治疗对患者更有益。

2. 加强皮肤护理，保持皮肤清洁干燥

尤其注意皮肤皱褶处的护理，勤换尿布，有湿疹时应及时处理。

3. 减轻焦虑

协助患儿家属制订饮食治疗方案，提供遗传咨询。

4. 健康教育

向患儿家属讲述本病的有关知识，强调饮食控制对患儿智力发育的重要性，使之能自觉遵守饮食原则。开展遗传咨询，开展新生儿筛查，以早发现早治疗。防止近亲结婚，对有本病家族史的夫妇采用DNA分析或羊水检测对胎儿进行产前诊断。

项目小结

唐氏综合征主要表现是特殊面容、智能落后、生长发育迟缓、通贯手及伴发畸形，染色体核型分析是确诊依据，目前尚无有效的治疗方法，护理主要是加强生活自理能力的培养。典型PKU是因患儿肝细胞缺乏苯丙氨酸羟化酶，身体表现为智力发育落后，皮肤毛发色素减少和鼠尿臭味，治疗及护理重点是给予低苯丙氨酸饮食。

（刘　珊）

目标检测

1. 唐氏综合征属于（　　）。

A. 单基因遗传病　　　　　　　　B. 多基因遗传病

C. 线粒体病　　　　　　　　　　D. 染色体病

E. 基因组印记

2. 确认唐氏综合征的主要依据是（　　）。

A. 特殊面容　　　　　　　　　　B. 智能低下

C. 身材矮小　　　　　　　　　　D. 骨龄落后

E. 染色体检查

3. 下列（　　）不是先天愚型的表现。

A. 骨龄落后　　　　　　　　　　B. 眼距宽，眼外眦上斜

C. 舌常伸出口外　　　　　　　　D. 智力落后

E. 身材高大，四肢、趾（指）细长

4. 唐氏综合征的发病，与（　　）无关。

A. 妊娠期病毒感染　　　　　　　B. 父母血型

C. 孕母年龄　　　　　　　　　　D. 妊娠期X线照射

E. 妊娠期应用化学制剂

5. 苯丙酮尿症属于（　　）。

A. 常染色体显性遗传　　　　　　B. 常染色体隐性遗传

C. X连锁显性遗传　　　　　　　　D. X连锁隐性遗传

E. Y连锁遗传

6. 苯丙酮尿症最主要的治疗方法是（　　）。

A. 限制蛋白质摄入　　　　　　　B. 限制苯丙氨酸摄入

C. 补充5-羟色胺　　　　　　　　D. 补充BH4

E. 补充L-DOPA

7. 苯丙酮尿症患儿饮食治疗过程中血苯丙氨酸浓度应维持在（　　）。

A. 0.06～0.12 mmol/L（1～2 mg/dL）　　B. 0.12～0.18 mmol/L（2～3 mg/dL）

C. 0.18～0.24 mmol/L（3～4 mg/dL）　　D. 0.12～0.60 mmol/L（2～10 mg/dL）

E. 0.24～0.48 mmol/L（4～8 mg/dL）

8. 苯丙酮尿症患儿出现症状通常在（　　）。

A. 生后10～12个月　　　　　　　B. 生后3～6个月

C. 生后7～9个月　　　　　　　　D. 生后1～2个月

E. 生后1～3岁

项目十七 传染性疾病患儿的护理

学习目标

知识目标

熟悉麻疹、水痘、流行性腮腺炎、手足口病、中毒型菌痢、原发性肺结核、结核性脑膜炎的概念、病因及防治原则。掌握上述疾病的护理评估要点、主要护理诊断及合作性问题、护理措施。

技能目标

能运用护理程序对麻疹、水痘、流行性腮腺炎、手足口病、中毒型菌痢、原发性肺结核、结核性脑膜炎患儿进行整体护理。能进行健康教育。

任务一 麻疹患儿的护理

案例导入

斌斌,男,4岁,因"发热、咳嗽、流涕5天,出皮疹2天"入院就诊。询问病史,曾按"上感"予以"青霉素类抗生素"口服,未见好转。体格检查:体温40 ℃,两眼结膜充血,眼睑水肿,全身皮肤密布红色斑丘疹,疹间皮肤正常。心肺检查正常。血常规:白细胞$4.5×10^9$/L,中性粒细胞占30%,淋巴细胞占70%。初步诊断:麻疹。作为护士你应从哪几方面为患儿进行评估?通过评估你认为患儿存在哪些健康问题?应采取哪些护理措施?

麻疹是由麻疹病毒引起的一种急性呼吸道传染病,临床以发热、上呼吸道炎、结膜炎、口腔麻疹黏膜斑(又称柯氏斑)及全身斑丘疹、疹退后糠麸样脱屑并留有色素沉着为主要表现。病后大多可获得终生免疫。随着麻疹减毒活疫苗普遍接种,麻疹的发病率已显著下降。

知识链接

麻疹是一种具有高度传染性的疾病,尽管已有安全有效的疫苗,但麻疹仍是造成全球小儿死亡的主要原因之一。

麻疹病毒为RNA病毒,属副黏病毒科,仅一种血清型,抗原性稳定。病毒在外界生存力弱,不耐热,对紫外线和消毒剂均敏感,但在低温下能长期存活。在流通的空气中或阳光下半小时即失去活力。

麻疹一年四季均可发病,以冬春季多见。患者是唯一的传染源,出疹前后的5天均有传染性,有并发症者传染性可延长至出疹后10天。患者呼吸道分泌物中含有病毒,经呼吸、咳嗽或喷嚏等排出体外,悬浮于空气中,经呼吸道进行传播,与患者密切接触或直接接触患者鼻咽分泌物也可造成感染。麻疹传染性极强,人群普遍易感,易感者接触后90%以上都会发病。

病毒通过鼻咽部进入人体，先在呼吸道上皮细胞及局部淋巴组织内增殖，并有少量病毒侵入血液，在单核巨噬细胞系统中大量繁殖，再次大量侵入血液，侵犯脾、胸腺、肺、肝、肾、消化道黏膜、结膜和皮肤等，引起广泛性损伤而出现一系列临床表现。真皮和黏膜下层毛细血管内皮细胞充血、水肿、增生，单核细胞浸润并有浆液性渗出而形成麻疹皮疹和麻疹黏膜斑。由于皮疹处红细胞裂解，疹退后形成棕色色素沉着。同时麻疹病毒可直接感染T淋巴细胞，使患者细胞免疫反应受到暂时抑制。

一、护理评估

1. 健康史

了解发病前有无麻疹患者的接触史，询问发病经过，有无发热、流涕、流泪、口腔麻疹黏膜斑，出疹的时间、顺序及皮疹的性状。询问麻疹疫苗接种史，既往病史如结核、营养不良等。

2. 身体状况

（1）典型麻疹：可分为以下四期。

①潜伏期：一般为6~18天，平均10天左右。

②前驱期（出疹前期）：常持续3~4天。主要表现：a. 发热，多为中度以上，热型不一。b. 上呼吸道炎及结膜炎，发热同时伴有咳嗽、喷嚏、咽部充血等上感症状，特别是流涕、眼结膜充血、畏光、流泪及眼睑水肿是本病特点。c. 麻疹黏膜斑（Koplik斑），是麻疹早期具有诊断价值的体征，常在出疹前1~2天出现。位于第二磨牙相对应的颊黏膜上，为0.5~1 mm大小的灰白色小点，周围有红晕，随后迅速增多，可累及整个颊黏膜并蔓延至唇部黏膜。于出疹后1~2天逐渐消失。d. 其他表现，可有全身不适、食欲减退、精神不振、呕吐、腹泻等。

③出疹期：皮疹多在发热3~4天后按一定顺序出现，常持续3~5天。此期全身中毒症状加重，体温可高达40℃，咳嗽加剧，伴有嗜睡或烦躁，重者有谵妄抽搐，肺部可闻及干、湿啰音。皮疹先从耳后发际到额、面、颈部，然后自上而下延至躯干、四肢，最后达手掌与足底。皮疹初为略高出皮肤的红色斑丘疹，压之褪色，呈散在分布，以后逐渐增多、密集而融合成片，色加深呈暗红，疹间皮肤正常（图17-1）。

④恢复期：常持续3~5天。若无并发症，在出疹3~4天后体温开始下降，全身症状逐渐好转，皮疹按出疹的顺序开始消退，并有糠麸样脱屑及棕褐色色素沉着，经1~2周消退。

项目十七 传染性疾病患儿的护理

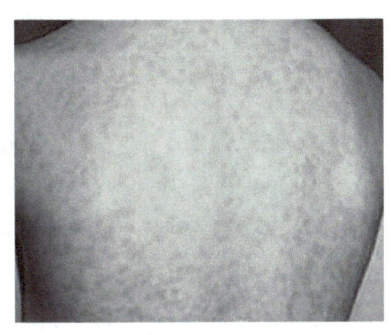

图17-1 麻疹皮疹

（2）非典型麻疹：少数患儿，病程呈非典型经过，体内尚有一定免疫力者表现为轻型麻疹，症状轻，常无黏膜斑，皮疹稀而色淡，疹退后无色素沉着，无并发症，此种情况多见于在潜伏期注射过丙种球蛋白、曾接种过麻疹疫苗或<8个月的婴儿。体弱、有严重继发感染者表现为重型麻疹，持续高热，中毒症状重，皮疹密集，常有并发症或循环衰竭表现。此外，注射过麻疹疫苗的患儿还可出现皮疹不典型的异型麻疹，麻疹需与其他出疹性疾病鉴别（表17-1）。

（3）并发症：麻疹最常见的并发症是肺炎，也是患儿死亡的主要原因，其他为喉炎、心肌炎、脑炎、营养不良和维生素A缺乏，并可使原有的结核病恶化。

表17-1 小儿出疹性疾病的鉴别要点

病名	病原	全身症状及其他特征	皮疹特点	发热与皮疹的关系
麻疹	麻疹病毒	全身症状重，呼吸道卡他性炎症，结膜炎，发热第2~3天口腔麻疹黏膜斑	红色斑丘疹，自耳后发际→面→颈→躯干→四肢，3~5天出齐，退疹后有米糠样脱屑及色素沉着	发热3~4天后出疹，出疹期热更高，热退疹渐退
风疹	风疹病毒	全身症状轻，耳、枕部淋巴结肿大并触痛	淡红色斑丘疹，自面→躯干→四肢，2天出齐，退疹后无脱屑及色素沉着	发热半天至1天后出疹
幼儿急疹	人疱疹病毒6型	全身症状轻，高热时可有惊厥，耳、枕部淋巴结可肿大	红色斑丘疹，颈、躯干多见，1天出齐，次日消退	高热3~5天，热退疹出
猩红热	乙型溶血性链球菌	高热，全身症状重，咽峡炎、杨梅舌、扁桃体炎、口周苍白圈	皮肤弥漫充血，上有密集针尖大小丘疹，1天出齐，持续3~5天退疹，退疹后伴大片状脱皮	发热1~2天出疹，出疹时高热

续表

病名	病原	全身症状及其他特征	皮疹特点	发热与皮疹的关系
水痘	水痘带状疱疹病毒	典型水痘，全身症状轻，重症水痘可出现高热及全身中毒症状	皮疹分批出现，按红色斑疹、丘疹、疱疹、结痂的顺序演变，上述几种皮疹常同时存在	发热第1天可出疹
肠道病毒感染	埃可病毒、柯萨奇病毒	发热、流涕、咽痛、结膜炎、腹泻，全身或颈枕后淋巴结肿大	散在斑疹或斑丘疹，很少融合，1~3天消退，无脱屑，有时可见紫癜样或水疱样皮疹	发热时或热退后出疹

3. 心理社会状况

评估患儿家属对麻疹病情、隔离及疾病护理等知识的了解程度，以及患儿及其家属的心理状况。

4. 辅助检查

（1）血常规：白细胞总数正常或减少，淋巴细胞相对增多。

（2）病原学检查：从呼吸道分泌物中分离出麻疹病毒，或用免疫荧光法检测到麻疹病毒抗原，可早期快速帮助诊断。

（3）血清学检查：酶联免疫吸附试验检测血清中麻疹病毒特异性IgM抗体，有早期诊断价值。

5. 治疗要点

目前尚无特效的药物治疗麻疹，主要为对症治疗、加强护理和预防并发症。

二、护理诊断与合作性问题

1. 体温过高

与病毒血症、继发感染有关。

2. 皮肤黏膜完整性受损

与皮疹有关。

3. 营养失调：低于机体需要量

与食欲减退、高热消耗增加有关。

4. 潜在并发症

肺炎、喉炎、脑炎。

5. 有传播感染的危险

与呼吸道排出病毒有关。

三、护理措施

1. 维持体温正常

保持室内空气新鲜，避免对流风，室温维持在 18~22 ℃，相对湿度 50%~60%。卧床休息至皮疹消退、体温正常。处理高热时需兼顾透疹，不宜用药物或物理方法强行降温，尤其禁用冷敷及乙醇擦浴，因体温骤降可引起末梢循环障碍而使皮疹突然隐退，影响透疹。如体温升至 40 ℃以上时，可用温水擦浴或小剂量退热剂，使体温稍降以免发生惊厥。

2. 保持皮肤黏膜的完整性

衣被应穿盖适宜，出汗后及时更换，保持皮肤、床单清洁干燥。观察皮疹的变化，如出疹不畅，可用鲜芫荽煎水服用并外用。脱屑时不要用手搔抓，应让其自然脱落。剪短指甲，避免患儿抓伤皮肤引起继发感染。保持眼、耳、鼻、口腔的清洁。避免强光刺激眼睛，常用生理盐水清洗双眼，用抗生素眼药水或眼药膏滴眼，一日数次，并服鱼肝油预防眼干燥症；防止泪水或呕吐物流入耳道引起中耳炎；及时清除鼻痂，保持鼻腔通畅；加强口腔护理，多饮水，用生理盐水或 2% 硼酸液漱口。

3. 保证营养供给

饮食以清淡、易消化、营养丰富的流质或半流质食物为宜，少量多餐。鼓励多饮水，利于排毒、退热、透疹。恢复期应增加高蛋白、高热量及多种维生素的食物，无须忌口。

4. 观察病情

麻疹并发症较多，护理时应注意密切观察病情，及早发现并立即配合医生进行处理。患儿如出疹期透疹不畅、高热不退、咳嗽加剧、呼吸困难、肺部湿啰音增多等，提示可能并发了肺炎，重症肺炎可致心力衰竭；患儿如出现犬吠样咳嗽、声嘶、吸气性呼吸困难及三凹征等，提示可能并发了喉炎；患儿如出现嗜睡、惊厥、意识障碍、脑膜刺激征等，提示可能并发了脑炎。

5. 预防感染的传播

（1）隔离患儿：隔离至出疹后 5 天，有并发症者延至出疹后 10 天，接触的易感儿应隔离观察 3 周，并给予被动免疫。

（2）切断传播途径：患儿房间应通风并用紫外线消毒，衣物应在阳光下曝晒。医务人员接触患儿前后应洗手、更换隔离衣或在流通空气中停留半小时。

（3）保护易感儿：流行期易感儿应尽量避免去公共场所。8 个月以上未患过麻疹的小儿均应接种麻疹疫苗，7 岁应进行复种。体弱易感儿接触麻疹后，应及早注射免疫血清球蛋白，可预防发病或减轻症状。

6. 健康教育

麻疹传染性强，并发症较多，应向患儿家属介绍麻疹的流行特点、病程、隔离时间、早期症状、并发症和预后，使其能积极配合隔离、消毒、治疗和护理。无并发症者可在家中隔离，指导患儿家属做好消毒隔离，讲解饮食、休息、皮肤等护理知识，以及病情观察等，防止继发感染。向患儿家属及社区人群介绍预防麻疹的措施，如保持室内空气流通、阳光充足，麻疹流行期间避免易感儿到公共场所，托幼机构应加强晨间检查，8个月以上易感儿应接种麻疹疫苗。

（胡晓霞）

任务二　水痘患儿的护理

水痘是水痘-带状疱疹病毒引起的急性出疹性传染病，临床特征为全身症状轻微，皮肤黏膜分批出现斑疹、丘疹、疱疹和结痂并存。一年四季均可发病，以冬春季多见，传染性极强。

知识链接

Reye综合征（瑞氏综合征），即急性脑病合并内脏脂肪变性综合征，是一种急性的自限性疾病。其发病机制尚不清楚，病理改变主要是弥漫性脑水肿和重度的肝脂肪变性。出现抽搐、进行性意识障碍甚至昏迷，伴有肝大，肝功能异常，病死率高。水痘患儿使用水杨酸药物有诱发本病的危险性。

水痘-带状疱疹病毒属疱疹病毒科，仅1个血清型，在体外抵抗力弱，对热、酸和各种有机溶剂敏感，不能在痂皮中存活。

传染源是水痘患者，从出疹前1～2天至疱疹结痂为止均有很强的传染性。病毒存在于患儿上呼吸道分泌物及疱疹液中，主要通过飞沫和直接接触传染。人群普遍易感。感染后可获得持久免疫，但以后可发生带状疱疹。

病毒经呼吸道进入人体，在呼吸道黏膜细胞内繁殖，侵入血液形成病毒血症在单核巨噬细胞系统内再次增殖后进入血流，引起第二次病毒血症而发病。由于病毒侵入血液往往是间歇性的，故临床表现为分批出现的皮疹。皮肤病变仅限于表皮棘状细胞层，故脱屑后不留瘢痕。

一、护理评估

1. 健康史

了解近期有无水痘的接触史，询问发病经过，如有无发热、出疹的情况包括时间、分布、顺序及性状等，观察黏膜有无破损，有无使用糖皮质激素或免疫抑制剂。询问水痘疫苗接种史、既往有无水痘史。

2. 身体状况

（1）典型水痘：潜伏期多为2周。出疹前可出现前驱症状，如低热、不适、厌食等。1天后出现皮疹，其特点：a. 皮疹按红色斑疹或丘疹、疱疹、结痂的顺序演变，愈合后多不留瘢痕。疱疹壁薄易破，大小不等，疱液先透明而后混浊，周围伴有红晕，伴明显痒感，2~3天开始干枯结痂。b. 皮疹呈向心性分布，躯干多，四肢少，这是水痘皮疹的特征之一。c. 皮疹分批出现，同一部位皮肤上可有斑疹、丘疹、疱疹和结痂同时存在，这是水痘皮疹的重要特征。d. 在口腔、咽、结膜、生殖器等处可发生黏膜疱疹，易破溃形成溃疡，疼痛明显（图17-2）。

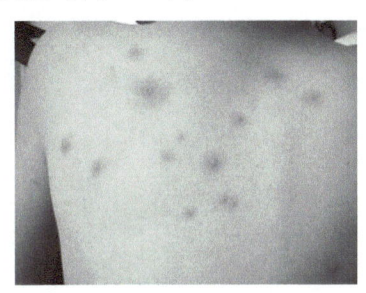

图17-2 水痘皮疹

（2）重型水痘：常发生于免疫功能低下的患儿，患儿持续高热和全身中毒症状重，皮疹分布广泛，可融合形成大疱型疱疹或出血性皮疹，可继发感染或伴血小板减少而发生暴发性紫癜，病死率高。

（3）先天性水痘：孕母早期感染水痘可导致胎儿多发性先天畸形；接近产期感染水痘者可引起新生儿水痘，病情多严重，病死率高。

（4）并发症：皮肤继发性细菌感染为最常见的并发症，如脓疱疮、丹毒、蜂窝织炎，甚至由此导致败血症等。少数可发生肺炎、心肌炎、肝炎等，其他为脑炎、Reye

综合征等。

3. 心理社会状况

水痘传染性很强，易在托幼机构中流行，需评估保育员与家长对本病的病情、隔离、消毒和护理等知识的了解程度。水痘皮疹痒感明显，影响患儿生活，患儿易烦躁、焦虑而哭闹。

4. 辅助检查

（1）血象：白细胞总数大多正常，继发细菌感染时可增高。

（2）疱疹刮片检查：可见多核巨细胞及核内包涵体。

（3）病毒分离：取水痘疱疹液、咽部分泌物或血液做病毒分离。

（4）血清学检查：血清水痘病毒特异性IgM抗体检测，有早期诊断价值；双份血清特异性IgG抗体滴度4倍以上增高有助于诊断。

5. 治疗要点

水痘是自限性疾病，一般10天左右自愈。无并发症者以对症治疗为主。抗病毒药物首选阿昔洛韦，发病2天内即开始使用效果好，此外可酌情选用干扰素。皮肤瘙痒可局部使用炉甘石洗剂及口服抗组胺药，必要时可用少量镇静剂。糖皮质激素可导致病毒播散，一般不宜用。

二、护理诊断与合作性问题

1. 皮肤黏膜完整性受损

与水痘病毒引起的皮疹及继发感染有关。

2. 体温过高

与病毒血症有关。

3. 潜在并发症

败血症、脑炎、肺炎。

4. 有传播感染的危险

与呼吸道及疱疹液排出病毒有关。

三、护理措施

1. 减轻皮肤病损，恢复皮肤完整性

室内空气新鲜，温湿度适宜，保持衣被清洁，不宜过厚，以免引起患儿不适而加重皮疹瘙痒。勤换内衣，保持皮肤清洁、干燥。剪短指甲，婴幼儿可戴并指手套，以免抓伤皮肤而继发感染或留下瘢痕。皮疹瘙痒，可设法分散患儿注意力或用温水洗浴，局部涂炉甘石洗剂或5%碳酸氢钠溶液,也可按医嘱服抗组胺药,疱疹已破溃、有继发感染者,局部用抗生素软膏,或按医嘱服抗生素控制感染。做好口腔护理,有黏膜疱疹者可用盐水漱口。

2. 降低体温

卧床休息至热退、症状减轻。中、低度发热者,不必用药物降温。如有高热可用物理降温或适量的退热剂,忌用阿司匹林,以免增加Reye综合征的危险。

3. 观察病情

水痘为自限性疾病,临床过程一般顺利,偶可引起播散性水痘,并发脑炎、肺炎,应注意观察及早发现,并给予相应的治疗及护理。

4. 预防感染传播

(1)隔离患儿:隔离至疱疹全部结痂,易感儿接触后应隔离观察3周。

(2)切断传播途径:尽量避免易感儿、孕妇与水痘患儿接触。保持室内空气新鲜,托幼机构应做好晨间检查、紫外线空气消毒。

(3)保护易感儿:水痘减毒活疫苗可有效预防易感儿发生水痘,其保护率可达85%~95%,并可持续10年以上。对正在使用大剂量糖皮质激素、免疫力低下或缺陷的患儿,接触水痘后3天内肌内注射水痘-带状疱疹免疫球蛋白,可起到预防或减轻病情的作用。

5. 健康教育

水痘传染性强,皮疹痒感明显,应向患儿家属介绍水痘隔离的重要性、隔离时间及皮肤护理要点。对社区人群进行水痘相关知识的宣教,重点应加强预防知识教育,如流行期间避免易感儿到公共场所。

(胡晓霞)

任务三 流行性腮腺炎患儿的护理

流行性腮腺炎是由腮腺炎病毒引起的急性呼吸道传染病,临床上以腮腺非化脓性肿痛为特征,可并发脑膜脑炎和胰腺炎,以5~15岁患儿较多。

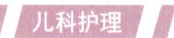

知识链接

腮腺，是3对唾液腺（腮腺、舌下腺和颌下腺）之一，是其中最大的一对。小儿得了腮腺炎后，面部肿大。腮腺位于两侧面颊近耳垂处，腮腺炎时肿大的腮腺是以耳垂为中心，向周围蔓延。

腮腺炎病毒为单股RNA病毒，属副黏病毒科，仅一个血清型。病毒存在于患者唾液、血液、尿及脑脊液中。该病毒对物理和化学因素敏感，但在低温条件下可存活较久。

本病的传染源是患者和健康带病毒者，腮腺肿大前1天到消退后3天均有传染性，主要通过空气飞沫传播，也可因唾液污染的食具和用品通过直接接触而传播。15岁以下的小儿是主要的易感者，感染后可获终生免疫，但个别抗体水平低下者亦可再次感染。一年四季均可发病，以冬春季多见。

病毒经口、鼻进入人体，在呼吸道上皮细胞内增殖，然后入血液引起病毒血症，侵入腮腺等器官，由于病毒对腺体和神经组织具有高度亲和性，可使多种腺体（腮腺、颌下腺、舌下腺、胰腺、生殖腺等）发生炎症改变，所以一旦侵犯神经系统，可导致脑膜脑炎等严重病变。病变腺体及间质组织充血水肿、淋巴细胞浸润，腺管管腔被炎性渗出物阻塞，使唾液中淀粉酶排出受阻，而经淋巴系统进入血液，使血、尿淀粉酶增高。

一、护理评估

1. 健康史

了解有无流行性腮腺炎接触史，询问发病经过，如有无发热、腮腺炎症状。询问腮腺炎疫苗接种史、既往有无腮腺炎史。

2. 身体状况

潜伏期14~25天，平均18天。大多无前驱症状，常以腮腺肿大为首发表现。通常先起于一侧，2~3天内波及对侧，也有两侧同时肿大或始终限于一侧者。肿大的腮腺以耳垂为中心向周围发展，边缘不清，表面发热不红，触之有弹性感并有压痛，1~3天内达高峰，面部一侧或双侧因肿大而变形，当张口咀嚼或吃酸性食物时胀痛加剧。在上颌第二磨牙相对应的颊黏膜处，可见红肿的腮腺管口。腮腺肿大可持续5天左右，然后逐渐消退。此外，颌下腺或舌下腺也可同时受累而肿大。病程中患儿可有不同程度的发热,亦可体温正常,可伴有发热、头痛、乏力、食欲减退等。腮腺炎病毒具有嗜腺体和嗜神经性,可使患儿并发脑膜脑炎、急性胰腺炎、睾丸炎等。

3. 心理社会状况

本病传染性强,容易在学校等集体机构中流行,需评估家长对本病的病情、隔离、消毒和护理等知识的了解程度。腮腺炎肿痛明显,影响患儿进食及外表形象的改变,患儿易产生烦躁、焦虑等情绪。

4. 辅助检查

(1)血、尿淀粉酶测定:第1周达高峰,2周左右恢复正常,90%患儿血清、尿淀粉酶增高,并与腮腺肿大一致。

(2)血清学检查:血清中腮腺炎病毒特异性IgM抗体阳性,具有早期诊断价值。

(3)病毒分离:发病早期患儿唾液、尿液、血液或脑脊液标本分离出腮腺炎病毒可确诊。

5. 治疗要点

尚无特异性疗法,以对症治疗为主。发病早期可使用利巴韦林、干扰素等抗病毒治疗。中药多用清热解毒、软坚消痈法,常用普济消毒饮加减口服和青黛散调醋局部外敷。对高热、头痛和并发睾丸炎者给予解热止痛药。睾丸肿痛可局部冷敷并用丁字带托起。对重症患儿可短期使用肾上腺糖皮质激素治疗,疗程3~5天。

二、护理诊断与合作性问题

1. 疼痛

与腮腺非化脓性炎症有关。

2. 体温过高

与病毒感染有关。

3. 潜在并发症

脑膜脑炎、睾丸炎、胰腺炎。

4. 有传播感染的危险

与病毒的排出有关。

三、护理措施

1. 减轻疼痛

保持口腔清洁,多饮水。做好口腔护理,进食后用生理盐水或4%硼酸溶液漱口,防止腮腺继发感染。根据患儿的咀嚼能力,给予易消化、清淡、富有营养的流质、半流质或软食，忌酸、辣、硬等刺激性食物。按医嘱局部冷敷或用中药外敷于肿胀处，每日1~2次，以减轻炎性充血及疼痛。

2. 维持体温正常

保持室内空气新鲜，定时测体温。发热时卧床休息至体温正常。鼓励患儿多饮水，以利于降温。高热者给予物理或药物降温。

3. 并发症的护理

（1）患儿腮腺肿胀后1周左右如出现持续高热、嗜睡、头痛、呕吐、脑膜刺激征阳性等，提示可能并发了脑膜脑炎，应立即通知医生，给予相应治疗及护理。

（2）患儿如出现高热、寒战、睾丸疼痛，随之肿胀伴剧烈触痛，提示可能并发了睾丸炎，是男孩最常见的并发症。可用丁字带托起阴囊，局部间歇冷敷以减轻疼痛。

（3）腮腺肿胀数日后患儿如出现上腹部剧痛和压痛，伴发热、寒战、反复呕吐，血清脂肪酶增高等，提示可能并发了急性胰腺炎，应立即通知医生，给予相应治疗及护理。

4. 预防感染的传播

（1）隔离患儿：隔离至腮腺肿大消退后3天。易感儿接触后应隔离观察3周。

（2）切断传播途径：保持室内空气流通，对患儿口、鼻分泌物及污染物应进行消毒。托幼机构应做好晨间检查、紫外线空气消毒。

（3）保护易感儿：易感儿可接种腮腺炎减毒活疫苗。

5. 健康教育

无并发症的患儿可在家中隔离治疗，指导患儿家属做好隔离、饮食、清洁口腔、用药等护理，注意观察病情，若有并发症表现，应及时就诊。向患儿家属及社区人群介绍预防流行性腮腺炎的措施，如保持室内空气流通、阳光充足，流行期间避免易感儿到公共场所。可接种腮腺炎减毒活疫苗，除皮下接种外，也可采用喷喉、喷鼻或气雾吸入等，同样能取得良好效果。接种麻疹-风疹-腮腺炎三联疫苗也具有良好的保护作用。

（刘志勇）

任务四　手足口病患儿的护理

案例导入

敏敏，女，3岁，因"发热、口腔、手足出疹2天"入院就诊。询问病史，最近患儿所在幼儿园有小朋友有类似表现。体格检查：体温38 ℃，一般情况好，口腔黏膜可见数个疱疹及溃疡，双手及足见散在分布的小疱疹数个。心肺检查正常。血常规白细胞$4.5×10^9$/L，中性粒细胞占35%，淋巴细胞占65%。初步诊断：手足口病。作为护士你应从哪几方面为患儿进行评估？通过评估你认为患儿存在哪些健康问题？应采取哪些护理措施？

手足口病是由多种肠道病毒引起的急性传染病，好发于小儿，以3岁以下发病率最高。临床主要表现为发热和手、足、口腔等部位的疱疹。大多数患儿症状轻微，预后良好，少数患儿可出现脑膜炎、脑炎、脑脊髓膜炎、肺水肿及循环障碍等，致死原因主要为脑干脑炎、神经源性肺水肿。手足口病常出现暴发或流行，一年四季均可发病，以夏秋季多见。

知识链接

手足口病是全球性传染病，世界大部分地区均有此病流行的报道，1957年新西兰首次报道，1958年分离出柯萨奇病毒。我国自1981年在上海始见本病，以后全国十几个省市均有报道。1983年天津发生柯萨奇病毒A组16型引起的手足口病暴发流行，1998年肠道病毒71型感染在我国台湾省引发大量手足口病和疱疹性咽峡炎，2000年5~8月山东省招远市暴发了小儿手足口病大流行。本病好发于5~10月，7月为高峰。

手足口病的病原体为肠道病毒，以柯萨奇病毒A组16型、肠道病毒71型多见，其他有脊髓灰质炎病毒、埃可病毒等。肠道病毒适合在湿热的环境中生存，不易被胃酸和胆汁灭活。该类病毒对外界有较强的抵抗力,在4℃可存活1年。因病毒结构中无脂质,故对乙醚、来苏尔、氯仿等消毒剂不敏感,但病毒不耐强碱,对紫外线及干燥敏感。高锰酸钾、漂白粉、甲醛、碘酒等能使其灭活。

本病的传染源是患者和隐性感染者,病后第1周传染性最强。病毒经粪便、唾液或口鼻分泌物排出,疱疹液中含有大量病毒,所以可经粪-口传播,也可经飞沫传播或密切接触传播。小儿普遍易感,显性感染和隐性感染后均可获得特异性免疫力,产生的中和抗体可在体内存留较长时间,对同血清型病毒产生比较牢固的免疫力,但不同血清型间少有交叉免疫。

病毒通过各种传播途径进入人体后,主要在咽部或小肠黏膜等上皮细胞和局部淋巴组织内繁殖。大多数人为隐性感染,产生特异性抗体。少数人因机体免疫力低下,病毒可侵入血液引起病毒血症,进而侵犯不同靶器官导致感染的播散。

一、护理评估

1. 健康史

了解有无手足口病接触史,询问发病经过,如有无发热、手足口等部位出疹情况。了解当地有无手足口病流行、既往有无手足口病史。

2. 身体状况

潜伏期2~10天,平均3~5天。

急性起病,体温升高多在38℃以上,在发热的同时或发热1~2天后,口腔黏膜出现散在疱疹,周围有红晕,疱疹破溃后形成溃疡,疼痛明显,常引起患儿烦躁、哭闹、流涎、拒食等。口腔疱疹1~2天后,手、足和臀部出现斑丘疹(图17-3)、疱疹,偶见于躯干,呈离心分布。疱疹周围可有炎性红晕,疱内液体较少。皮疹消退后不留瘢痕或色素沉着。病程中可伴有咳嗽、流涕、食欲减退等症状。部分患儿可无发热,仅表现为皮疹或疱疹性咽峡炎。绝大多数患儿在1周内痊愈,预后良好。

少数重症患儿(尤其是3岁以下婴幼儿)可出现脑膜炎、脑炎、脑脊髓炎、神经源性肺水肿、循环障碍等,并可致死或留有后遗症。

3. 心理社会状况

由于疾病流行和病情危重,患儿及其家属常焦虑和恐慌。评估疾病流行情况及消毒隔离措施。

4. 辅助检查

(1)血常规:白细胞计数多正常或降低,重症病例白细胞计数可明显增高。

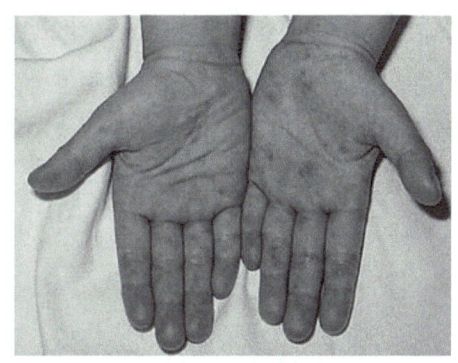

图17-3　手部斑丘疹

（2）病原学检查：鼻咽拭子、气管分泌物、疱疹液或粪便标本中肠道病毒特异性核酸阳性或分离到肠道病毒可以确诊。

（3）血清学检查：患儿血清中特异性IgM抗体阳性，或急性期与恢复期血清IgG抗体有4倍以上的升高也可诊断。

5. 治疗要点

目前无特异性治疗手段，以对症、支持疗法为主，绝大多数患者可自愈。

二、护理诊断与合作性问题

1. 体温过高

与肠道病毒感染有关。

2. 皮肤黏膜完整性受损

与病毒感染有关。

3. 潜在并发症

脑膜炎、肺水肿、呼吸衰竭、心力衰竭。

4. 有传播感染的危险

与病毒的排出有关。

三、护理措施

1. 维持体温正常

保持室内空气新鲜及适宜的温湿度，患儿多饮水、多休息。监测体温，对体温持续超过38.5 ℃者应给予物理或药物降温。

2. 保持皮肤黏膜完整性

给予富有营养、易消化的流质或半流质饮食，避免辛辣、酸、咸食物，以减少对口腔黏膜的刺激。保持口腔清洁，进食前后用温水或生理盐水漱口。已有口腔溃疡者，可用西瓜霜或锡类散涂患处，以消炎止痛及促进溃疡愈合。保持皮肤清洁，洗澡时不宜使用肥皂、沐浴液等刺激性化学用品，温水沐浴。剪短指甲，防止抓破皮疹。手、足部疱疹局部涂炉甘石洗剂或5%碳酸氢钠液，疱疹已破溃或有继发感染者局部涂抗生素软膏。

3. 密切观察病情

若患儿出现持续高热、精神萎靡或嗜睡、肢体抖动、惊厥、血压升高或降低、呼吸急促、口唇发绀、咳粉红色或血性泡沫样痰等表现时，提示脑膜炎或肺水肿等发生，应立即通知医生，并积极配合治疗及给予相应护理。

4. 预防感染的传播

将患儿安置在空气流通、温湿度适宜的隔离室内，用紫外线定时消毒病房。护理不同患儿前后均要严格消毒双手，防止交叉感染，患儿的用具、呕吐物、粪便等用含氯消毒液浸泡消毒处理。待患儿体温正常、皮疹基本消退和水疱结痂脱落后解除隔离。患儿出院后，用紫外线消毒病室，床位等室内用具用含氯消毒液擦拭。

5. 健康教育

向患儿家属介绍手足口病的流行特点、临床特征及预防措施。轻症患儿可在家中隔离治疗，教会患儿家属做好口腔护理、皮肤护理及病情观察，如有病情变化应及时就诊。目前尚无安全有效的疫苗预防，流行期间避免孩子到公共场所，并教会其养成良好的卫生习惯，勤洗手，加强体格锻炼，增强机体抵抗力。

（魏华学）

任务五　中毒型细菌性痢疾患儿的护理

中毒型细菌性痢疾简称中毒型菌痢，是急性细菌性痢疾的危重型，临床以突然高热、反复惊厥、嗜睡，迅速发生休克、昏迷和呼吸衰竭为特征，病死率高。

> **知识链接**
>
> 急性细菌性痢疾临床表现分为三型：轻型、普通型和中毒型。轻型和普通型以发热、腹痛、腹泻、黏液脓血便伴里急后重等消化道症状为主要表现，轻型症状较轻。而中毒型消化道症状常不明显甚至无腹痛腹泻，病情凶险，必须及时抢救。

病原菌为痢疾杆菌，属肠杆菌的志贺菌属，为革兰阴性杆菌。痢疾杆菌对外界抵抗力较强，耐寒、耐湿，但不耐热和阳光，对一般消毒剂敏感。

传染源主要为患者及带菌者。传播途径主要是粪-口传播，病原菌随患者粪便排出，污染食物、水、生活用品，或通过苍蝇、蟑螂污染食物，经口使人感染。人群普遍易感，中毒型菌痢多见于2~7岁体格健壮的小儿，感染所获得的免疫力短暂，且不同菌群及血清型间无交叉免疫，故可再次感染。全年均可发病，但多见于夏秋季节。

痢疾杆菌内毒素经肠壁吸收入血后，引起发热、毒血症及急性微循环障碍，多脏器的微血管痉挛及通透性增高，迅速出现休克、DIC、脑水肿等。

一、护理评估

1. 健康史

注意患儿年龄及发病季节，平时健康状况，居住地卫生条件。询问有无不洁饮食史、痢疾接触史及发病经过，如有无高热、黏液脓血便、惊厥及生命体征改变。

2. 身体状况

潜伏期1~2天，短者数小时。起病急，发展快，体温可高达40 ℃以上（少数不高），并迅速发生休克、呼吸衰竭或昏迷，而肠道症状多不明显。也可由急性菌痢普通型发展为中毒型菌痢。根据主要表现可分为四型。

（1）休克型（皮肤、内脏微循环衰竭型）：主要表现为感染性休克，早期患儿面色苍白，肢端湿冷，呼吸、心率代偿性增快，血压正常或偏低。随病情进展，出现神志不清、面色青灰、四肢厥冷、皮肤花纹、血压下降、心音低钝、脉细弱、少尿或无尿，后期可伴心、肺、肾等多系统功能衰竭。

（2）脑型（脑微循环障碍型）：早期有嗜睡、头痛、呕吐、血压升高等表现，心率相对缓慢。随病情进展很快进入昏迷、频繁或持续惊厥。严重者瞳孔大小不等、对光反应消失，呼吸节律不齐，甚至呼吸停止。此型较严重，病死率高。

（3）肺型（肺微循环障碍型），又称呼吸窘迫综合征：常在中毒型菌痢脑型或休克型基础上发展而来，病情危重，病死率高。

（4）混合型：以上两型或三型同时或先后出现，是最为凶险的一种，病死率很高。

3. 心理社会状况

本病病情凶险，治疗不及时患儿很快死亡。评估患儿家属有无焦虑、恐惧心理，对隔离、消毒等卫生知识和病情的了解程度，家庭的饮食卫生习惯等。

4. 辅助检查

（1）血常规：白细胞总数增高，以中性粒细胞为主，并可见核左移。

（2）大便常规：有黏液脓血便的患儿，镜检可见成堆脓细胞、红细胞和吞噬细胞。可疑病例而未排便者，可用生理盐水灌肠取粪便做检查，必要时复查。

（3）大便培养：可分离出痢疾杆菌。

（4）特异性核酸检测：采用核酸杂交或聚合酶链反应可直接检查粪便中痢疾杆菌核酸，具有灵敏度高、特异性强、快捷简便等优点。

5. 治疗要点

（1）降温止惊：高热时采用物理降温、药物降温或采用亚冬眠疗法。惊厥者可用地西泮或水合氯醛止惊。

（2）抗生素治疗：选用两种敏感抗生素，如阿米卡星、头孢噻肟钠或头孢曲松钠等静脉给药，病情好转后改口服，疗程不短于5~7天。

（3）防治休克：扩充血容量，纠正酸中毒，根据病情选用血管活性药以改善微循环，及早使用糖皮质激素。

（4）防治脑水肿和呼吸衰竭：首选20%甘露醇降低颅内压，或与利尿剂交替使用，可短期静脉推注地塞米松。出现呼吸衰竭应保持呼吸道通畅、给氧，及时使用呼吸机。

二、护理诊断与合作性问题

1. 体温过高

与痢疾杆菌的毒素作用有关。

2. 组织灌注量不足

与微循环障碍有关。

3. 潜在并发症

脑水肿、呼吸衰竭。

4. 有传播感染的危险

与病原菌排出有关。

三、护理措施

1. 维持体温、控制惊厥

保持病室空气流通新鲜，温湿度适宜。监测体温变化，高热时可采用温水浴、乙醇擦浴、冰袋冷敷或冷盐水灌肠等物理降温，必要时按医嘱药物降温或采用亚冬眠疗法，以防惊厥致脑缺氧、脑水肿加重。

2. 维持有效血液循环

患儿取平卧位，注意保暖。密切监测生命体征、神志、面色、肢体温度、尿量等变化。迅速建立静脉通道，保证输液通畅，注意输液速度。按医嘱进行抗休克治疗。

3. 密切观察病情

保持病室安静，减少刺激。按医嘱正确给予脱水剂、利尿剂、镇静剂等。保持呼吸道通畅，给予吸氧，做好人工呼吸、气管插管、气管切开的准备工作，必要时按医嘱使用呼吸机治疗。

4. 预防感染传播

将患儿置于隔离病房并做好消化道隔离标记，隔离至临床症状消失后1周或2次大便培养阴性。医护人员操作前后均应严格洗手，患儿食具需煮沸消毒15分钟，粪便用1%含氯石灰澄清液浸泡消毒后再处理，尿布需用沸水浸泡后再洗。

5. 健康教育

教会患儿家属对患儿排泄物、便器、尿布、用物进行消毒处理的方法，并向其说明消毒隔离的重要性，以取得配合。对小儿及其家属进行卫生教育，如饭前便后要洗手，不饮生水，不吃不洁变质的食物，不随地大小便等，以提高其防病意识。

（闫桂秀）

任务六 结核病患儿的护理

一、概述

结核病是由结核分枝杆菌引起的慢性传染性疾病。全身各脏器均可受累,但以肺结核最为常见。近年来,结核病的发病率有上升趋势,多药耐药性结核菌株(MDR-TB)的产生,已成为防治结核病的严重问题。

知识链接

遗传因素与本病的发生有一定的关系,单卵双胎儿结核病的一致性明显高于双卵双胎儿;亚洲人种(主要为菲律宾)发病率最高,白种人最低;身材瘦长者较矮胖者易感。另外,经研究发现组织相容性抗原(HLA)与结核病密切相关,特别是有HLA-BW 35抗原者,发生结核病的危险性比一般小儿高7倍。

(一)病因

结核分枝杆菌属分枝杆菌,为革兰染色阳性,需氧菌,具有抗酸性。结核分枝杆菌有四型:人型、牛型、鸟型和鼠型,人型和牛型对人类致病,其中人型是人类结核病的主要病原体。结核分枝杆菌的抵抗力较强,在外界环境中可长期存活并保持致病力,痰液中的结核分枝杆菌用5%苯酚(石炭酸)或20%漂白粉须经24小时处理才能被杀灭。

(二)流行病学

传染源主要是开放性肺结核患者。传播途径主要是呼吸道,小儿吸入带结核菌的飞沫或尘埃后即可引起感染,形成肺部原发病灶。少数通过消化道、经皮肤或胎盘传染者少见。生活贫困、居住拥挤、营养不良、社会经济落后等是人群结核病高发的原因。卡介苗的接种,大大降低了小儿结核病的发病率和死亡率。

(三)发病机制

小儿初次接触结核菌后是否发展为结核病,主要与机体的免疫力、细菌的数量和毒力有关,尤其与细胞免疫力强弱相关。机体在感染结核菌4~8周后,在产生免疫力的同时也产生变态反应,均为致敏T细胞介导的,是同一细胞免疫过程中的两种不同表现。

感染结核菌后机体可获得免疫力，90%可终生不发病；5%因免疫力低下当即发病，为原发性肺结核；另5%仅于日后机体免疫力降低时才发病，为继发性肺结核。此外初染结核菌除潜匿于胸部淋巴结外，亦可随感染初期菌血症转到其他脏器，并长期潜伏，成为肺外结核发病的来源。

（四）辅助检查

1. 结核菌素试验

小儿受结核感染4~8周后，做结核菌素试验即呈阳性反应，属于迟发型变态反应。

（1）试验方法：皮内注射0.1 mL（含5个结核菌素单位）结核菌纯蛋白衍生物（PPD），在左前臂掌侧中下1/3交界处，使之形成6~10 mm的皮丘。若有明显结核接触史或结核过敏现象，如结节性红斑、疱疹性结膜炎等，宜用1个结核菌素单位的PPD试验，防止局部过度反应或可能的病灶反应。

（2）结果判断：注射后48~72小时，一般以72小时为准观察反应结果。测定局部硬结的毫米数来表示，取横、纵径两者的平均值来判断其反应的强度。硬结平均直径<5 mm为阴性（-），5~9 mm为阳性（+），10~19 mm为中度阳性（++），≥20 mm为强阳性（+++），除硬结外还有水疱、破溃等为极强阳性（++++）。记录时均应标记所测硬结直径的实际数值。

（3）临床意义：

①阳性反应：a. 接种卡介苗后，一般为弱阳性反应，硬结不超过（++），且反应时间也短；b. 年长儿无明显临床症状，而仅呈一般阳性反应者，表示曾感染过结核分枝杆菌，但不一定有活动性病灶；c. 婴幼儿尤其是1岁以内未接种卡介苗者，表示体内有新的结核病灶，年龄愈小，活动性结核的可能性愈大；d. 强阳性反应者，表示体内有活动性结核病；e. 由阴性反应转为阳性，或反应强度由原来<10 mm增至>10 mm，且增幅>6 mm，表示新近有感染。

②阴性反应：a. 未感染过结核；b. 刚接种过卡介苗或初次感染后4~8周内，机体尚未产生变态反应；c. 假阴性反应，由机体免疫功能低下或受抑制所致，如重症结核病、急性传染病（麻疹、水痘、百日咳等）、重度营养不良、免疫缺陷病、糖皮质激素或其他免疫抑制剂治疗期间等；d. 结核菌素失效或技术误差。

2. 实验室检查

（1）结核分枝杆菌检查：从痰液、胃液、支气管灌洗液、脑脊液、病变局部穿刺液中找到结核菌是重要的确诊方法。

（2）分子生物学检查和免疫学检查：用DNA探针、聚合酶链反应（PCR）快速检测结核分枝杆菌的核酸物质。用酶联免疫吸附试验（ELISA）检测患者血清、浆膜腔液、脑脊液等的抗结核分枝杆菌抗体。

（3）血沉：血沉增快为结核活动性指标之一，但无特异性。

3. 影像学检查

胸部X线检查是筛查小儿结核病的重要手段之一，可确定结核病灶的部位、范围、性质及病灶进展情况，重复检查可观察治疗效果。必要时可做胸部CT检查。

4. 其他

必要时可进行纤维支气管镜、周围淋巴结穿刺液检查、肺穿刺活检或胸腔镜取肺活检等。

（五）预防

1. 管理传染源

开放性肺结核患者是小儿结核病的主要传染源，早期发现及合理治疗结核菌涂片阳性患者，是预防小儿结核病的根本措施。

2. 普及卡介苗接种

卡介苗接种是预防小儿结核病的有效措施，可降低结核病发病率和死亡率。我国计划免疫要求在全国城乡普及新生儿卡介苗接种。

下列情况禁止接种卡介苗：a. 先天性胸腺发育不全或严重联合免疫缺陷病患者；b. 急性传染病恢复期；c. 注射局部有湿疹或患全身性皮肤病；d. 结核菌素试验阳性。

3. 药物预防

（1）目的：预防小儿活动性肺结核，预防肺外结核病及预防青春期结核病复发。

（2）适应证：a. 密切接触家庭内开放性肺结核者；b. 结核菌素试验新近由阴性转为阳性的自然感染者；c. 3岁以内未接种卡介苗而结核菌素试验阳性者；d. 结核菌素试验阳性伴有结核中毒症状者；e. 结核菌素试验阳性小儿需较长期使用糖皮质激素或其他免疫抑制剂者；f. 结核菌素试验阳性，新患麻疹、百日咳等急性传染病者。

（3）方法：异烟肼每日10 mg/kg（≤300 mg/d），疗程6~9个月；或异烟肼每日10 mg/kg（≤300 mg/d）联合利福平每日10 mg/kg（≤300 mg/d），疗程3个月。

（六）治疗

主要是抗结核药物治疗，包含化学合成药和抗结核抗生素，经合理组合，按规定方法和疗程对结核病进行治疗，称为结核病的现代化学疗法（简称化疗）。目的：杀灭病灶中的结核菌，防止血行播散。用药原则：早期、规律、联合、适量、全程、分段。

1. 常用的抗结核药

(1) 杀菌药：全杀菌药，如异烟肼、利福平；半杀菌药，如链霉素、吡嗪酰胺。

(2) 抑菌药：如乙胺丁醇、乙硫异烟胺、卡那霉素。

2. 针对耐药菌株的新型抗结核药

(1) 老药的复合剂型：如利福平和异烟肼合剂。

(2) 老药的衍生物：如利福喷汀。

(3) 新的化学制剂：如帕司烟肼（力克菲蕨）。

3. 抗结核药的使用

见表17-2。

表17-2 抗结核药物使用

药物	每日剂量/（mg/kg）	给药途径	主要副作用
异烟肼（INH或H）	10（≤300 mg/d）	口服（可肌内注射、静脉滴注）	肝毒性、末梢神经炎、过敏、皮疹及发热
利福平（RFP或R）	10（≤450 mg/d）	口服	肝毒性、恶心、呕吐及流感样症状
链霉素（SM或S）	20～30（≤750 mg/d）	肌内注射	第Ⅷ对脑神经损害、肾毒性、过敏、皮疹及发热
吡嗪酰胺（PZA或Z）	20～30（≤750 mg/d）	口服	肝毒性、高尿酸血症、关节痛、过敏及发热
乙胺丁醇（EMB或E）	15～25	口服	皮疹、视神经炎
卡那霉素	15～20	肌内注射	肾毒性、第Ⅷ对脑神经损害
乙硫异烟胺（ETH）	10～15	口服	胃肠道反应、肝毒性、末梢神经炎、过敏、皮疹及发热

4. 抗结核治疗方案

(1) 标准疗法：用于无明显症状的原发性肺结核。每日服用INH、RFP和（或）EMB，疗程9～12个月。

(2) 两阶段疗法：用于活动性原发性肺结核、急性血行播散型肺结核及结核性脑膜炎。a. 强化阶段：联用3～4种杀菌药，目的是迅速杀灭敏感菌、生长繁殖活跃的细菌及代谢低下的细菌，防止或减少耐药菌株的产生。长程疗法时一般需3～4个月，短程疗法时一般为2个月。b. 巩固阶段：联用2种抗结核药，目的是杀灭持续存在的细菌以巩固疗效，防止复发。长程疗法时可长达12～18个月，短程疗法时一般为4个月。

(3) 短程疗法：为结核病现代疗法的重大进展，可选用以下一种6个月短程化疗方案：2HRZ/4HR，2SHRZ/4HR，2EHRZ/4HR（数字为月数）。若无PZA则将疗程延长至 9 个月。

二、原发性肺结核

> **案例导入**
>
> 程程，女，6岁，因"低热、干咳2周"入院就诊。患儿于2周前无明显诱因出现午后低热，体温在38℃左右，并伴有干咳，无痰，入睡后易出汗。其母亲有肺结核史，患儿未接种卡介苗。体格检查：体温38℃，呼吸20次/分，脉搏90次/分，血压90/60 mmHg，一般情况可，心肺检查（-）。胸部X线检查右肺可见哑铃状双极影。结核菌素试验呈强阳性。初步诊断：原发复合征。作为护士你应从哪几方面为患儿进行评估？通过评估你认为患儿存在哪些健康问题？应采取哪些护理措施？

原发性肺结核是结核分枝杆菌初次侵入肺部后发生的原发感染，是小儿肺结核的主要类型，占小儿各型肺结核总数的85.3%，包括原发复合征和支气管淋巴结结核。原发复合征由肺部原发病灶、局部淋巴结病变和两者相连的淋巴管炎组成；支气管淋巴结结核以胸腔内肿大的淋巴结为主，而肺部原发病灶较小或已经吸收。两者除X线表现不同外，在临床上很难区别，故两者并为一型，即原发性肺结核。

结核菌经呼吸道进入体内，在肺部形成原发病灶。原发病灶多位于右侧，肺上叶的底部和下叶的上部，近胸膜处。基本病变为渗出、增殖、坏死。渗出性病变以炎症细胞、单核细胞和纤维蛋白为主要成分；增殖性改变以结核结节及结核性肉芽肿为主；坏死的特征性改变为干酪样改变，常出现于渗出性病变中。结核性炎症的主要特征是上皮样细胞结节和朗格汉斯细胞。

本病转归最常见为吸收、钙化或形成硬结，少数可继续进展形成空洞、干酪性肺炎、支气管内膜结核及结核性胸膜炎等，甚至恶化，经血行播散导致急性血行播散型肺结核或全身粟粒型结核病。

（一）护理评估

1. 健康史

了解有无与开放性肺结核患者的密切接触史，询问是否接种过卡介苗，患儿平素健康状况，有无营养不良，近期是否患过其他急性传染病，如麻疹、百日咳等。

2. 身体状况

临床症状轻重不一。轻者可无症状，年长儿一般起病缓慢，可有低热、盗汗、消瘦、食欲减退、疲乏等结核中毒症状。婴幼儿及重者起病急，可突发高热，达39℃以上，持续2~3周后转为低热，并伴干咳及结核中毒症状。当胸内淋巴结高度肿大时可产生压迫症状，出现类似百日咳样痉挛性咳嗽、喘鸣、声音嘶哑、胸部静脉怒张等。部分高度过敏状态小儿可出现疱疹性结膜炎、皮肤结节性红斑及一过性多发性关节炎。

体格检查可见周围淋巴结不同程度肿大。肺部体征不明显，如病灶较大，叩诊呈浊音，听诊呼吸音减低或有少许干湿啰音。婴儿可伴肝大。

3. 心理社会状况

了解患儿及其家属的心理状态，评估患儿家属对病情、隔离方法、服药等知识的了解程度，以及家庭的经济承受能力及社会支持系统。

4. 辅助检查

（1）胸部X片检查：原发复合征呈典型哑铃状双极影，但现已少见；支气管淋巴结结核最为常见，表现为肺门区有圆形或椭圆形阴影，边缘模糊者称炎症型，边缘清晰者称结节型。

（2）结核菌素试验：呈强阳性或由阴性转为阳性。

（3）结核菌检查：痰液或胃液中可查到结核菌。

5. 治疗要点

无明显症状者选用标准疗法；活动性原发性肺结核者宜采用直接督导下短程疗法，常用方案为2HRZ/4HR。

（二）护理诊断与合作性问题

1. 营养失调，低于机体需要量

与疾病消耗、食欲减退有关。

2. 活动无耐力

与结核菌感染有关。

3. 有传播感染的危险

与结核菌的排出有关。

（三）护理措施

1. 保证营养供给

肺结核是一种消耗性疾病，加强营养特别重要。应给予高能量、高蛋白、高维生素、富含钙质的饮食，如牛奶、鸡蛋、瘦肉、鱼、豆腐、新鲜水果、蔬菜等，以增强抵抗力，促进机体修复和病灶愈合。指导患儿家属为其制定食谱，尽量提供患儿喜爱的食物及烹饪方法，以增进患儿食欲。

2. 建立合理的生活制度

保持室内空气流通，阳光充足。可做适当的室内外活动，呼吸新鲜空气，增强抵抗力。保证充足的睡眠时间，减少体力消耗，促进体力恢复。

3. 预防感染的传播

结核病活动期患儿应实行呼吸道隔离，对患儿呼吸道分泌物、痰杯、餐具等进行消毒处理。避免与其他传染病患儿接触，以免加重病情。

4. 健康教育

（1）向患儿及其家属介绍肺结核的病因、传播途径和消毒隔离措施。指导患儿家属对居室、患儿用物进行消毒处理；结核病患儿出汗多，尤其是夜间，应保持皮肤清洁，及时更换汗湿衣服。

（2）向患儿家属说明应用抗结核药是治愈肺结核的关键，应坚持全程规律服药，避免随意停药；指导其注意观察药物的副作用，发现不良反应需及时就诊。注意定期复查，以了解疗效及药物使用情况，便于根据病情调整治疗方案。

（3）向患儿家属介绍预防结核病的相关知识，如加强体格锻炼，按时接种卡介苗，饮用经严格消毒的牛奶，避免与开放性结核病患者接触，预防各种传染性疾病、营养不良等。

三、结核性脑膜炎

案例导入

明明，男，3岁，因"低热2周，头痛、呕吐、惊厥半天"入院就诊。患儿未接种过卡介苗，其父亲有肺结核史。体格检查：体温38 ℃，神志清，精神萎靡，颈有抵抗，心肺正常，凯尔尼格征（+），布鲁津斯基征（+），巴宾斯基征（±）。实验室检查：脑脊液外观毛玻璃样，白细胞$100×10^6$/L，淋巴细胞0.68，蛋白2.5 g/L，糖2.1 mmol/L，涂片薄膜找到结核分枝杆菌。诊断：结核性脑膜炎。作为护士你应从哪几方面为患儿进行评估？通过评估你认为患儿存在哪些健康问题？应采取哪些护理措施？

结核性脑膜炎简称结脑，是结核分枝杆菌侵犯脑膜所引起的炎症，为小儿结核病中最严重的类型，也是小儿结核病致死的主要原因。多在结核原发感染后1年内发生，尤其在初次感染结核3~6个月内最易发生。多见于3岁内的婴幼儿，约占60%。

结脑常为全身性粟粒性结核病的一部分，通过血行播散而来。婴幼儿中枢神经系统发育不成熟、血脑脊液屏障功能不完善、免疫功能低下与本病的发生密切相关。少数亦可由脑实质或脑膜的结核病灶破溃，结核菌进入蛛网膜下隙及脑脊液中所致。偶见颅骨、脊椎或中耳与乳突的结核病灶直接蔓延侵犯脑膜。

脑膜出现结核性炎症反应，大量炎性渗出物受重力作用，积聚在脑底部，包围挤压脑神经引起损害；渗出物若机化、粘连可使脑脊液循环受阻导致脑水肿。脑部血管早期主要为急性动脉炎，后期发生栓塞性动脉内膜炎，严重者引起脑组织梗死、缺血、软化而致偏瘫。炎症也可累及脊髓，导致相应症状。

（一）护理评估

1. 健康史

了解有无结核病接触史，询问是否接种过卡介苗，有无结核病史，是否正规治疗过，近期有无急性传染病史，有无性格改变、呕吐、消瘦等结脑早期表现。

2. 身体状况

典型结脑起病多较缓慢，临床可分为三期。

（1）早期（前驱期）：1~2周，主要症状为性格改变，如少言、懒动、易倦、烦躁、易怒等。同时可有发热、食欲减退、盗汗、消瘦、呕吐、便秘等，年长儿可诉轻微头痛。

（2）中期（脑膜刺激期）：1~2周，由于颅内压增高，患儿出现剧烈头痛、喷射性呕吐、嗜睡或烦躁不安、惊厥等，出现明显脑膜刺激征（颈项强直，凯尔尼格征、布鲁津斯基征阳性）。幼婴则表现为前囟隆起、颅缝裂开。此期可出现脑神经障碍，最常见为面神经麻痹，其次为动眼神经和外展神经麻痹。部分患儿出现定向、运动及（或）语言障碍等脑炎表现。

（3）晚期（昏迷期）：1~3周，以上症状逐渐加重，意识从蒙眬、半昏迷进入昏迷，惊厥频繁发作。患儿极度消瘦，呈舟状腹，常出现水、电解质代谢紊乱，最终可因颅内压急剧增高引起脑疝导致呼吸及循环中枢麻痹而死亡。

3. 心理社会状况

评估患儿家属家长对本病病情、预后及服药等知识的了解程度及患儿家庭经济承受能力。

4. 辅助检查

（1）脑脊液检查：对本病的诊断极为重要。脑脊液压力增高，外观透明或呈毛玻璃状，脑脊液静置12~24小时后，可有蜘蛛网状薄膜形成，取之涂片做抗酸染色，结核分枝杆菌检出率较高。白细胞增高，一般在（50~500）×10⁶/L，分类以淋巴细胞为主，蛋白含量增高，糖和氯化物含量均降低是结脑的典型改变。脑脊液结核菌培养或涂片查到结核菌可确诊，也可对脑脊液进行结核菌抗原检测和抗结核抗体测定，其结果有助于结脑的诊断。

（2）结核菌素试验：阳性对诊断有帮助，但高达50%的患儿可呈阴性反应。

（3）胸部X线、CT扫描或磁共振检查

约85%结脑患儿的胸片有结核病改变，其中90%为活动性病变，呈血行播散型肺结核者占48%。胸片证明有血行播散性结核病对确诊结脑很有意义。

（4）眼底检查：如发现脉络膜上有粟粒状结核结节对确诊结脑很有意义。

5. 治疗要点

主要有抗结核治疗、降低颅内高压和应用糖皮质激素。

（1）抗结核治疗：联用易透过血脑脊液屏障的抗结核杀菌药物，分阶段治疗。a. 强化阶段联用INH、RFP、PZA及SM，疗程3~4个月；b. 巩固阶段继续用INH、RFP或EMB 9~12个月。总疗程不少于12个月或脑脊液恢复正常后继续治疗6个月。

（2）降低颅内高压：常用脱水剂如20%甘露醇；利尿剂如乙酰唑胺，一般于停用甘露醇前1~2天使用。视病情可行侧脑室穿刺引流、腰椎穿刺减压及鞘内注药、分流手术等。

（3）应用糖皮质激素：能抑制炎症渗出从而降低颅内压，并可减少粘连，防止或减轻脑积水的发生。早期使用效果好，一般使用泼尼松，疗程8~12周。

（二）护理诊断与合作性问题

1. 潜在并发症

颅内压增高。

2. 营养失调，低于机体需要量

与呕吐、消耗增多及摄入不足有关。

3. 有皮肤完整性受损的危险

与长期卧床、排泄物刺激有关。

4. 有传播感染的危险

与结核菌的排出有关。

5. 焦虑

与病情重、病程长及预后差有关。

（三）护理措施

1. 密切观察病情变化

（1）密切观察患儿生命体征、神志、双侧瞳孔大小及对光反射等，早期发现颅内高压或脑疝，积极采取抢救措施。

（2）患儿绝对卧床休息，取头肩部抬高侧卧体位。保持室内安静，避免一切不必要的刺激，治疗及护理操作尽量集中进行。

（3）保持呼吸道通畅，惊厥时防止舌咬伤。

（4）遵医嘱给予药物，注意观察药物疗效及副作用。配合医生行腰椎穿刺术、侧脑室引流术，做好术前准备及术后护理，如腰椎穿刺术后应去枕平卧4~6小时。

2. 改善患儿营养

保证足够的能量、蛋白质及维生素，保持水、电解质平衡，少量多餐，耐心喂养。对昏迷不能进食者，可鼻饲或静脉营养。

3. 保持皮肤黏膜完整性

及时清除呕吐物及大小便，保持皮肤清洁干燥，床铺整洁。对昏迷及瘫痪者，每2小时翻身、拍背1次，骨突处垫气圈或软垫，以防压疮和坠积性肺炎。对昏迷眼睑不能闭合者，可涂眼膏并用纱布覆盖，以保护角膜。每日口腔护理2~3次，以免口腔不洁诱发细菌感染。

4. 预防感染的传播

对伴有肺部结核病灶的患儿，应采取呼吸道隔离措施。

5. 心理护理

主动关心体贴患儿及其家属，加强沟通，了解其心理需求，给予耐心解释和心理上的支持。及时解除患儿的不适，帮助患儿及其家属克服焦虑，保持情绪稳定。

6. 健康教育

（1）强调出院后坚持全程、合理服药，指导患儿家属做好病情及药物毒副作用的观察，定期门诊复查。

（2）指导患儿家属为患儿制定合理的生活制度，保证充足的休息时间，适当地进行户外活动，合理饮食，加强营养。

（3）继续做好预防隔离，避免与开放性肺结核患者接触，以防重复感染。积极预防和治疗各种急性传染病。

（4）对留有后遗症的患儿，指导患儿家属对瘫痪肢体进行理疗、被动活动等功能锻炼，促进肢体功能恢复，防止肌挛缩。对失语和智力低下者，进行语言训练和适当教育，促进患儿康复。

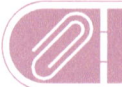 项目小结

本项目主要讲解小儿常见的病毒感染性传染病和结核病。麻疹是传染性极强的呼吸道传染病，全身皮肤出现红色斑丘疹，但要注意和其他出疹性传染病鉴别，如风疹、幼儿急疹等。小儿最常见的结核病是原发性肺结核，感染后常波及淋巴系统，引起淋巴结肿大，多数预后良好，以钙化的形式痊愈，但少数可发生血型播散，引起血行播散型肺结核和结核性脑膜炎，也有的结核分枝杆菌潜伏成为成人发生继发性结核病的根源。护理传染病患儿应严格遵守消毒隔离的原则，预防疾病的传播，并做好健康教育工作，做好预防接种，保护易感小儿。

（闫桂秀）

 目标检测

1. 下列表现中对麻疹具有早期诊断意义的是（　　）。

A. 发热 B. 麻疹黏膜斑

C. 典型皮疹 D. 淋巴结肿大

E. 血清中检测到麻疹IgG抗体

2. 麻疹最常见的并发症是（　　）。

A. 喉炎 B. 脑炎

C. 结核 D. 肺炎

E. 心肌炎

3. 一般麻疹患儿的隔离时间是（　　）。

A. 出疹后3天 B. 出疹后5天

C. 出疹后10天 D. 出疹后20天

E. 出疹后1个月

4. 典型麻疹出疹的顺序是（　　）。

A. 四肢—躯干—面部—颈部—手足掌

B. 躯干—面颈—耳后发际—四肢—手足掌

C. 耳后发际—面颈—躯干—四肢—手足掌

D. 手足掌—四肢—躯干—面颈

E. 躯干—面颈—手足掌—四肢—耳后发际

5. 患儿被诊断为麻疹，护士做健康教育时，错误的指导是（　　）。

A. 多饮开水　　　　　　　　　B. 剪短指甲，防止抓伤皮肤

C. 病房通风换气进行空气消毒　　D. 及时清除鼻痂，保持呼吸道通畅

E. 发热时应用物理或药物方法为患儿迅速降温

6. 水痘患儿禁止使用的药物是（　　）。

A. 阿昔洛韦　　　　　　　　　B. 甲紫

C. 丙种球蛋白　　　　　　　　D. 肾上腺糖皮质激素

E. 退热剂

7. 水痘皮疹的特点是（　　）。

A. 无痒感　　　　　　　　　　B. 分批出现

C. 呈离心分布　　　　　　　　D. 皮疹无变化

E. 不出现在口腔、生殖器等处

8. 患儿，女，2岁，诊断为水痘，因皮疹痒，哭闹不安，护士给予家长正确的指导是（　　）。

A. 局部涂2%碘酊　　　　　　　B. 局部涂液状石蜡

C. 局部涂地塞米松霜　　　　　D. 局部涂炉甘石洗剂

E. 局部涂金霉素鱼肝油

9. 流行性腮腺炎患儿隔离的时间为腮肿消退后（　　）。

A. 1天　　　　　　　　　　　　B. 2天

C. 3天　　　　　　　　　　　　D. 4天

E. 5天

（10、11题共用题干）患儿，男，6岁。发热伴右耳下疼痛3天，腹痛半天入院，查体：体温40 ℃，右腮腺肿胀压痛明显，上腹压痛，无反跳痛。

10. 护士考虑该患儿可能是（　　）。

A. 腮腺炎并发脑膜炎　　　　　B. 腮腺炎并发胰腺炎

C. 腮腺炎并发睾丸炎　　　　　D. 腮腺炎并发卵巢炎

E. 腮腺炎并发胃肠炎

11. 为进一步诊断应立即协助医生做的检查是（　　）。

A. 尿常规
B. 血常规
C. 血、尿淀粉酶
D. 粪常规
E. 脑脊液

12. 小儿中毒型菌痢全身症状重，肠道反应轻，诊断困难，确诊该病最直接的证据是（　　）。

A. 黏液脓血便
B. 有相关接触史
C. 血常规白细胞升高
D. 大便标本培养出痢疾杆菌
E. 大便镜检可见大量细胞

13. 中毒型菌痢多见于（　　）。

A. 新生儿
B. 婴幼儿
C. 2～7岁
D. 8～12岁
E. 成人

14. 下列（　　）不是中毒型菌痢的早期表现。

A. 突起高热
B. 反复惊厥
C. 嗜睡
D. 面色苍白
E. 腹泻水样便

15. 结核菌素试验强阳性结果应为（　　）。

A. 红晕直径≥15 mm
B. 硬结直径≥20 mm
C. 硬结直径≥10 mm
D. 硬结直径≥12 mm
E. 红晕直径≥20 mm

16. 有关结核菌素的试验方法，下列说法正确的是（　　）。

A. 常用PPD 1 mL
B. 在右前臂掌侧中上1/3交界处皮内注射
C. 在左前臂掌侧中下1/3交界处皮下注射
D. 在左前臂掌侧中下1/3交界处皮内注射
E. 注射后24～48小时观察反应结果

17. 下列不属于结核病治疗原则的是（　　）。

A. 早期
B. 大量
C. 联合
D. 规律
E. 全程

18. 女孩，5岁，患有原发性肺结核，其病理转归最常见的是（　　）。

A. 吸收、钙化或硬结形成
B. 原发病灶扩大、产生空洞
C. 血行播散
D. 发展为结核性胸膜炎
E. 导致支气管内膜结核

19. 小儿肺结核原发复合征的X线胸片呈（　　）。

A. 钙化点　　　　　　　　　　B. 空洞形成

C. 弥漫性粟粒状阴影　　　　　D. 哑铃状双极影

E. 肺大片实变

20. 诊断结核性脑膜炎最可靠的依据是（　　）。

A. 结核中毒症状　　　　　　　B. 结核菌素试验强阳性

C. 脑脊液细胞计数和生化检查　D. 脑脊液中找到结核菌

E. 胸片X线检查

21. 小儿结核病致死的主要原因是（　　）。

A. 原发性肺结核　　　　　　　B. 结核性脑膜炎

C. 纤维空洞型肺结核　　　　　D. 急性血行播散型肺结核

E. 结核性胸膜炎

项目十八 急症患儿的护理

学习目标

知识目标

熟悉惊厥、呼吸衰竭、心力衰竭、急性颅内压增高的概念、病因及急救原则。掌握上述急症的护理评估要点、主要护理诊断及合作性问题、护理措施。

技能目标

能运用护理程序对惊厥、呼吸衰竭、心力衰竭、急性颅内压增高患儿进行整体护理。能进行健康教育。

任务一 小儿惊厥的护理

案例导入

强强，男，3岁2个月，因"咳嗽2天，发热1天，抽搐1次"入院。2天前患儿开始咳嗽，次日体温达39℃，抽搐1次，该病表现为全身抽搐，持续1~2分钟，急诊入院。既往有类似疾病发作史2次。入院查体：T 38.6 ℃，BP 115/85 mmHg，体重17 kg，咽充血，双肺呼吸音对称，可闻及痰鸣音，心音稍钝，律齐，肝肋下1.5 cm，质中，脾未及。神经系统查体阴性。实验室检查：血钠135 mmol/L，血糖及血常规正常。初步诊断：上呼吸道感染，热性惊厥。作为护士你应从哪几方面为患儿进行评估？通过评估你认为患儿存在哪些健康问题？应采取哪些护理措施？

惊厥是儿科临床常见的急症，尤以婴幼儿多见。小儿发生率为4%~6%，是成人的10~15倍。该病表现为全身或局部骨骼肌群突然发生不自主收缩，常伴意识障碍，反复发作可引起脑组织缺氧性损害。

知识链接

关于热性惊厥的概念：在我国，曾一度将热性惊厥称为高热惊厥，1999年第九届全国小儿神经外科学术会议将高热惊厥正式更名为热性惊厥，目前全国自然科学名词审定委员会公布的医学名词也已经将该病称为热性惊厥。

小儿惊厥按其病因可分为感染性和非感染性疾病。前者包括各种细菌、病毒、原虫、寄生虫、真菌等引起的脑膜炎、脑炎、脑脓肿等颅内感染和各种颅外感染，如热性惊厥、败血症、肺炎、细菌性痢疾或其他传染病等引起的中毒性脑病和破伤风等，其中热性惊厥在婴幼儿最为常见；后者包括颅内疾病（如肿瘤、囊肿、血肿等颅内占位病变，颅脑损伤、先天脑发育异常、脑退行性病变等）和颅外疾病（如窒息、缺血缺氧性脑病，各类中毒、内分泌代谢紊乱性疾病及严重的心、肺、肾、肝等疾病）。

由于小儿大脑皮质功能发育未完全，神经髓鞘未完全形成，各种较弱刺激也能在大脑皮质引起强烈兴奋与扩散，导致神经细胞突然大量异常反复放电活动而产生惊厥。它是神经系统功能的暂时紊乱，惊厥因原发病而出现，随原发病结束而消失，因而不能诊断为癫痫。

一、护理评估

1. 健康史

询问小儿出生时有无窒息或产伤史；是否及时补充维生素D；此次患儿发作前有无诱因，如中毒、外伤、高热等；有无先兆、发作时的表现及伴随症状，如头痛、呕吐、腹泻等；患儿既往有无抽搐，发作频率、间隔时间等，以及平素身体状况。

2. 身体状况

（1）惊厥：发作前可有先兆，但多数突然发作，意识丧失，双目凝视、斜视或上翻，头向后仰，面部及四肢呈强直性或阵挛性抽搐，持续数秒至数分钟或更长，发作停止后多入睡。可伴喉痉挛，呼吸暂停甚至青紫。少数患儿抽搐时意识清楚，如手足搐搦症。新生儿或小婴儿惊厥发作不典型，多为微小发作，如呼吸暂停、两眼凝视、反复眨眼、一侧肢体抽动等。

（2）惊厥持续状态：如果惊厥发作持续30分钟以上，或两次发作间歇期意识不能恢复者即为惊厥持续状态，为惊厥危重型。惊厥时间过长，可引起脑缺氧性损害、脑水肿，甚至死亡。

（3）热性惊厥：是婴幼儿最常见的惊厥，多由急性病毒性上呼吸道感染引起。根据发作和预后特点，分为单纯型和复杂型。

单纯型热性惊厥特点：a. 主要发生于6个月至3岁的小儿，5岁以上少见；b. 大多发生于体温急骤升高至38.5～40℃后12小时内，在一次热性疾病中，大多只发作一次；c. 多呈全身发作，发作时间短暂，一般不超过10分钟，发作后意识很快恢复或短暂嗜睡；d. 发作后无神经系统异常体征，热退后1周做脑电图正常；e. 部分患儿在以后的发热过程中可再次发生惊厥，随年龄增长而逐渐停止。

复杂型热性惊厥特点：a. 首发年龄可以小于6个月或大于6岁；b. 体温不太高时即出现惊厥；c. 在一次发热疾病中，24小时内反复多次发作；d. 惊厥多呈局灶性发作，持续10分钟以上，发作后有一过性脑功能障碍。复杂型惊厥今后有转变为癫痫的可能。

3. 心理社会状况

小儿惊厥发作多伴有意识丧失，严重时可由于缺氧造成脑损伤，患儿家属会由此产生恐惧和焦虑。应注意评估患儿及其家属对本症的认识和心态；患儿家属对本症护理知识的了解程度，以及对医护人员的态度和要求。

4. 辅助检查

通过血常规、大小便常规、脑脊液、血生化、脑CT及脑电图、MRI等检查来明确惊厥病因。

5. 治疗要点

控制惊厥发作，尽快找出病因，给予相应治疗，预防惊厥复发。镇静止惊首选地西泮，新生儿惊厥首选苯巴比妥钠，癫痫持续状态地西泮无效时，可选用苯妥英钠。

二、护理诊断与合作性问题

1. 有窒息的危险

与惊厥发作、咳嗽和呕吐反射减弱、呼吸道堵塞有关。

2. 有受伤的危险

与抽搐、意识障碍有关。

3. 体温过高

与感染或惊厥持续状态有关。

4. 潜在并发症

脑水肿。

三、护理措施

1. 预防窒息

惊厥发作时应就地抢救，立刻让患儿平卧，头偏向一侧，在头部垫柔软的物品。松解衣领，清除口鼻分泌物，将舌轻轻向外牵拉，防舌后坠，保持呼吸道通畅。备好急救用品，遵医嘱迅速应用抗惊厥药物如地西泮、苯巴比妥，或针刺人中、合谷穴等。发绀者给予氧气吸入。禁止一切不必要的刺激。

2. 预防受伤

惊厥发作时，将纱布放在患儿的手中或腋下，防止皮肤受损。已出牙的患儿在上下臼齿之间放置牙垫（切勿强行撬开），防止舌咬伤。床边设置防护床栏，防止坠地摔伤。床栏杆处放置棉垫，防止患儿抽搐时碰到栏杆上，同时将床上的硬物移开。切勿用力强行牵拉或按压患儿肢体，以免骨折或脱臼。对可能发生惊厥的患儿，应有专人看护。

3. 控制体温

采取有效降温措施，防止体温复升，防止惊厥再发生。及时更换汗湿的衣服，保持皮肤及口腔清洁。

4. 密切观察病情变化，预防脑水肿、脑损伤

定时监测生命体征、面色、心音、瞳孔大小、对光反应等，若出现脑水肿的早期症状应及时通报医生，以便采取紧急抢救措施。应用各种镇静剂时，注意观察起效和维持时间，以及药物对呼吸、血压的抑制作用。

5. 健康教育

指导患儿家属掌握制止惊厥的紧急措施，安慰、鼓励他们建立信心。介绍有关的知识，如热性惊厥的患儿在日后发热时还有可能再发生惊厥，应及时控制体温，预防热性惊厥；对惊厥发作时间较长的患儿应指导其家属观察其有无神经系统后遗症，如耳聋、肢体活动障碍、智力低下等，应及时进行治疗和康复锻炼，以减轻和控制症状。

（黄玉霞）

任务二　急性呼吸衰竭患儿的护理

急性呼吸衰竭（acute respiratory failure，ARF）简称呼衰，是指各种累及呼吸中枢和（或）呼吸器官的疾病导致的呼吸功能障碍，出现低氧血症或低氧血症伴高碳酸血症，并由此引起一系列生理功能和代谢紊乱的临床综合征。

知识链接

小儿呼吸系统的代偿能力有限，呼吸衰竭常为急性呼吸衰竭，是儿科重要的危重症，是导致小儿心跳、呼吸骤停的主要原因，具有较高的死亡率。

呼吸衰竭根据血气分析结果分为Ⅰ型呼衰和Ⅱ型呼衰，Ⅰ型为单纯的低氧血症，Ⅱ型为低氧血症伴高碳酸血症。根据病变累及的部位分为中枢性呼衰和周期性呼衰。前者由呼吸中枢病变引起，如颅内感染、颅内出血、脑损伤、肿瘤、中毒、颅内压增

高等；后者由呼吸器官或呼吸肌病变所致，如急性喉炎、异物梗阻、肺炎、哮喘、呼吸肌麻痹、重症肌无力等。

呼吸衰竭是呼吸系统不能有效地在空气和血液间进行氧气和二氧化碳交换，导致低氧血症和高碳酸血症，并由此引起机体代谢紊乱和重要脏器功能障碍。例如，心肌收缩力减弱、心律不齐、心搏出量减少，肺动脉压增高，甚至导致右心衰竭；肾动脉收缩、肾缺血而发生肾功能障碍，甚至肾衰竭；出现脑水肿、颅内高压和脑功能障碍；严重缺氧可使肝细胞功能障碍，严重者肝小叶中心坏死，还可造成胃肠道黏膜损害。

一、护理评估

1. 健康史

询问原发病史，如呼吸系统或神经系统疾病等。本次疾病发作前有无诱因，发病急缓和持续时间，病程中有无发绀、呼吸困难、烦躁等。发病以来诊疗经过和用药情况，药物疗效及副作用。

2. 身体状况

（1）呼吸系统：a. 中枢性呼吸衰竭：主要表现为呼吸节律改变，出现潮式呼吸、毕奥氏呼吸、双吸气和下颌式呼吸等，严重者甚至出现呼吸暂停。b. 周围性呼吸衰竭：主要表现为呼吸频率改变及呼吸肌活动增强，出现呼吸困难（上呼吸道梗阻表现为吸气性呼吸困难，下呼吸道梗阻表现为呼气性呼吸困难，肺内疾病则为混合型呼吸困难）、鼻翼翕动、三凹征等。

（2）低氧血症：a. 发绀：是缺氧的典型表现，以唇、口周、甲床等处为明显。b. 神经系统：早期有睡眠不安、烦躁、易激惹，继而出现神志模糊、嗜睡、意识障碍，严重时出现颅内压增高、惊厥及脑疝表现。c. 循环系统：早期血压升高、心率增快、心排血量增加。严重时可有心音低钝、心率减慢、心律不齐、心排血量减少，并可因血压下降引起休克。d. 泌尿系统：早期出现少尿，尿中可有蛋白、红细胞、白细胞、管型。严重时无尿，血尿素氮和肌酐增高，甚至发生肾衰竭。e. 消化系统：食欲减退、恶心等，严重时可出现消化道出血。肝功能损害时出现转氨酶增高等。

（3）高碳酸血症表现：二氧化碳分压（$PaCO_2$），轻度增高时，出现多汗、摇头、不安、四肢温暖、皮肤潮红、瞳孔缩小、脉速、血压升高、口唇暗红。$PaCO_2$进一步增高，则表现为昏睡、肢体颤动、心率增快、球结膜充血。如继续增高则出现惊厥、昏迷、视神经盘水肿等。

3. 心理社会状况

患儿常因疾病引起不适，以及抢救时气管插管或气管切开使其不能说话，无法表达需要，会产生烦躁、焦虑和恐惧。患儿家属因患儿病情危重及对本症知识的缺乏，看到抢救情景，想到可能会失去孩子或孩子出现严重残疾和昂贵的医疗费等，往往坐立不安、不知所措，会产生紧张、焦虑、恐惧、沮丧和抱怨等，对医护人员的态度、行为及情绪可能会过于敏感。

4. 辅助检查

动脉血气分析测定，以判断ARF的类型、程度及酸碱平衡紊乱的程度。

Ⅰ型：血氧分压（PaO_2）≤60 mmHg（8 kPa），二氧化碳分压（$PaCO_2$）正常。

Ⅱ型：血氧分压（PaO_2）≤60 mmHg（8 kPa），二氧化碳分压（$PaCO_2$）≥50 mmHg（6.65 kPa）。

5. 治疗要点

（1）病因治疗：在抢救的同时，对其原发病进行有效治疗。

（2）改善呼吸功能：吸氧，翻身、拍背促进排痰，必要时可给予雾化吸入、吸痰、使用支气管扩张剂和地塞米松等以保持呼吸道通畅。必要时应用呼吸兴奋剂。

（3）维持心、脑、肺、肾等重要脏器的功能：呼衰伴有严重的心力衰竭时，应缓慢小量给予强心剂，如毒毛花苷K；也可根据情况使用血管活性药，如酚妥拉明、东莨菪碱等；有脑水肿者，常用20%的甘露醇快速静脉滴注；防止肺水肿的发生，可用利尿剂，如呋塞米等。另外，使用肾上腺皮质激素可减少炎症渗出，缓解支气管痉挛，改善通气，并可降低血管的通透性，减轻脑水肿。

（4）纠正水、电解质和酸碱平衡紊乱。

（5）机械通气：除张力性气胸、大量胸腔积液或多发性肺大疱等禁忌证外，如有严重的通气不足，可应用机械通气。

二、护理诊断与合作性问题

1. 气体交换受损

与肺通气、换气功能障碍有关。

2. 清理呼吸道无效

与呼吸道分泌物黏稠、无力咳痰、呼吸功能受损有关。

3. 潜在并发症

多器官功能衰竭。

4. 知识缺乏

家长缺乏有关急性呼吸衰竭的护理及预后知识。

三、护理措施

（一）改善呼吸功能

1. 体位

患儿取半卧位或坐位休息，以利于膈肌活动。

2. 合理给氧

目的是提高血氧分压和氧饱和度，解除严重缺氧对机体的威胁。给氧的原则为低流量持续吸氧，常选用鼻导管、面罩和头罩等方法，以维持 PaO_2 在 65～85 mmHg（8.67～11.33 kPa）为宜。一般中度缺氧吸氧浓度为30%～40%，重度缺氧为50%～60%。在抢救急性呼衰时，如供给60%氧仍不能改善发绀，可考虑持续正压给氧。

3. 应用人工辅助呼吸的护理

（1）护士应明确使用机械通气的指征，对患儿及其家属做好解释工作。

（2）专人监护。使用呼吸机的过程中应根据患儿血气分析结果，遵医嘱调整各项参数。注意观察患儿胸部起伏、面色和周围循环状况，防止导管脱落、堵塞和可能发生的气胸；防通气不足或通气过度；若患儿有自主呼吸，应观察是否与呼吸机同步，否则应进行调整。

（3）避免继发感染。做好病室空气和地面消毒，设置空气净化装置，限制探视人数。护士接触患儿前后应洗手。定期清洁更换气管内套管、呼吸管道、湿化器等物品，每日更换加温湿化器滤纸，雾化液要新鲜配制。做好口腔护理和鼻腔的护理。

（4）当出现以下指征时，可考虑撤离呼吸机：患儿病情改善，呼吸循环系统功能稳定；能够维持自主呼吸2～3小时以上无异常改变；吸入50%氧时，$PaO_2>50$ mmHg（6.7 kPa），$PaCO_2<50$ mmHg；在间歇指令通气等辅助通气条件下，能以较低的通气条件维持血气正常。

（5）对长期使用呼吸机的年长儿，进入恢复期后，应帮助患儿进行呼吸肌功能锻炼。

（二）保持呼吸道通畅

（1）指导并鼓励清醒患儿用力咳嗽；对咳痰无力或不会咳嗽的年幼患儿每2小时翻身1次，并轻拍胸、背部，使分泌物易于排出。

（2）遵医嘱给予超声雾化吸入，一般每次15分钟，3～4次/日，有利于排痰和通气。

（3）咳嗽无力、昏迷、气管插管或气管切开的患儿，及时应用吸痰器吸痰，吸痰时动作轻柔，负压不宜过大，吸引时间不宜过长，以防损伤气道黏膜和继发感染。

（4）按医嘱使用支气管扩张剂和地塞米松等缓解支气管痉挛和气道黏膜水肿。

（三）严密观察病情

监测患儿呼吸频率与节律、心率、心律、血压和血气分析，注意患儿意识状态，是否烦躁不安、嗜睡或昏迷，观察患儿全身情况、末梢循环状态，有无少尿或无尿、血尿等，如发现异常及时报告医师，并配合处理。

（四）健康教育

选择适当方式介绍患儿的病情及采取的主要措施和预后估计，对病情危重儿家属给予同情和安慰，帮助其调整心态，指导其协助患儿护理和后期呼吸肌恢复训练。

（刘立杰）

任务三 充血性心力衰竭患儿的护理

充血性心力衰竭简称心衰，是指心脏收缩力和（或）舒张功能下降，使心排血量不能满足机体组织代谢的需要，组织器官灌注不足，同时出现肺循环和（或）体循环淤血的一种临床综合征。心衰是小儿常见的危重急症之一。

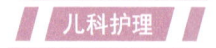

新生儿先心病是造成新生儿心力衰竭的常见原因。在新生儿时期即可出现心力衰竭的先心病主要为青紫型复杂性畸形，如完全性大动脉转位、极重型法洛四联症等。危重型新生儿先心病病情发展迅速，需要及时诊断和早期治疗。由于新生儿心脏病缺乏典型的症状和体征，凭临床症状、体征无法判断心脏病的类型。可用彩色多普勒超声心动图准确诊断新生儿先心病的类型，及时采取措施，以预防心衰的发生。

小儿心衰1岁以内最多见的是由先天性心脏病引起，其他也可继发于病毒性心肌炎、川崎病、心内膜弹力纤维增生症及肺炎、急性肾炎、严重贫血等疾病病程中，常有急性感染、输液或输血过多或过快、体力活动过度、情绪变化及各种原因造成的心律失常等诱因。

由于心肌病变或心脏负荷长期加重，心肌收缩逐渐减退。早期心脏通过加快心率、心肌肥厚和心脏扩大进行代偿，调整心排血量来满足机体需要，这个阶段称心功能代偿期。当心功能进一步减退后，上述代偿机制已不能维持足够的心排血量，而出现静脉回流受阻、组织间液过多、脏器淤血等，即发展为充血性心力衰竭。

一、护理评估

（一）健康史

询问患儿有无引起心力衰竭的原发病史，以及此次发病前有无诱因；起病急缓和持续时间，以及有无其他伴随症状，发病以来诊疗情况和用药史。

（二）身体状况

（1）年长儿心衰表现与成人相似，左心衰竭主要是肺循环淤血的表现，如呼吸困难不能平卧，端坐呼吸，咳粉红色泡沫样痰，肺部可闻及湿啰音或哮鸣音等；右心衰竭主要是体循环淤血的表现，如心率快，心音低钝，心脏扩大，有奔马律及颈静脉怒张、肝颈静脉回流征（+）、肝大、有压痛，下肢及身体的下垂部位水肿等；全心衰竭则出现上述两方面的表现。

（2）婴幼儿心衰表现为呼吸快速、表浅，频率可达50~100次/分，喂养困难，烦躁多汗，哭声低弱，肺部可闻及干啰音或哮鸣音。水肿常首发于面部、眼睑等，严重时鼻唇三角区青紫。

（3）心衰的临床诊断指征：a. 呼吸困难，青紫突然加重，安静时呼吸达60次/分以上。b. 安静时心率增快：婴儿>180次/分，幼儿>160次/分，不能用缺氧或发热解释。c. 肝大（进行性）达肋下3 cm，或短时间内增大，不能用横膈下移等原因解释。d. 心音明显低钝或出现奔马律。e. 突然烦躁、面色苍白或发灰，不能用原有疾病解释。f. 尿少、水肿，除外肾炎、营养不良等原因。

（三）心理社会状况

患儿在原发病基础上发生循环障碍，身体明显不适，出现焦虑或恐惧。患儿家属因缺乏医学专业知识，看到患儿严重呼吸困难和发绀等，表现出非常紧张、焦虑不安、沮丧或歉疚等，对医护人员的言行和态度非常敏感，渴望接受健康指导和需要心理支持。

（四）辅助检查

1. 胸部X线检查

心影增大，心脏搏动减弱，肺纹理增多，肺淤血。

2. 心电图检查

主要提示心房、心室肥厚及心律变化，有助于病因诊断和指导洋地黄的应用。

3. 超声心动图检查

可见心房和心室腔扩大，M型超声显示心室收缩时间延长，射血分数降低。

（五）治疗要点

主要包括祛除病因，改善心功能，消除水、钠潴留，降低氧的消耗和纠正代谢紊乱。

（1）一般治疗：患儿应卧床休息，以减轻心脏的负担。烦躁、哭闹的患儿可适当给予镇静剂。限制钠和水的入量。呼吸困难者及时吸氧。

（2）洋地黄类药物：地高辛为小儿时期最常用的洋地黄制剂，可口服或静脉注射，作用快，排泄迅速，可通过监测血药浓度来调节剂量。小儿心衰多采用首先达到洋地黄化的方法，然后根据病情需要继续用维持量。

（3）利尿剂：使用洋地黄类药物，心衰仍未完全控制或有显著水肿者，可选用呋塞米等快速强力利尿剂。慢性心力衰竭一般联合应用噻嗪类和保钾类利尿剂（氢氯噻嗪和螺内酯），注意间歇用药，以防止电解质紊乱。

（4）血管扩张剂：扩张小动脉和小静脉可降低心脏前后负荷，从而增加心搏出量，使心室充盈下降，肺淤血症状得到缓解。常用的药物有卡托普利、硝普钠等。

二、护理诊断与合作性问题

1. 心排血量减少

与心肌收缩力降低有关。

2. 体液过多

与心功能下降、循环淤血有关。

3. 气体交换受损

与肺淤血有关。

4. 潜在并发症

强心苷中毒。

三、护理措施

1. 改善心脏功能

（1）体位：取半坐卧位，双腿下垂，以减少回心血量，减轻心脏负担。

（2）按医嘱用药。a. 洋地黄制剂，最常用地高辛，将总量的1/2、1/4、1/4每间隔4~6小时服1次，完成洋地黄化量后12小时，可开始口服地高辛维持量。b. 利尿剂，常用呋塞米、氢氯噻嗪等，给药时间尽量安排在上午，记录尿量。用药期间鼓励进食香蕉、柑橘、牛奶、豆类等含钾丰富的食物。c. 血管扩张剂：常用酚妥拉明、硝普钠、卡托普利等。注意控制滴速，密切观察患儿血压和心率变化。硝普钠应避光输注。

2. 减轻心脏负担

（1）休息：病室应安静舒适，避免各种刺激。休息的原则依心力衰竭的程度而定。严重心衰者需绝对卧床，病情好转后逐渐下床，以不出现症状为限。

（2）合理饮食：心衰期间应适当限盐、水。少量多餐，防止过饱。给婴儿喂奶时，避免其用力吸吮，防止呛咳。必要时静脉输液，但需严格控制液体总量和速度，以每小时不超过5 mL/kg为宜。鼓励患儿进食蔬菜、水果，保持排便通畅。

3. 改善呼吸功能

患儿有呼吸困难和发绀时应吸氧。急性肺水肿时，需给予酒精湿化的氧气吸入。

4. 观察洋地黄疗效和中毒症状

（1）每次应用洋地黄前应测量脉搏，或监测心率。婴幼儿心率<90次/分，年长儿<70次/分时，需暂停用药并报告医生。

（2）严格按剂量服药，保证洋地黄剂量准确。

（3）当患儿出现心率过慢、心律失常、恶心呕吐、食欲减退、黄绿视、视物模糊、嗜睡、头晕等毒性反应时，应停药并及时联系医生，采取相应措施。

5. 健康教育

向患儿及其家属介绍心衰的病因、诱因及防治措施，指导患儿家属根据患儿病情不同适当安排休息，避免情绪激动和过度活动；注意营养；防止受凉感冒；教会家属和年长儿测量脉搏的方法，以及出院后的一般用药和家庭护理的方法。

（刘立杰）

任务四　急性颅内压增高患儿的护理

急性颅内压增高简称颅内高压，是由多种原因引起的脑实质和（或）颅内液体量增加所致的一种严重临床综合征。处理不及时，可导致严重的神经系统后遗症，甚至发生脑疝而危及生命。

知识链接

当颅内压严重增高，颅腔内某部分组织向压力较低的某些腔隙移位而产生一系列神经系统症状时称为脑疝。小脑幕切迹疝表现为四肢肌张力增高，意识障碍加深，两侧瞳孔不等大；枕骨大孔疝表现为颈项强直，逐渐出现四肢强直性抽搐，突然出现中枢性呼吸衰竭或呼吸骤停，双侧瞳孔先缩小后扩大，眼球固定。

引起颅内高压的原因很多，常见病因有：a. 颅内外感染，如脑膜炎、脑炎、中毒型痢疾、重症肺炎等；b. 脑缺血缺氧，如窒息、溺水、CO中毒、癫痫持续状态、呼吸心搏骤停和休克等；c. 颅内占位性病变，如脑肿瘤、颅内出血和血肿等；d. 脑脊液循环异常，如脑积水和先天颅脑畸形等引起脑脊液产生过多或循环受阻；e. 其他，如高血压脑病、Reye综合征等。

正常情况下，颅腔内脑实质、脑脊液及脑血流量保持相对恒定，使颅内压维持在正常范围内（60～160 mmH$_2$O），上述任何一种成分增加都可引起颅内压增加。当脑脊液压力超过180 mmH$_2$O（1.76 kPa）时，即为颅内高压，严重时迫使部分脑组织嵌入孔隙而形成脑疝。小儿囟门或颅缝未闭时，对颅内压增高具有一定的缓冲作用，可暂时避免颅内高压对脑的损害，但也会在一定程度上掩盖颅内压增高的临床表现而延误诊断，应引起高度的重视。

一、护理评估

1. 健康史

了解患儿有无感染史，有无各种原因造成的脑缺血缺氧史，以及颅内占位性病变等。

2. 身体状况

（1）头痛：呈广泛性、持续性疼痛，晨起时重，当咳嗽、用力排便或头位变化时头痛加重。婴幼儿表现为烦躁不安、尖叫或拍打头部，新生儿表现为睁眼不睡和尖叫。头痛为硬脑膜、血管及神经受挤压或炎症刺激所致。

（2）呕吐：多为喷射性呕吐，常不伴恶心，与进食无关，在剧烈头痛时发生，呕吐后头痛减轻。呕吐为延髓呕吐中枢受刺激所致。

（3）意识障碍：早期出现表情淡漠、嗜睡或不安、兴奋，以后可致昏迷。

（4）眼部体征：表现为复视、落日眼、双颞侧偏盲、视物模糊，甚至失明。

（5）头部体征：婴儿可见前囟紧张、隆起，失去正常搏动，骨缝裂开。

（6）生命体征改变：在颅内压急剧增高时，可出现血压先升高，随后脉率变慢，呼吸变慢且不规则。体温调节中枢受累可出现高热。

（7）惊厥和肌张力增高：颅内高压刺激大脑皮质运动区可出现惊厥，脑干网状结构受累时出现肌张力增高。

（8）脑疝：意识状态逐渐恶化，呼吸节律不规则甚至骤停，双侧瞳孔大小不等、对光反射消失。

3. 心理社会状况

患儿在原发病基础上发生颅内高压，身体明显不适，严重者危及生命。家属因缺乏医学专业知识，看到患儿意识障碍、惊厥等，表现出非常紧张、焦虑不安、沮丧或歉疚等，对医护人员的言行和态度非常敏感，渴望接受健康指导和需要心理支持。

4. 辅助检查

（1）血、尿、粪常规检查及肝、肾功能等检查：以确定相应的病因。

（2）脑脊液检查：用以确定炎症、出血、肿瘤或颅内其他病变。疑有颅内高压者，腰穿应慎重，以免诱发脑疝。脑脊液除常规检查外应做细胞学检查以除外肿瘤。

（3）影像学检查：B型超声检查可发现脑室扩大、脑血管畸形及占位性病变。CT、MRI、脑血管造影有助于诊断颅内占位性病变。

（4）眼底检查：可见视神经盘水肿、视网膜水肿、视神经萎缩等改变。

5. 治疗要点

降低颅内压，治疗原发病和对症处理。

（1）降低颅内压：首选甘露醇 $0.5 \sim 1 \text{ g/kg}$ 快速静脉注入，4～8小时重复一次。重症者可加用利尿剂，如呋塞米 $0.5 \sim 1 \text{ mg/kg}$ 静脉注射，也可给予地塞米松 $0.2 \sim 0.4 \text{ mg/kg}$，

每日2~3次,连用2~3日。

(2)对症治疗:如止惊、抗感染、改善通气、纠正休克与缺氧、消除颅内占位性病变。疑有脑疝时需进行气管插管保持呼吸道通畅,以气囊通气或呼吸机控制呼吸。补液时注意液体的供给量要入量略少于出量。

二、护理诊断与合作性问题

1. 头痛

与颅内压增高有关。

2. 有窒息的危险

与意识障碍、惊厥、呕吐物吸入有关。

3. 潜在并发症

脑疝。

三、护理措施

1. 减轻头痛

保持绝对安静,避免躁动、剧烈咳嗽,不要猛力转动患儿头部和翻身。抬高床头30°左右,有利于颅内血液回流。疑有脑疝时以平卧为宜,但要保证气道通畅。

2. 预防窒息

根据病情选择不同方式供氧,保持呼吸道通畅,及时清除气道分泌物,以保证血氧分压维持在正常范围。备好呼吸机,必要时予以人工辅助通气。

3. 密切观察病情

定时监测生命体征、瞳孔、肌张力、意识状态等。若有脑疝征象,应立即通知医生,并配合抢救。使用20%甘露醇应在15~30分钟内静脉推注或快速滴入,注射时避免药液外漏,一旦发生需立即用25%~50%硫酸镁溶液局部湿敷并抬高患肢;冬季甘露醇易产生结晶,需加温溶解后静脉注射。

4. 健康教育

向患儿及其家属介绍病情及预后,给予安慰、鼓励,帮助其树立信心。解释保持安静和头肩抬高的重要性,取得家属配合。根据患儿原发病特点,做好相应的保健指导。

项目小结

儿科常见急症是临床可能危及患儿生命的疾病情况,需要医护工作者在最短的时间内对患儿的病情做出准确的判断,给予及时恰当的处理,并在后续的护理观察过程中及时发现新的情况,进一步做相应的处理,确保患儿获得最好的救治效果和预后。小儿惊厥是儿科常见急症,主要措施是保持呼吸道通畅,镇静止惊。呼衰和心衰都危及患儿生命,需积极救治。颅内高压患儿一旦并发脑疝,易死亡,因此应积极降低颅内压。

(刘立杰)

目标检测

1. 下列有关典型热性惊厥的特点,说法正确的是(   )。
   A. 主要发生于年长儿
   B. 发作时间长
   C. 一次发热性疾病过程中往往连续发作多次
   D. 惊厥后体检可见神经病理反射
   E. 大多发生于急骤高热开始后12小时以内

2. 小儿惊厥首选的止惊药物为(   )。
   A. 苯妥英钠   B. 苯巴比妥
   C. 水合氯醛   D. 硫酸镁
   E. 地西泮

3. 小儿惊厥时,脑电图检查常用于鉴别是否为(   )。
   A. 癫痫   B. 阿-斯发作
   C. 低血钙   D. 颅脑损伤
   E. 脑膜炎

4. 引起小儿热性惊厥的疾病是(   )。
   A. 感染性疾病   B. 代谢性疾病
   C. 心源性疾病   D. 肾源性疾病
   E. 遗传代谢缺陷病

5. 周围性呼吸衰竭的主要表现为（　　）。

A. 呼吸困难、缺氧　　　　　B. 呼吸节律不齐

C. 潮式呼吸　　　　　　　　D. 叹息样呼吸

E. 比奥呼吸（间断呼吸）

6. 有明显左心衰竭时，患儿宜采用的体位是（　　）。

A. 平卧位　　　　　　　　　B. 侧卧位

C. 俯卧位　　　　　　　　　D. 端坐或半坐位

E. 以上都不是

7. 界定急性呼吸衰竭是指动脉血氧分压（PaO_2）（　　）。

A. ≤3.65 kPa　　　　　　　B. ≤4.65 kPa

C. ≤5.65 kPa　　　　　　　D. ≤8 kPa

E. ≤7.65 kPa

8. 对急性呼吸衰竭患儿的护理措施中，下列（　　）项不妥。

A. 密切观察病情变化

B. 遵医嘱给予氧气吸入

C. 让患儿取半卧位或坐位

D. 不断吸痰以保持呼吸道通畅

E. 立即将患儿送入监护室

9. 应用强心苷治疗期间，应多给患儿进食的种类是（　　）。

A. 含钾高的食物　　　　　　B. 含钾、钠的食物

C. 含钙高的食物　　　　　　D. 含碘高的食物

E. 含锌高的食物

10. 心力衰竭患儿应用强心苷时下列（　　）项护理措施不妥。

A. 配药时必须用1 mL注射器准确抽取药物

B. 每次注射前测患儿心率（脉搏）1分钟

C. 发现脉率缓慢、脉律不齐时应报告医生

D. 可与其他药物混合注射

E. 静脉注射速度要缓慢

11. 婴儿心力衰竭心率为（　　）。

A. >140次/分　　　　　　　B. >160次/分

C. >心率180次/分　　　　　D. >120次/分

E. <100次/分

12. 室间隔缺损患儿，4岁病情较重，平时需用地高辛维持心功能，现患儿因肺炎诱发急性心力衰竭，按医嘱用毛花苷C后，患儿出现恶心、呕吐、黄视。考虑患儿现在可能是（　　）。

A. 肺炎病情加重　　　　　　　　B. 胃肠道感染
C. 强心苷中毒反应　　　　　　　D. 急性心力衰竭加重
E. 先天性心脏病的一般表现

目标检测参考答案

绪论

1. C 2. C 3. A 4. A 5. B 6. B 7. B 8. C 9. C

模块一　健康小儿护理

【项目一】

1. E 2. A 3. D 4. E 5. B 6. E 7. B 8. D 9. E 10. C

【项目二】

1. C 2. B 3. A 4. E 5. C 6. C

【项目三】

1. D 2. C 3. E 4. C 5. A

模块二　患病小儿护理

【项目四】

1. E 2. C 3. D 4. E 5. A 6. D 7. E 8. C 9. B 10. C 11. E 12. B 13. C 14. E

【项目五】

1. A 2. E 3. D 4. C 5. A 6. E 7. D 8. A 9. A 10. B

【项目六】

1. D 2. C 3. B 4. A 5. C 6. C 7. B 8. B 9. B 10. B 11. C 12. E 13. D 14. A 15. B 16. C 17. C 18. A 19. B 20. E

【项目七】
1. B 2. D 3. A 4. D 5. B 6. B 7. A 8. C 9. E 10. C 11. D 12. D
13. C 14. E 15. E 16. D 17. E 18. D 19. D 20. C

【项目八】
1. B 2. C 3. D 4. E 5. B 6. B 7. E 8. E 9. D 10. E 11. D 12. E
13. B 14. C 15. C 16. B 17. D 18. A 19. D 20. C 21. C 22. C 23. E
24. E 25. B 26. B 27. B 28. E 29. A 30. C

【项目九】
1. E 2. C 3. C 4. B 5. C 6. D 7. C 8. C 9. D 10. B 11. E 12. E
13. D 14. E 15. D 16. E 17. A 18. E 19. A 20. B

【项目十】
1. C 2. C 3. A 4. A 5. A 6. A 7. A 8. E 9. E 10. B 11. A 12. D
13. A 14. D 15. D 16. C 17. A 18. A 19. D 20. C

【项目十一】
1. A 2. D 3. A 4. A 5. A 6. D 7. B 8. A 9. C 10. C 11. D 12. C
13. A 14. E 15. E 16. E 17. B 18. C 19. E 20. B

【项目十二】
1. B 2. A 3. B 4. A 5. D 6. E 7. C 8. D 9. C 10. C 11. C 12. E
13. B 14. B 15. D 16. B

【项目十三】
1. D 2. A 3. C 4. B 5. A 6. B 7. A 8. A 9. D 10. D

【项目十四】
1. A 2. C 3. C 4. B 5. A 6. D 7. B 8. D 9. A 10. B

【项目十五】
1. C 2. C 3. C 4. E 5. E 6. E 7. C 8. C 9. E 10. E 11. B 12. C
13. C 14. E 15. E

【项目十六】
1. D 2. E 3. E 4. B 5. B 6. B 7. D 8. B

【项目十七】
1. B 2. D 3. B 4. C 5. E 6. D 7. B 8. D 9. C 10. B 11. C 12. D
13. C 14. E 15. B 16. D 17. B 18. A 19. D 20. D 21. B

【项目十八】
1. E 2. E 3. A 4. A 5. A 6. D 7. D 8. D 9. A 10. D 11. C 12. C

参考文献

[1] 崔炎. 儿科护理学［M］. 4版. 北京：人民卫生出版社，2008.

[2] 陈梅，程志军. 儿童护理［M］. 2版. 南京：江苏教育出版社，2014.

[3] 范玲. 儿童护理学［M］. 2版. 北京：人民卫生出版社，2012.

[4] 黄力毅. 儿科护理学［M］. 4版. 北京：人民卫生出版社，2004.

[5] 叶春香. 儿科护理学［M］. 2版. 北京：人民卫生出版社，2008.

[6] 韦统友，周琦. 儿科护理学［M］. 武汉：华中科技大学出版社，2011.

[7] 全国卫生专业技术资格考试专家委员会. 2015全国卫生专业技术资格考试指导［M］. 北京：人民卫生出版社，2014.